湖北省农村学生营养改善效果监测评估

HUBEI SHENG NONGCUN XUESHENG YINGYANG

GAISHAN XIAOGUO JIANCE PINGGU

主　编　刘　爽　程茅伟　彭　飞

副主编　李菁菁　彭雨霜　谭　婷　唐雨萌　伍雅婷

编　者（按姓氏笔画排序）

王旌涛　湖北省疾病预防控制中心	夏　颖　湖北省疾病预防控制中心
伍雅婷　武汉市疾病预防控制中心	唐雨萌　湖北省疾病预防控制中心
向晶晶　湖北省疾病预防控制中心	梁　艺　宜昌市疾病预防控制中心
刘　爽　湖北省疾病预防控制中心	彭　飞　湖北省疾病预防控制中心
刘　翎　湖北省疾病预防控制中心	彭雨霜　湖北省疾病预防控制中心
许文远　湖北省疾病预防控制中心	蒋　庆　恩施州疾病预防控制中心
李东昊　武汉大学	韩　毅　孝感市疾病预防控制中心
李菁菁　湖北省疾病预防控制中心	韩凤情　黄冈市疾病预防控制中心
余卫琼　罗田县疾病预防控制中心	辜伟伟　十堰市疾病预防控制中心
汪雪洋　襄阳市疾病预防控制中心	覃建清　松滋市疾病预防控制中心
张　杰　恩施市疾病预防控制中心	程茅伟　湖北省疾病预防控制中心
张庄渝　江安县卫生健康局	焦佳怡　武汉大学
陆子健　中华人民共和国柳州海关	蔡俊杰　恩施市疾病预防控制中心
周学文　湖北省疾病预防控制中心	谭　婷　湖北省疾病预防控制中心
夏　琛　恩施州疾病预防控制中心	戴诗玙　湖北省疾病预防控制中心

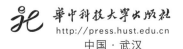

华中科技大学出版社
http://press.hust.edu.cn
中国·武汉

U0345240

内容简介

本书按照国家卫生健康委员会、中国疾病预防控制中心营养与健康所要求,对 2012—2019 年(2018 年除外)湖北省农村学生营养改善效果进行归纳整理。

本书分为三章,第一章主要介绍背景和方法,第二章为主要监测结果,第三章为计划实施效果监测评估。本书最后附有省级、市(州)级及县(区)级疾病预防控制中心工作组名单及彩图。

本书可供湖北省内各级疾病预防控制中心及相关机构从事公众健康和营养状况监测和评估的工作人员参考使用。

图书在版编目(CIP)数据

湖北省农村学生营养改善效果监测评估 / 刘爽,程茅伟,彭飞主编. -- 武汉 : 华中科技大学出版社,2024. 9. -- ISBN 978-7-5772-1387-3

Ⅰ. R153.2

中国国家版本馆 CIP 数据核字第 2024JY0154 号

湖北省农村学生营养改善效果监测评估　　　　　　　　刘　爽　程茅伟　彭　飞　主编
Hubei Sheng Nongcun Xuesheng Yingyang Gaishan Xiaoguo Jiance Pinggu

策划编辑:居　颖

责任编辑:李艳艳

封面设计:原色设计

责任校对:刘小雨

责任监印:周治超

出版发行:华中科技大学出版社(中国·武汉)　　　电话:(027)81321913
　　　　　武汉市东湖新技术开发区华工科技园　　　邮编:430223

录　　排:华中科技大学惠友文印中心

印　　刷:武汉科源印刷设计有限公司

开　　本:787mm×1092mm　1/16

印　　张:15.5

字　　数:378 千字

版　　次:2024 年 9 月第 1 版第 1 次印刷

定　　价:98.00 元

　　为贯彻落实《国家中长期教育改革和发展规划纲要（2010—2020 年）》，提高我国农村学生尤其是贫困地区和家庭经济困难学生的健康水平，2011 年 11 月，国务院颁布了《国务院办公厅关于实施农村义务教育学生营养改善计划的意见》（国办发〔2011〕54 号），为中西部 22 个省（自治区、直辖市）699 个县约 2600 万农村义务教育阶段在校生每人每天补助 3 元（全年按照学生在校时间 200 天计算，2014 年起增加为每人每天 4 元，到 2021 年秋季，增加为每人每天 5 元），这是一项旨在改善学生营养的惠民工程。

　　湖北省作为国家实施"农村义务教育学生营养改善计划"的 22 个中西部省（自治区、直辖市）之一，辖区内 26 个国家级监测点主要分布于鄂东北、鄂西北及鄂西南山区。从 2012 年起，湖北省按照国家监测工作方案组织开展"农村义务教育学生营养改善计划"营养健康状况监测评估工作。截至目前，我省已于2012 年、2013 年、2014 年、2015 年、2016 年、2017 年、2019 年先后完成了 7 轮监测评估工作。

　　监测结果表明，与基线相比，各年龄段学生身高和体重平均水平呈逐年上升趋势，6～15 岁学生的营养不良率下降了 1.0％，维生素 A、维生素 D 缺乏率分别降低了 3.0％、6.9％；学生饮食行为更加科学；学校食堂的就餐环境有一定程度改善，供餐更注重食物多样性；学校的健康教育课上课频率提高。同时还发现，与 2014 年全国学生体质与健康调研中农村学生身高和体重平均水平相比，监测学生生长发育状况仍相对滞后；2012—2019 年学生营养不良和贫血的占比呈先下降后上升趋势，且存在双重营养不良现象；学生营养状况存在明显的地区差异；特定人群微量元素亚临床缺乏仍存在较高占比；学校供餐菜谱设计水平亟须提高；学生营养知识水平仍偏低，这些都迫切需要加强营养健康宣传教育和均衡膳食指导以得到解决。

　　为进一步分享监测评估结果，我们编写了本书。本书涉及的监测数据是在各级疾病预防控制中心和教育部门的支持下完成的。本书的编写得到了各级领导和专家的支持与帮助，在此表示衷心的感谢！由于水平有限，书中不足之处在所难免，敬请广大读者批评指正。

编　者

目　录

MULU

第一章　概　述

第一节　背景和目的

2011年11月,国务院颁布了《国务院办公厅关于实施农村义务教育学生营养改善计划的意见》(国办发〔2011〕54号)(以下简称《意见》)。《意见》决定从2011年秋季学期起,在集中连片特殊困难地区启动"农村义务教育学生营养改善计划"(以下简称"学生营养改善计划")试点工作。中央财政为试点地区农村义务教育阶段学生提供营养膳食补助,标准为每人每天3元(全年按照学生在校时间200天计算,2014年提高标准至每人每天4元),所需资金全部由中央财政承担。

为了解和评价实施"学生营养改善计划"对试点地区学生营养健康状况的影响,2012年,卫生部和教育部联合发布《农村义务教育学生营养改善计划营养健康状况监测评估工作方案(试行)》(卫办疾控发〔2012〕65号)。

湖北省作为国家实施"学生营养改善计划"的22个中西部省(自治区、直辖市)之一,辖区内26个国家级监测点主要分布于鄂东北、鄂西北及鄂西南山区。湖北省疾病预防控制中心(后简称疾控中心)自2012年以来,按照国家监测工作方案组织"学生营养改善计划"试点地区开展营养健康状况监测评估工作。通过监测评估,了解试点地区学生营养健康基本状况、食物摄入、饮食行为、贫血及微量营养素缺乏等,以及学校健康教育课的开设情况和学生的营养知识水平,评估"学生营养改善计划"对学生营养健康的影响,发现存在的问题,提出有针对性的建议,以促进我省贫困农村学生的营养健康状况改善工作更好地实施与进一步开展和推广。

第二节　监测对象和监测内容与方法

(一)监测对象

监测对象来自实施"学生营养改善计划"的6个市(州)26个国家试点地区的处于义务教育阶段的农村中小学生。2012—2019年共监测7轮,每轮监测学生数各为105852例、75961例、48440例、90140例、65070例、67334例、85710例,分别开展常规监测和重点监测。

1.常规监测

(1)监测地区:实施"学生营养改善计划"的26个国家试点地区均为常规监测地区。

恩施州(8个):恩施市、利川市、建始县、咸丰县、鹤峰县、巴东县、宣恩县、来凤县。

十堰市(6个):郧阳区、郧西县、竹山县、竹溪县、房县、丹江口市。

黄冈市(6个):团风县、红安县、罗田县、英山县、蕲春县、麻城市。

宜昌市(3个):长阳土家族自治县、秭归县、五峰土家族自治县。

孝感市(2个):孝昌县、大悟县。

襄阳市(1个):保康县。

(2)监测学校:按随机抽样原则,每个县分别从学校食堂供餐、企业(单位)供餐和混合供餐等3种供餐模式的学校中,各抽取10%～20%的小学和初中。当某种供餐模式的小学或初中不足3所时,该供餐模式所有的学校作为常规监测学校。2012—2019年,7轮常规监测学校数量分别为739所、695所、695所、675所、413所、413所、337所。

(3)监测学生:监测学校从小学一年级到初中三年级,每个年级抽取1～2个班,每个年级监测学生40人左右,男女生基本各半。某年级学生人数不足40人时,该年级的所有学生作为监测学生。每年常规监测学生数量分别为104246例、74001例、45973例、87900例、62627例、63935例、83604例。

2.重点监测

(1)监测地区:从实施"学生营养改善计划"的26个国家试点地区中分片选取2个地区作为重点监测地区。2012—2013年重点监测恩施市、英山县;2014—2017年重点监测恩施市、长阳土家族自治县;2019年重点监测恩施市、罗田县。

(2)监测学校:在每个重点监测地区,分别从学校食堂供餐、企业(单位)供餐和混合供餐的监测学校中,随机选择2所小学和2所初中作为重点监测学校。当某种供餐模式不足2所小学或2所初中时,则抽取该供餐模式下所有的学校作为重点监测学校。2012—2019年7轮重点监测学校数量分别为11所、12所、9所、11所、11所、11所、12所。

(3)监测学生:重点监测学校学生抽样方法同常规监测学校。每年重点监测学生数量分别为1606例、1960例、1009例、2240例、2188例、2148例、2106例。

(二)监测内容与方法

1.常规监测

(1)地区基本情况:了解"学生营养改善计划"国家试点地区的覆盖学生数、不同供餐模式情况和地方营养改善措施等。

(2)学校基本情况:了解监测学校"学生营养改善计划"的覆盖学生数、供餐模式、学校食堂建设和供餐情况、健康教育课开设情况等。

(3)学生出勤:了解各监测学校每天应到校学生数、实际到校学生数和病假缺勤学生数(主要是消化系统疾病或/和呼吸系统疾病的学生数)信息,以了解学生与营养相关常见病所造成的缺勤情况。

(4)体格检查:由监测地区疾控中心与教育部门联合,按照标准程序测定监测学生清晨空腹状态下的身高、体重。身高采用机械式身高计测量,精确至0.1 cm。体重采用电子体重计或杠杆秤测量,精确至0.1 kg。

2.重点监测

参加重点监测的学校和学生在完成上述常规监测的基础上,继续完成重点监测,包括以下两项。

(1)学生调查:收集小学三年级及以上学生的家庭社会经济状况、食物摄入、营养知识水平等。由经过培训的调查员统一讲解问卷,学生自行填写。

(2)生化检测:采用氰化高铁法测定全血血红蛋白,由中国疾病预防控制中心营养与健康所提供统一血清质控样品,检测合格后开始现场调查;部分重点监测学校开展血清维生素 A 和维生素 D 等微量营养素的检测。

(三)监测流程

2012—2019 年连续组织了 7 轮 6 个市(州)26 个国家试点地区的监测工作,监测工作主要由以下部分组成。

(1)技术培训:每年 6—8 月,完成国家级监测技术培训及省级培训。

(2)前期准备:每年 8—9 月,按照工作手册要求准备体检设备、标准品、耗材,印刷调查问卷。

(3)现场调查:每年 10—11 月,各监测点开展现场调查,省级工作组负责现场技术指导与质量控制。

(4)检测与录入:每年 12 月—次年 2 月,完成血样的实验室检测、数据整理与录入,在"农村义务教育学生营养改善计划营养健康状况监测评估系统"上完成数据上报。

(5)分析与报告:次年 3—5 月,省级工作组完成数据清理、分析与撰写报告。

第三节 数据分析

采用 SPSS 25.0 统计软件进行数据清理和数据分析。

(一)数据处理

检测数据通过"农村义务教育学生营养改善计划营养健康状况监测评估系统"进行录入。导出数据为 EXCEL 格式,统一转换为 SPSS 25.0 统计软件的数据库格式进行清理和分析,清理后出现的异常值需返回试点地区进行核查并修正,从而建立最终标准数据库。

(二)评价标准

1.营养状况

采用分性别和年龄的身高和体重指数(BMI)判断学龄儿童的营养状况,结合我国卫生行业标准《学龄儿童青少年营养不良筛查》(WS/T 456—2014)及国家标准《学生健康检查技术规范》(GB/T 26343—2010),了解不同年龄、性别的学生是否为生长迟缓、消瘦、正常、超重或肥胖。计算学生的生长迟缓率、消瘦率、超重率、肥胖率,将生长迟缓率和消瘦率合计得到营养不良率,将超重率和肥胖率合计得到超重/肥胖率,从性别、年龄两个方面分别描述和比较学生的营养不良率和超重/肥胖率。

2.贫血

以 WHO 制定的贫血诊断标准作为参考值,小于界值点即判定为贫血,经调整海拔后计算贫血率,从性别、年龄两个方面分别描述和比较学生的贫血率。

3.微量营养素缺乏

(1)维生素 A 缺乏的判定标准:血清维生素 A 浓度 $<200~\mu g/L$ 判定为缺乏维生素 A;$200~\mu g/L \leqslant$ 血清维生素 A 浓度 $<300~\mu g/L$ 判定为维生素 A 亚临床缺乏。

(2)维生素 D 缺乏的判定标准:血清 25-OH-D_3 浓度 $<25~nmol/L(10~ng/mL)$ 判定为维生素 D 缺乏,$25~nmol/L(10~ng/mL) \leqslant$ 血清 25-OH-D_3 浓度 $<50~nmol/L(20~ng/mL)$ 判定为

维生素 D 不足。

4.学生病假缺勤情况

通过学生出勤表数据计算获得,最终计算每日应到学生数、缺勤学生数总和。

事假学生数(人次)=考勤期内所有事假学生数之和。

患消化系统疾病学生数(人次)=考勤期内所有消化系统疾病学生数之和。

患呼吸系统疾病学生数(人次)=考勤期内所有呼吸系统疾病学生数之和。

患其他疾病学生数(人次)=考勤期内所有其他疾病学生数之和。

病假人数(人次)合计=患消化系统疾病学生数(人次)+患呼吸系统疾病学生数(人次)+患其他疾病学生数(人次)。

第二章　主要监测结果

第一节　2012 年度监测结果

1. 基本情况

(1)监测范围:2012 年监测范围覆盖 26 个地区共计 739 所学校,其中重点监测范围覆盖 2 个地区(恩施市、英山县)共计 11 所学校(4 所小学、7 所初中),共收集到监测地区问卷 24 份,监测学校问卷 739 份。监测学校中以小学占比最高,达 65.6%;九年一贯制学校占比最低,为 7.7%;初中占比 26.7%。监测学校主要集中在乡镇地区,占比达 55.2%;其次是在村庄里,占比为 39.5%,而县城占比仅为 5.3%。

2012 年"学生营养改善计划"收集到 6~17 岁学生体检数据 105852 份,其中包括重点监测学生体检数据 1606 份;收集到重点监测学生调查问卷数据 1288 份,血红蛋白数据 1577 份,维生素 A 数据 720 份,维生素 D 数据 720 份。

(2)营养改善主要形式:监测地区中,参加"学生营养改善计划"的学校共计 2728 所,占监测地区中小学总数的 90.0%;享受"学生营养改善计划"的学生有 482130 人,寄宿制学生有 365704 人,享受家庭经济困难寄宿生补助生活费(简称"一补")的学生有 218769 人,分别占监测地区中小学生总数的 55.6%、42.1% 和 25.2%。

除"学生营养改善计划"和"一补"经费外,有 9 个监测地区受社会组织或企业资助开展了其他形式的学生营养改善工作,开展方式为举办营养知识的宣传教育讲座(34.8%)、改善学校食堂设施(30.4%)、进行食物强化或营养素补充(17.4%)及资助学校种植蔬菜水果或饲养牲畜(17.4%)等。

监测地区中,有 11 个监测地区的学校为学生提供牛奶,且均为学生奶,其中利川市还为学生提供了酸奶,鹤峰县为"学生营养改善计划"提供了地方经费。参加"学生营养改善计划"的学校中,采取食堂供餐、企业供餐和混合供餐的学校分别有 1736 所、901 所和 91 所,占比分别为 63.6%、33.0%、3.3%(图 2-1-1)。

参加"学生营养改善计划"的学校中,食堂供餐的方式为提供一到两份饭菜、提供一顿饭、提供副食、其他方式,在监测地区中的占比分别为 34.8%、30.4%、26.1%、17.4%(图 2-1-2),企业(单位)供餐主要以课间加餐(34.8%)的方式。

2012 年,监测地区在执行"学生营养改善计划"时面临的主要困难有食品安全问题(65.2%)、食堂设施设备不够(65.2%)、食谱设计和食物搭配有困难(52.2%)、监测评估力量薄弱(30.4%)、组织实施困难(30.4%)、资金不足(26.1%)、营养培训和宣传不够(8.7%)以及其他(8.7%)(图 2-1-3)。

2. 学校供餐

(1)供餐模式:2012 年,66.7% 的监测学校采用学校食堂供餐,24.8% 为企业供餐,8.6% 为混合供餐(表 2-1-1)。小学食堂供餐的占比(62.9%)低于初中(71.4%),而企业供

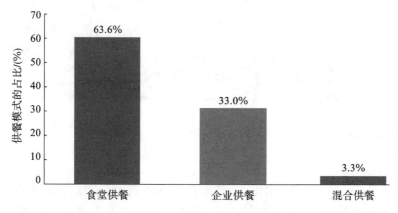

图 2-1-1　2012 年参加"学生营养改善计划"学校的供餐模式分布

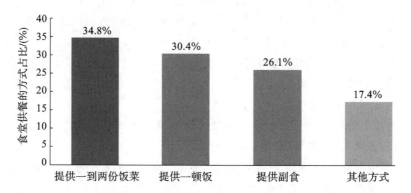

图 2-1-2　2012 年参加"学生营养改善计划"学校的食堂供餐的方式分布

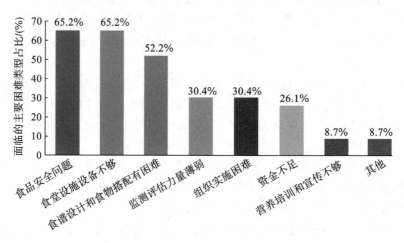

图 2-1-3　2012 年参加"学生营养改善计划"学校面临的主要困难类型分布

餐小学(28.4%)高于初中(21.4%)(图 2-1-4)。黄冈市、十堰市、恩施州、襄阳市监测学校采用食堂供餐的占比分别为 56.0%、68.9%、76.5%、84.0%,孝感市则仍以企业供餐为主(75.0%)(图 2-1-4)。

食堂供餐学校中,82.4%的学校食堂每天供应 3 顿正餐,其中初中占比最高(95.7%),

九年一贯制学校次之(87.5%),小学最低(75.5%),监测学校食堂每天供应餐次情况分布见表 2-1-2。

食堂供餐学校中,学校食堂提供早、中、晚餐的占比分别为 89.6%、95.0% 和 83.4%(表2-1-3)。寄宿制学校食堂提供早、中、晚餐的占比分别为 95.1%、96.5% 和 92.4%,均高于非寄宿制学校(40.0%、82.1%、4.5%)。不同类型的学校食堂提供 3 顿正餐的占比存在差异,其中小学提供 3 顿正餐的占比均低于初中和九年一贯制学校。

表 2-1-1 2012 年"学生营养改善计划"监测学校供餐模式分布

类型	监测学校		监测学校的学生	
	数量/所	占比/(%)	数量/人	占比/(%)
食堂供餐	460	66.7	240025	64.9
企业供餐	171	24.8	93167	25.2
混合供餐	59	8.6	36511	9.9

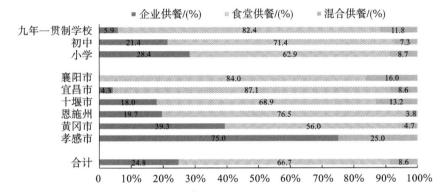

图 2-1-4 2012 年"学生营养改善计划"监测学校食堂供餐模式分布

表 2-1-2 2012 年"学生营养改善计划"监测学校食堂每天供应餐次情况分布

餐次/顿	小学		初中		九年一贯制学校		合计	
	数量/所	占比/(%)	数量/所	占比/(%)	数量/所	占比/(%)	数量/所	占比/(%)
0	3	0.7	0	0	0	0	3	0.5
1	64	15.7	2	1.1	5	8.9	71	10.9
2	33	8.1	6	3.2	2	3.6	41	6.3
3	308	75.5	180	95.7	49	87.5	537	82.4

表 2-1-3 2012 年"学生营养改善计划"监测学校食堂每天供应 3 顿正餐情况分布

类型	小学		初中		九年一贯制学校		合计	
	数量/所	占比/(%)	数量/所	占比/(%)	数量/所	占比/(%)	数量/所	占比/(%)
早餐	341	85.3	182	97.3	52	94.5	575	89.6
中餐	380	93.6	180	97.8	54	96.4	614	95.0
晚餐	307	76.0	181	96.8	50	92.6	538	83.4

(2)食堂建设:2012年,87.6%的监测学校配备食堂,食堂有餐厅的占比为79.4%,餐厅有桌椅的占比为79.8%,监测学校食堂使用及餐厅设施配套情况见表2-1-4。九年一贯制学校配备食堂的占比较高,达到98.2%,几乎所有食堂都有餐厅和桌椅;而小学配备食堂的占比仅为83.1%,餐厅和桌椅的配备占比均低于初中。6个地区中,孝感市和恩施州监测学校配备食堂的占比较低,分别为81.8%和84.9%,十堰市和黄冈市其次,为85.6%和88.8%,其他地区配备食堂占比均达到90%以上(表2-1-4、图2-1-5)。

表 2-1-4　2012 年"学生营养改善计划"监测学校食堂使用及餐厅设施配套情况

食堂使用及餐厅设施配套情况	监测学校	
	数量/所	占比/(%)
食堂使用情况		
不配备食堂	92	12.4
配备食堂	647	87.6
食堂有餐厅	514	79.4
餐厅是否有桌椅		
没有	104	20.2
有	410	79.8
餐厅是否能容纳全部学生就餐		
能	337	65.6
不能	177	34.4
食堂工作人员		
≤5 人	376	58.1
6～10 人	191	29.5
≥11 人	80	12.4

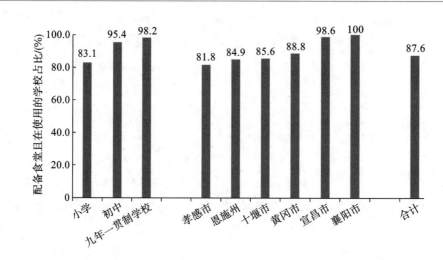

图 2-1-5　2012 年"学生营养改善计划"监测学校配备食堂且在使用的学校占比情况

3.健康教育

（1）健康教育课情况：2012年，开设健康教育课并定期上课的监测学校占比为69.1％，其中74.2％能达到教育部要求的每两周1次课及以上。6个市（州）中，恩施州、宜昌市、十堰市和襄阳市开设健康教育课并定期上课的监测学校占比分别为76.8％、88.9％、66.8％和88.0％，孝感市和黄冈市占比仅为27.3％和58.6％（表2-1-5、表2-1-6、图2-1-6、图2-1-7）。监测学校开设健康教育课授课老师来源分布见表2-1-7、图2-1-8。

表 2-1-5　2012年"学生营养改善计划"监测学校开设健康教育课情况分布

类型	小学		初中		九年一贯制学校		合计	
	数量/所	占比/（%）	数量/所	占比/（%）	数量/所	占比/（%）	数量/所	占比/（%）
没开设	32	6.6	13	6.6	2	3.5	47	6.4
开设,但没上课	17	3.5	4	2.0	0	0	21	2.8
开设,但没定期上课	109	22.5	38	19.3	13	22.8	160	21.7
开设,并定期上课	327	67.4	142	72.1	42	73.7	511	69.1

表 2-1-6　2012年"学生营养改善计划"监测学校健康教育课上课频率分布

上课频率	小学		初中		九年一贯制学校		合计	
	数量	占比/（%）	数量	占比/（%）	数量	占比/（%）	数量	占比/（%）
每月不到1次	29	6.4	11	5.8	2	3.6	42	6.0
每月1次	85	18.7	41	21.7	13	23.2	139	19.9
每两周1次	72	15.9	31	16.4	5	8.9	108	15.5
每周1次	268	59.0	106	56.1	36	64.3	410	58.7

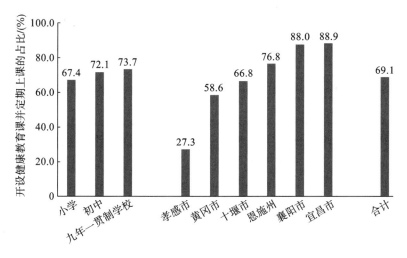

图 2-1-6　2012年"学生营养改善计划"监测学校开设健康教育课并定期上课的占比情况

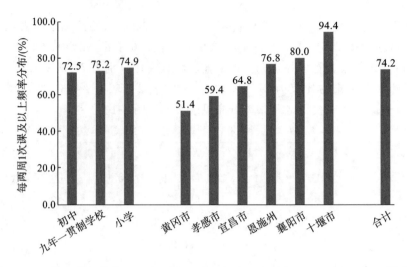

图 2-1-7　2012 年"学生营养改善计划"监测学校健康教育课每两周 1 次课及以上频率分布

表 2-1-7　2012 年"学生营养改善计划"监测学校健康教育课授课老师来源分布

授课老师来源	小学		初中		九年一贯制学校		合计	
	数量/所	占比/(%)	数量/所	占比/(%)	数量/所	占比/(%)	数量/所	占比/(%)
专职健康教育老师	60	13.3	35	18.9	14	25.5	109	15.8
体育老师	68	15.0	68	36.8	13	23.6	149	21.5
其他任课老师（除体育老师外）	324	71.7	82	44.3	28	50.9	434	62.7

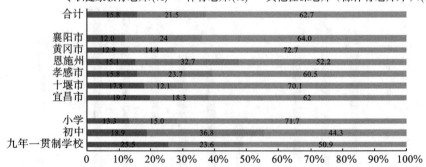

图 2-1-8　2012 年"学生营养改善计划"监测学校健康教育课授课老师来源分布

（2）营养知识水平:2012 年,监测学生营养知识平均得分为 4.0 分（总分 7 分）,小学生（3.9 分）低于初中生（4.1 分）,恩施市（4.2 分）高于英山县（3.8 分）（表 2-1-8 至表 2-1-10,图 2-1-9）。

表 2-1-8 2012 年"学生营养改善计划"重点监测学生营养知识得分情况

项目	男生		女生		合计	
	均值/分	标准差	均值/分	标准差	均值/分	标准差
小学生	3.9	1.7	3.8	1.6	3.9	1.7
初中生	4.0	1.4	4.2	1.4	4.1	1.4
合计	4.0	1.6	4.0	1.5	4.0	1.6

表 2-1-9 2012 年"学生营养改善计划"恩施市重点监测学生营养知识得分情况

项目	男生		女生		合计	
	均值/分	标准差	均值/分	标准差	均值/分	标准差
小学生	4.0	1.8	4.1	1.7	4.0	1.8
初中生	4.2	1.1	4.6	1.0	4.4	1.1
合计	4.1	1.6	4.3	1.5	4.2	1.6

表 2-1-10 2012 年"学生营养改善计划"英山县重点监测学生营养知识得分情况

项目	男生		女生		合计	
	均值/分	标准差	均值/分	标准差	均值/分	标准差
小学生	3.8	1.6	3.5	1.4	3.7	1.5
初中生	3.9	1.6	3.9	1.5	3.9	1.5
合计	3.9	1.6	3.7	1.5	3.8	1.5

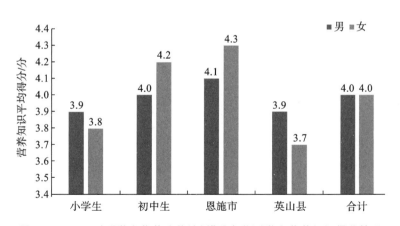

图 2-1-9 2012 年"学生营养改善计划"重点监测学生营养知识得分情况

4.膳食摄入

1)食物摄入情况

(1)在校食物摄入情况:2012 年,"学生营养改善计划"重点监测学生在校每天摄入肉类(包括猪肉、牛肉、羊肉、鸡肉、鱼、虾等)的占比为 15.5%,小学生(13.1%)低于初中生(18.6%),男生(15.2%)与女生(15.9%)基本相当,恩施市(29.2%)高于英山县(2.5%);每天摄入蛋类的占比仅为 6.7%,小学生(6.3%)与初中生(7.2%)基本相当,男生(7.6%)高于女生(5.6%),恩施市(9.1%)高于英山县(4.4%);每天摄入奶类的占比为16.2%,小学生(22.9%)高于初中生(7.5%),男生(17.4%)高于女生(14.9%),恩施市(28.7%)高于英山县(4.4%);每天摄入豆类的占比为8.8%,小学生(10.9%)高于初中生(6.1%),男生(9.3%)高于女生(8.2%),恩施市(16.4%)高于英山县(1.6%);有99.0%的监测学生在校每天摄入新鲜蔬菜,其中每天摄入3种及以上蔬菜的占比为61.6%,小学生(64.6%)高于初中生(57.9%),男生(61.4%)与女生(61.9%)基本相当(表2-1-11、图2-1-10、图2-1-11)。

恩施市和英山县"学生营养改善计划"重点监测学生在校每天摄入新鲜蔬菜的人数占比分别为98.7%和99.2%,其中每天摄入3种及以上新鲜蔬菜的人数占比分别为49.4%和73.2%。

表2-1-11　2012年"学生营养改善计划"重点监测学生在校食物摄入情况分布

食物摄入情况	小学生		初中生		男生		女生		合计	
	数量/人	占比/(%)	数量/人	占比/(%)	数量/人	占比/(%)	数量/人	占比/(%)	数量/人	占比/(%)
肉类										
基本不摄入	168	20.4	14	2.2	89	11.5	93	13.4	182	12.4
两周有1天	104	12.6	15	2.3	53	6.9	66	9.5	119	8.1
每周有1天	372	45.1	290	45.2	355	46.0	307	44.3	662	45.2
每周有2~4天	72	8.7	203	31.7	158	20.5	117	16.9	275	18.8
每天摄入	108	13.1	119	18.6	117	15.2	110	15.9	227	15.5
蛋类										
基本不摄入	45	5.5	45	7.0	39	5.1	51	7.4	90	6.1
两周有1天	150	18.2	20	3.1	85	11.0	85	12.3	170	11.6
每周有1天	475	57.6	266	41.5	390	50.5	351	50.6	741	50.6
每周有2~4天	102	12.4	264	41.2	199	25.8	167	24.1	366	25.0
每天摄入	52	6.3	46	7.2	59	7.6	39	5.6	98	6.7
奶类										
基本不摄入	58	7.0	70	10.9	70	9.1	58	8.4	128	8.7
两周有1天	124	15.0	50	7.8	91	11.8	83	12.0	174	11.9
每周有1天	360	43.7	237	37.0	307	39.8	290	41.8	597	40.8
每周有2~4天	93	11.3	236	36.8	170	22.0	159	22.9	329	22.5
每天摄入	189	22.9	48	7.5	134	17.4	103	14.9	237	16.2
豆类										
基本不摄入	15	1.8	19	3.0	16	2.1	18	2.6	34	2.3
两周有1天	167	20.3	31	4.8	104	13.5	94	13.6	198	13.5
每周有1天	447	54.2	240	37.4	353	45.7	334	48.2	687	46.9
每周有2~4天	105	12.7	312	48.7	227	29.4	190	27.4	417	28.5
每天摄入	90	10.9	39	6.1	72	9.3	57	8.2	129	8.8

续表

食物摄入情况	小学生		初中生		男生		女生		合计	
	数量/人	占比/(%)	数量/人	占比/(%)	数量/人	占比/(%)	数量/人	占比/(%)	数量/人	占比/(%)
新鲜蔬菜										
基本不摄入	9	1.1	6	0.9	9	1.2	6	0.9	15	1.0
每天1种	44	5.3	15	2.3	30	3.9	29	4.2	59	4.0
每天2种	94	11.4	236	36.8	178	23.1	152	21.9	330	22.5
每天3种及以上	532	64.6	371	57.9	474	61.4	429	61.9	903	61.6
摄入以咸菜为主	145	17.6	13	2.0	81	10.5	77	11.1	158	10.8

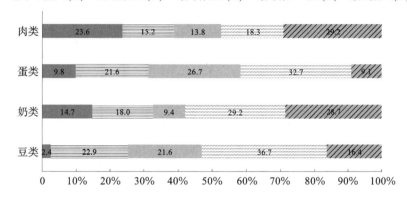

图 2-1-10　2012 年"学生营养改善计划"恩施市重点监测学生在校食物摄入情况分布

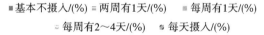

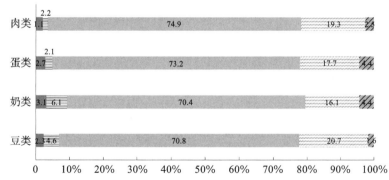

图 2-1-11　2012 年"学生营养改善计划"英山县重点监测学生在校食物摄入情况分布

（2）在家食物摄入情况：2012 年，"学生营养改善计划"重点监测地区学生在家每天摄入肉类（包括猪肉、牛肉、羊肉、鸡肉、鱼、虾等）的人数占比为 11.7%，小学生（12.1%）与初中生（11.2%）基本相当，男生（12.8%）高于女生（10.5%），恩施市（22.3%）高于英山县（1.7%）；

每天摄入蛋类的学生人数占比仅为7.0%,小学生(6.8%)与初中生(7.2%)基本相当,男生(8.2%)高于女生(5.6%),恩施市(10.1%)高于英山县(4.0%);每天摄入豆类的学生人数占比为10.6%,小学生(13.2%)高于初中生(7.2%),男生(11.3%)高于女生(9.8%),恩施市(20.4%)高于英山县(1.3%);每天摄入奶类的学生人数占比为12.2%,小学生(15.5%)高于初中生(7.8%),男生(12.4%)与女生(11.8%)基本相当,恩施市(21.5%)高于英山县(3.3%);有98.2%的监测学生在家每天摄入新鲜蔬菜,其中每天摄入3种及以上蔬菜的学生人数占比为61.7%,小学生(67.4%)高于初中生(54.4%),男生(63.1%)高于女生(60.2%)(表2-1-12、图2-1-12、图2-1-13)。

恩施市和英山县"学生营养改善计划"重点监测学生在家每天摄入新鲜蔬菜的学生人数占比分别为97.8%和98.7%,其中每天摄入3种及以上新鲜蔬菜的学生人数占比分别为60.3%和63.1%。

表 2-1-12 2012 年"学生营养改善计划"重点监测学生在家食物摄入情况分布

在家食物摄入情况	小学生		初中生		男生		女生		合计	
	数量/人	占比/(%)	数量/人	占比/(%)	数量/人	占比/(%)	数量/人	占比/(%)	数量/人	占比/(%)
肉类										
基本不摄入	407	49.4	140	21.8	282	36.5	265	38.2	547	37.3
两周有1天	155	18.8	143	22.3	150	19.4	148	21.4	298	20.3
每周有1天	64	7.8	134	20.9	108	14.0	90	13.0	198	13.5
每周有2~4天	98	11.9	152	23.7	133	17.1	117	16.9	250	17.1
每天摄入	100	12.1	72	11.2	99	12.8	73	10.5	172	11.7
蛋类										
基本不摄入	318	38.6	155	24.2	249	32.3	224	32.3	473	32.3
两周有1天	149	18.1	133	20.7	135	17.5	147	21.2	282	19.2
每周有1天	116	14.1	126	19.7	141	18.3	101	14.6	242	16.5
每周有2~4天	185	22.5	181	28.2	184	23.8	182	26.3	366	25.0
每天摄入	56	6.8	46	7.2	63	8.2	39	5.6	102	7.0
奶类										
基本不摄入	195	23.7	114	17.8	165	21.4	144	20.8	309	21.1
两周有1天	216	26.2	216	33.7	221	28.6	211	30.4	432	29.5
每周有1天	115	14.0	106	16.5	125	16.2	96	13.9	221	15.1
每周有2~4天	170	20.6	155	24.2	165	21.4	160	23.1	325	22.2
每天摄入	128	15.5	50	7.8	96	12.4	82	11.8	178	12.2
豆类										
基本不摄入	68	8.3	31	4.8	53	6.9	46	6.6	99	6.8
两周有1天	281	34.1	225	35.1	252	32.6	254	36.7	506	34.5
每周有1天	185	22.5	144	22.5	187	24.2	142	20.5	329	22.5
每周有2~4天	181	22.0	195	30.4	193	25.0	183	26.4	376	25.7

续表

在家食物摄入情况	小学生 数量/人	占比/(%)	初中生 数量/人	占比/(%)	男生 数量/人	占比/(%)	女生 数量/人	占比/(%)	合计 数量/人	占比/(%)
每天摄入 新鲜蔬菜	109	13.2	46	7.2	87	11.3	68	9.8	155	10.6
基本不摄入	20	2.4	6	0.9	17	2.2	9	1.3	26	1.8
每天1种	36	4.4	24	3.7	23	3.0	37	5.3	60	4.1
每天2种	87	10.6	94	14.7	99	12.8	82	11.8	181	12.4
每天3种及以上	555	67.4	349	54.4	487	63.1	417	60.2	904	61.7
摄入以咸菜为主	126	15.3	168	26.2	146	18.9	148	21.4	294	20.1

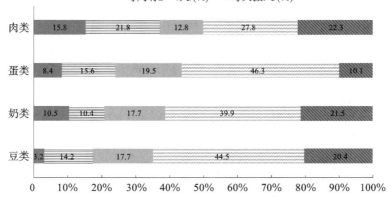

图 2-1-12 2012年"学生营养改善计划"恩施市重点监测学生在家食物摄入情况分布

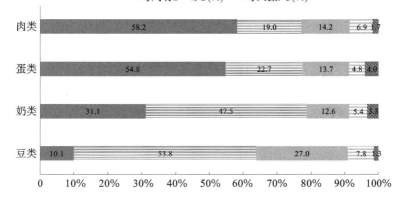

图 2-1-13 2012年"学生营养改善计划"英山县重点监测学生在家食物摄入情况分布

2)就餐情况　2012 年,94.5％的重点监测学生每天就餐次数达到 3 顿及以上的人数分布情况:小学生(93.2％)低于初中生(96.1％),男生(94.2％)和女生(94.8％)基本一致,恩施市(92.9％)低于英山县(96.1％)(表 2-1-13、图 2-1-14)。

2012 年,68.1％的重点监测学生能做到每天吃早餐,小学生(70.4％)高于初中生(65.2％),男生(66.8％)低于女生(69.6％),恩施市(67.4％)低于英山县(68.8％)(表 2-1-14、图 2-1-15)。

表 2-1-13　2012 年"学生营养改善计划"重点监测学生每天就餐次数分布

每天就餐次数	小学生		初中生		男生		女生		合计	
	数量/人	占比/(%)	数量/人	占比/(%)	数量/人	占比/(%)	数量/人	占比/(%)	数量/人	占比/(%)
1	8	1.0	0	0	6	0.8	2	0.3	8	0.5
2	48	5.8	25	3.9	39	5.1	34	4.9	73	5.0
≥3	768	93.2	616	96.1	727	94.2	657	94.8	1384	94.5

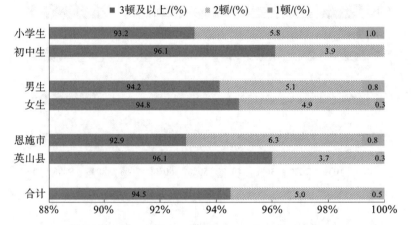

图 2-1-14　2012 年"学生营养改善计划"重点监测学生每天就餐次数分布

表 2-1-14　2012 年"学生营养改善计划"重点监测学生早餐就餐情况分布

早餐就餐情况	小学生		初中生		男生		女生		合计	
	数量/人	占比/(%)	数量/人	占比/(%)	数量/人	占比/(%)	数量/人	占比/(%)	数量/人	占比/(%)
基本不吃	22	2.7	8	1.2	19	2.5	11	1.6	30	2.0
每周 1～2 天吃	44	5.3	37	5.8	42	5.4	39	5.6	81	5.5
每周 3～4 天吃	70	8.5	87	13.6	86	11.1	71	10.2	157	10.7
每周 5～6 天吃	108	13.1	91	14.2	109	14.1	90	13.0	199	13.6
每天吃	580	70.4	418	65.2	516	66.8	482	69.6	998	68.1

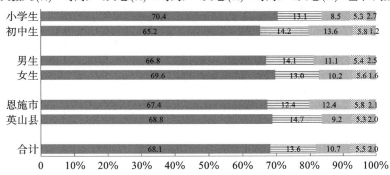

图 2-1-15 2012 年"学生营养改善计划"重点监测学生早餐就餐情况分布

5. 体格及营养状况

（1）身高和体重：2012 年"学生营养改善计划"试点地区 6～17 岁男生平均身高为 118.6～161.8 cm,女生平均身高为 117.8～155.7 cm;男生平均体重为 23.2～50.7 kg,女生平均体重为 22.3～47.9 kg,多数年龄段男生平均身高、体重高于同年龄段女生（表 2-1-15、表 2-1-16）。

表 2-1-15 2012 年"学生营养改善计划"监测学生的平均身高分布

年龄/岁	体检人数	男生		女生		合计	
		均值/cm	标准差	均值/cm	标准差	均值/cm	标准差
6	10509	118.6	8.1	117.8	8.1	118.2	8.1
7	12627	123.1	8.6	122.4	8.3	122.7	8.5
8	13454	127.9	8.4	127.4	8.1	127.7	8.3
9	12828	133.1	8.2	132.7	8.5	132.9	8.4
10	12206	137.5	8.4	138.0	8.6	137.7	8.5
11	11985	142.0	9.1	143.0	8.9	142.5	9.0
12	9312	147.7	9.5	148.3	8.7	148.0	9.2
13	7690	154.0	9.5	152.6	7.6	153.3	9.2
14	7128	158.6	8.8	155.1	6.9	156.9	8.1
15	3467	161.0	8.4	155.7	6.7	158.6	8.1
16～17	894	161.8	8.2	155.7	6.4	159.1	8.1

除 6 岁学生外,监测地区男生各年龄段的平均身高均低于 2010 年全国学生体质与健康状况调研中农村男生相应年龄段的平均水平;除 6 岁学生外,监测地区女生各年龄段的平均身高均低于 2010 年全国学生体质与健康状况调研中农村女生相应年龄段的平均水平（图 2-1-16、图 2-1-17）。除 6～9 岁学生外,监测地区男生各年龄段的平均体重均低于 2010 年全国学生体质与健康状况调研中农村男生相应年龄段的平均水平;除 6～10 岁学生外,监测地区女生各年龄段的平均体重均低于 2010 年全国学生体质与健康状况调研中农村女生相应年龄段的平均水平（图 2-1-18、图 2-1-19）。

表 2-1-16　2012 年"学生营养改善计划"监测学生的平均体重分布

年龄/岁	体检人数	男生		女生		合计	
		体重均值/kg	标准差	体重均值/kg	标准差	体重均值/kg	标准差
6	10509	23.2	4.8	22.3	4.7	22.7	4.8
7	12627	25.0	5.3	24.0	4.9	24.5	5.1
8	13454	27.3	5.7	26.4	5.2	26.9	5.5
9	12828	30.2	6.4	29.4	5.9	29.8	6.2
10	12206	33.0	6.9	32.7	6.7	32.8	6.8
11	11985	36.1	7.7	35.8	7.1	36.0	7.5
12	9312	39.8	8.4	39.8	7.4	39.8	7.9
13	7690	44.5	8.7	43.8	7.3	44.1	8.1
14	7128	48.4	8.6	46.8	7.1	47.6	8.0
15	3467	50.3	8.2	48.1	6.6	49.3	7.6
16~17	894	50.7	8.0	47.9	7.2	49.5	7.8

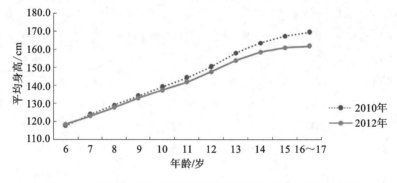

图 2-1-16　2012 年"学生营养改善计划"监测学生中男生平均身高
（与 2010 年全国学生体质与健康状况调研中农村男生相应年龄段的平均身高比较）

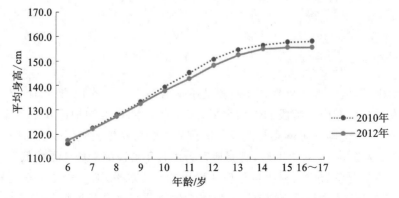

图 2-1-17　2012 年"学生营养改善计划"监测学生中女生平均身高
（与 2010 年全国学生体质与健康状况调研中农村女生相应年龄段的平均身高比较）

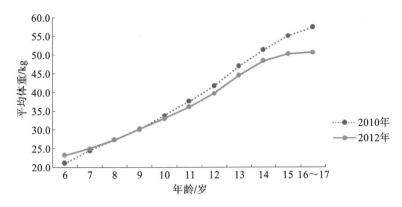

图 2-1-18　2012 年"学生营养改善计划"监测学生中男生平均体重
（与 2010 年全国学生体质与健康状况调研中农村男生相应年龄段的平均体重比较）

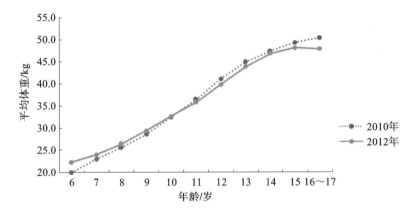

图 2-1-19　2012 年"学生营养改善计划"监测学生中女生平均体重
（与 2010 年全国学生体质与健康状况调研中农村女生相应年龄段的平均体重比较）

（2）营养不良与超重/肥胖：2012 年，"学生营养改善计划"监测学生 6～17 岁的生长迟缓率和消瘦率分别为 5.9％和 8.6％。男生营养不良率（15.9％）高于女生（12.0％），小学生营养不良率（14.4％）高于初中生（12.8％）。"学生营养改善计划"重点监测学生的营养不良率为 9.2％，其中恩施市重点监测学生的营养不良率为 10.3％，英山县重点监测学生的营养不良率为 8.2％（表 2-1-17 至表 2-1-19、图 2-1-20、图 2-1-21）。

监测学生同时还存在超重/肥胖现象，其中超重率和肥胖率分别为 9.7％和 5.6％。男生超重/肥胖率（17.5％）高于女生（12.8％），小学生超重/肥胖率（17.2％）高于初中生（9.2％）。"学生营养改善计划"重点监测学生的超重/肥胖率为 11.1％，其中恩施市重点监测学生的超重/肥胖率为 9.4％，英山县重点监测学生的超重/肥胖率为 12.7％（表 2-1-18 至表 2-1-20、图 2-1-20、图 2-1-21）。

2012 年度，"学生营养改善计划"监测学生营养状况有一定差别，十堰市和恩施州学生的营养不良率均不低于 15.0％，分别为 19.2％和 15.0％。同时，黄冈市、孝感市和十堰市的学生超重/肥胖率达 15.0％以上，分别为 20.9％、17.3％和 16.6％（表 2-1-19、图 2-1-20）。

表 2-1-17 2012 年"学生营养改善计划"监测学生营养不良的情况分布

年龄/岁	男生 生长迟缓 例数	男生 生长迟缓 占比/(%)	男生 消瘦 轻度消瘦 例数	男生 消瘦 轻度消瘦 占比/(%)	男生 消瘦 中重度消瘦 例数	男生 消瘦 中重度消瘦 占比/(%)	女生 生长迟缓 例数	女生 生长迟缓 占比/(%)	女生 消瘦 轻度消瘦 例数	女生 消瘦 轻度消瘦 占比/(%)	女生 消瘦 中重度消瘦 例数	女生 消瘦 中重度消瘦 占比/(%)	合计 生长迟缓 例数	合计 生长迟缓 占比/(%)	合计 消瘦 轻度消瘦 例数	合计 消瘦 轻度消瘦 占比/(%)	合计 消瘦 中重度消瘦 例数	合计 消瘦 中重度消瘦 占比/(%)
6	373	7.0	110	2.1	254	4.7	312	6.1	110	2.1	201	3.9	685	6.5	220	2.1	455	4.3
7	395	6.1	243	3.8	364	5.6	337	5.5	210	3.4	281	4.6	732	5.8	453	3.6	645	5.1
8	416	6.0	246	3.5	368	5.3	323	5.0	251	3.9	245	3.8	739	5.5	497	3.7	613	4.6
9	449	6.7	191	2.9	421	6.3	321	5.2	242	3.9	213	3.5	770	6.0	433	3.4	634	4.9
10	420	6.7	255	4.1	301	4.8	249	4.2	212	3.6	180	3.0	669	5.5	467	3.8	481	3.9
11	436	6.9	364	5.8	347	5.5	331	5.8	212	3.7	204	3.6	767	6.4	576	4.8	551	4.6
12	280	5.7	410	8.4	223	4.6	260	5.9	138	3.1	155	3.5	540	5.8	548	5.9	378	4.1
13	159	4.0	338	8.4	146	3.6	205	5.6	141	3.8	121	3.3	364	4.7	479	6.2	267	3.5
14	159	4.3	280	7.5	148	4.0	139	4.1	105	3.1	122	3.6	298	4.2	385	5.4	270	3.8
15	222	11.9	158	8.5	97	5.2	98	6.1	46	2.9	65	4.1	320	9.2	204	5.9	162	4.7
16～17	118	23.5	48	9.6	43	8.6	24	6.1	11	2.8	37	9.4	142	15.9	59	6.6	80	8.9
合计	3427	6.5	2643	5.0	2712	5.1	2599	5.3	1678	3.4	1824	3.7	6026	5.9	4321	4.2	4536	4.4

表 2-1-18 2012 年"学生营养改善计划"监测学生营养状况分布

项目		体检人数	营养不良		正常		超重/肥胖	
			例数	占比/(%)	例数	占比/(%)	例数	占比/(%)
性别	女	49138	5917	12.0	37718	76.8	6309	12.8
	男	52962	8402	15.9	36284	68.5	9300	17.6
类型	初中	23985	3067	12.8	18880	78.7	2209	9.2
	小学	78115	11252	14.4	55122	70.6	13400	17.2
地区	孝感市	7891	420	5.3	6126	77.6	1366	17.3
	襄阳市	790	69	8.7	633	80.1	92	11.6
	宜昌市	15581	1657	10.6	11840	76.0	2143	13.8
	黄冈市	22630	3138	13.9	15281	67.5	4736	20.9
	恩施州	37369	5616	15.0	27932	74.7	4308	11.5
	十堰市	17839	3419	19.2	12190	68.3	2964	16.6
合计		102100	14319	14.0	74002	72.5	15609	15.3

注:此表中营养不良的计数考虑了双重营养不良(生长迟缓与消瘦或生长迟缓与超重/肥胖同时出现)因素,因此与前表数据不尽相同,后文同。

表 2-1-19 2012 年"学生营养改善计划"重点监测学生营养状况分布

项目		体检人数	营养不良		正常		超重/肥胖	
			例数	占比/(%)	例数	占比/(%)	例数	占比/(%)
性别	女	817	52	6.4	694	84.9	75	9.2
	男	847	101	11.9	637	75.2	110	13.0
类型	初中	829	94	11.3	663	80.0	77	9.3
	小学	835	59	7.1	668	80.0	108	12.9
地区	英山县	856	70	8.2	681	79.6	109	12.7
	恩施市	808	83	10.3	650	80.4	76	9.4
合计		1664	153	9.2	1331	80.0	185	11.1

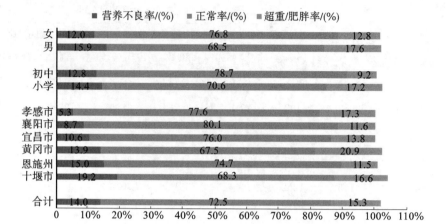

图 2-1-20 2012 年"学生营养改善计划"监测学生营养状况分布情况

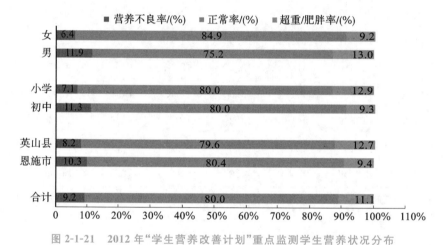

图 2-1-21 2012 年"学生营养改善计划"重点监测学生营养状况分布

表 2-1-20 2012 年"学生营养改善计划"监测学生超重/肥胖状况分布

| 年龄/岁 | 男生 | | | | 女生 | | | | 合计 | | | |
| | 超重 | | 肥胖 | | 超重 | | 肥胖 | | 超重 | | 肥胖 | |
	例数	占比/(%)	例数	占比/(%)	例数	占比/(%)	例数	占比/(%)	例数	占比/(%)	例数	占比/(%)
6	952	17.8	740	13.8	695	13.5	472	9.2	1647	15.7	1212	11.5
7	798	12.3	744	11.5	661	10.7	595	9.7	1459	11.6	1339	10.6
8	749	10.8	581	8.4	511	7.8	474	7.3	1260	9.4	1055	7.8
9	766	11.5	418	6.3	499	8.1	307	5.0	1265	9.9	725	5.7
10	747	11.9	296	4.7	480	8.1	223	3.8	1227	10.1	519	4.3
11	791	12.5	258	4.1	313	5.5	147	2.6	1104	9.2	405	3.4
12	480	9.9	125	2.6	223	5.0	81	1.8	703	7.5	206	2.2
13	357	8.9	68	1.7	204	5.6	48	1.3	561	7.3	116	1.5

年龄/岁	男生				女生				合计			
	超重		肥胖		超重		肥胖		超重		肥胖	
	例数	占比/(%)	例数	占比/(%)	例数	占比/(%)	例数	占比/(%)	例数	占比/(%)	例数	占比/(%)
14	255	6.9	49	1.3	203	5.9	43	1.3	458	6.4	92	1.3
15	89	4.8	18	1.0	96	6.0	10	0.6	185	5.3	28	0.8
16~17	18	3.6	1	0.2	21	5.4	3	0.8	39	4.4	4	0.4
合计	6002	11.3	3298	6.2	3906	7.9	2403	4.9	9908	9.7	5701	5.6

(3)贫血:2012年,"学生营养改善计划"重点监测学生血红蛋白平均水平为137.2 g/L,其中男生为138.0 g/L,女生为136.5 g/L,小学生为135.4 g/L,初中生为139.4 g/L,恩施市为141.8 g/L,英山县为133.7 g/L(表2-1-21至表2-1-23)。

2012年,"学生营养改善计划"重点监测学生贫血率为7.0%,男生(7.2%)高于女生(6.7%),初中生(9.2%)高于小学生(5.1%),英山县学生(9.0%)高于恩施市学生(4.4%)(表2-1-24至表2-1-26)。

表2-1-21　2012年"学生营养改善计划"重点监测学生血红蛋白水平

类型	检测人数	男生		女生		合计	
		均值/(g/L)	标准差	均值/(g/L)	标准差	均值/(g/L)	标准差
小学生	861	135.1	12.2	135.7	11.7	135.4	12.0
初中生	716	141.4	15.1	137.4	12.8	139.4	14.1
合计	1577	138.0	14.0	136.5	12.2	137.2	13.2

表2-1-22　2012年"学生营养改善计划"恩施市重点监测学生血红蛋白水平

类型	检测人数	男生		女生		合计	
		均值/(g/L)	标准差	均值/(g/L)	标准差	均值/(g/L)	标准差
小学生	450	139.2	12.6	139.4	12.3	139.3	12.4
初中生	239	150.8	16.9	141.8	14.3	146.4	16.3
合计	689	143.3	15.3	140.2	13.0	141.8	14.3

表2-1-23　2012年"学生营养改善计划"英山县重点监测学生血红蛋白水平

类型	检测人数	男生		女生		合计	
		均值/(g/L)	标准差	均值/(g/L)	标准差	均值/(g/L)	标准差
小学生	411	130.8	10.2	131.5	9.5	131.1	9.9
初中生	477	136.6	11.4	135.3	11.5	135.9	11.4
合计	888	133.9	11.2	133.6	10.7	133.7	11.0

表 2-1-24　2012 年"学生营养改善计划"重点监测学生贫血情况

类型	检测人数	男生		女生		合计	
		检出人数	检出率/(%)	检出人数	检出率/(%)	检出人数	检出率/(%)
小学生	861	21	4.8	23	5.4	44	5.1
初中生	716	37	10.1	29	8.3	66	9.2
合计	1577	58	7.2	52	6.7	110	7.0

注:计算贫血率时已调整海拔高度,贫血率计算中,男生检出率=(男生检出人数/男生检测人数)×100%,女生检出率=(女生检出人数/女生检测人数)×100%,后文同。

表 2-1-25　2012 年"学生营养改善计划"恩施市重点监测学生贫血情况

类型	检测人数	男生		女生		合计	
		检出人数	检出率/(%)	检出人数	检出率/(%)	检出人数	检出率/(%)
小学生	450	7	3.1	9	4.0	16	3.6
初中生	239	6	4.8	8	7.0	14	5.9
合计	689	13	3.7	17	5.0	30	4.4

表 2-1-26　2012 年"学生营养改善计划"英山县重点监测学生贫血情况

类型	检测人数	男生		女生		合计	
		检出人数	检出率/(%)	检出人数	检出率/(%)	检出人数	检出率/(%)
小学生	411	14	6.6	14	7.0	28	6.8
初中生	477	31	12.8	21	9.0	52	10.9
合计	888	45	9.9	35	8.1	80	9.0

(4)维生素 A 缺乏情况:2012 年,"学生营养改善计划"重点监测学生血清维生素 A 平均浓度为 295.6 μg/L,男生为 284.7 μg/L,女生为 306.0 μg/L,小学生为 270.3 μg/L,初中生为 325.4 μg/L,恩施市学生为 289.2 μg/L,英山县学生为 310.3 μg/L(表 2-1-27 至表 2-1-29)。

2012 年,"学生营养改善计划"重点监测学生维生素 A 缺乏率为 7.0%,男生(9.1%)高于女生(4.9%),小学生(11.1%)高于初中生(2.1%),恩施市学生(8.1%)高于英山县学生(4.5%);重点监测学生维生素 A 亚临床缺乏率为 49.7%,男生(56.5%)高于女生(43.2%),小学生(60.4%)高于初中生(37.1%),恩施市学生(51.7%)高于英山县学生(45.2%)(表 2-1-30 至表 2-1-35)。

表 2-1-27　2012 年"学生营养改善计划"重点监测学生血清维生素 A 平均浓度

类型	检测人数	男生		女生		合计	
		均值/(μg/L)	标准差	均值/(μg/L)	标准差	均值/(μg/L)	标准差
小学生	280	265.1	71.6	275.2	58.6	270.3	65.3
初中生	237	307.5	72.0	342.9	70.0	325.4	73.0
合计	517	284.7	74.7	306.0	72.3	295.6	74.2

表 2-1-28 2012 年"学生营养改善计划"恩施市重点监测学生血清维生素 A 平均浓度

类型	检测人数	男生		女生		合计	
		均值/(µg/L)	标准差	均值/(µg/L)	标准差	均值/(µg/L)	标准差
小学生	240	261.6	71.8	274.7	59.5	268.4	65.9
初中生	120	310.8	50.9	350.7	71.0	330.7	64.7
合计	360	278.4	69.3	299.5	72.7	289.2	71.7

表 2-1-29 2012 年"学生营养改善计划"英山县重点监测学生血清维生素 A 平均浓度

类型	检测人数	男生		女生		合计	
		均值/(µg/L)	标准差	均值/(µg/L)	标准差	均值/(µg/L)	标准差
小学生	40	285.2	69.2	278.6	53.7	281.9	61.2
初中生	117	304.1	89.3	335.1	68.7	320.0	80.6
合计	157	299.2	84.5	321.0	69.5	310.3	77.7

表 2-1-30 2012 年"学生营养改善计划"重点监测学生维生素 A 缺乏情况

类型	检测人数	男生		女生		合计	
		检出人数	检出率/(%)	检出人数	检出率/(%)	检出人数	检出率/(%)
小学生	280	20	14.7	11	7.6	31	11.1
初中生	237	3	2.6	2	1.7	5	2.1
合计	517	23	9.1	13	4.9	36	7.0

注:男生检出率=(男生检出人数/男生检测人数)×100%,女生检出率=(女生检出人数/女生检测人数)×100%,后文同。

表 2-1-31 2012 年"学生营养改善计划"重点监测学生维生素 A 亚临床缺乏情况

类型	检测人数	男生		女生		合计	
		检出人数	检出率/(%)	检出人数	检出率/(%)	检出人数	检出率/(%)
小学生	280	87	64.0	82	56.9	169	60.4
初中生	237	56	47.9	32	26.7	88	37.1
合计	517	143	56.5	114	43.2	257	49.7

表 2-1-32 2012 年"学生营养改善计划"恩施市重点监测学生维生素 A 缺乏情况

类型	检测人数	男生		女生		合计	
		检出人数	检出率/(%)	检出人数	检出率/(%)	检出人数	检出率/(%)
小学生	240	19	16.4	10	8.1	29	12.1
初中生	120	0	0	0	0	0	0.0
合计	360	19	10.8	10	5.4	29	8.1

表 2-1-33   2012 年"学生营养改善计划"恩施市重点监测学生维生素 A 亚临床缺乏情况

类型	检测人数	男生		女生		合计	
		检出人数	检出率/(%)	检出人数	检出率/(%)	检出人数	检出率/(%)
小学生	240	74	63.8	69	55.6	143	59.6
初中生	120	28	46.7	15	25.0	43	35.8
合计	360	102	58.0	84	45.7	186	51.7

表 2-1-34   2012 年"学生营养改善计划"英山县重点监测学生维生素 A 缺乏情况

类型	检测人数	男生		女生		合计	
		检出人数	检出率/(%)	检出人数	检出率/(%)	检出人数	检出率/(%)
小学生	40	1	5.0	1	5.0	2	5.0
初中生	117	3	5.3	2	3.3	5	4.3
合计	157	4	5.2	3	3.8	7	4.5

表 2-1-35   2012 年"学生营养改善计划"英山县重点监测学生维生素 A 亚临床缺乏情况

类型	检测人数	男生		女生		合计	
		检出人数	检出率/(%)	检出人数	检出率/(%)	检出人数	检出率/(%)
小学生	40	13	65.0	13	65.0	26	65.0
初中生	117	28	49.1	17	28.3	45	38.5
合计	157	41	53.2	30	37.5	71	45.2

(5)维生素 D 缺乏情况:2012 年,重点监测学生血清 25-OH-D$_3$ 平均浓度为 15.6 ng/mL,男生为 16.5 ng/mL,女生为 14.7 ng/mL,小学生为 15.7 ng/mL,初中生为 15.4 ng/mL,恩施市学生为 15.6 ng/mL,英山县学生为 15.6 ng/mL(表 2-1-36 至表 2-1-38)。

2012 年,重点监测学生维生素 D 缺乏率为 9.1%,女生(11.7%)高于男生(6.3%),小学生(9.3%)高于初中生(8.9%),英山县(10.8%)高于恩施市(8.3%);重点监测学生维生素 D 亚临床缺乏率为 74.9%,女生(75.8%)高于男生(73.9%),初中生(77.2%)高于小学生(72.9%),恩施市学生(75.8%)高于英山县学生(72.6%)(表 2-1-39 至表 2-1-44)。

表 2-1-36   2012 年"学生营养改善计划"重点监测学生血清 25-OH-D$_3$ 平均浓度

类型	检测人数	男生		女生		合计	
		均值/(ng/mL)	标准差	均值/(ng/mL)	标准差	均值/(ng/mL)	标准差
小学生	280	16.2	4.4	15.3	4.3	15.7	4.4
初中生	237	16.8	4.7	14.1	3.8	15.4	4.5
合计	517	16.5	4.6	14.7	4.1	15.6	4.4

表 2-1-37 2012 年"学生营养改善计划"恩施市重点监测学生血清 25-OH-D₃ 平均浓度

类型	检测人数	男生		女生		合计	
		均值/(ng/mL)	标准差	均值/(ng/mL)	标准差	均值/(ng/mL)	标准差
小学生	240	15.9	4.2	15.0	4.2	15.4	4.3
初中生	120	17.9	4.3	14.0	3.7	15.9	4.5
合计	360	16.6	4.3	14.7	4.1	15.6	4.3

表 2-1-38 2012 年"学生营养改善计划"英山县重点监测学生血清 25-OH-D₃ 平均浓度

类型	检测人数	男生		女生		合计	
		均值/(ng/mL)	标准差	均值/(ng/mL)	标准差	均值/(ng/mL)	标准差
小学生	40	17.7	5.4	17.3	4.4	17.5	4.9
初中生	117	15.7	4.9	14.1	3.9	14.9	4.4
合计	157	16.2	5.1	14.9	4.2	15.6	4.7

表 2-1-39 2012 年"学生营养改善计划"重点监测学生维生素 D 缺乏情况

类型	检测人数	男生		女生		合计	
		检出人数	检出率/(%)	检出人数	检出率/(%)	检出人数	检出率/(%)
小学生	280	9	6.6	17	11.8	26	9.3
初中生	237	7	6.0	14	11.7	21	8.9
合计	517	16	6.3	31	11.7	47	9.1

注:男生检出率＝(男生检出人数/男生检测人数)×100%,女生检出率＝(女生检出人数/女生检测人数)×100%,后文同。

表 2-1-40 2012 年"学生营养改善计划"重点监测学生维生素 D 亚临床缺乏情况

类型	检测人数	男生		女生		合计	
		检出人数	检出率/(%)	检出人数	检出率/(%)	检出人数	检出率/(%)
小学生	280	101	74.3	103	71.5	204	72.9
初中生	237	86	73.5	97	80.8	183	77.2
合计	517	187	73.9	200	75.8	387	74.9

表 2-1-41 2012 年"学生营养改善计划"恩施市重点监测学生维生素 D 缺乏情况

类型	检测人数	男生		女生		合计	
		检出人数	检出率/(%)	检出人数	检出率/(%)	检出人数	检出率/(%)
小学生	240	7	6.0	15	12.1	22	9.2
初中生	120	1	1.7	7	11.7	8	6.7
合计	360	8	4.5	22	12.0	30	8.3

表 2-1-42　2012 年"学生营养改善计划"恩施市重点监测学生维生素 D 亚临床缺乏情况

类型	检测人数	男生		女生		合计	
		检出人数	检出率/(%)	检出人数	检出率/(%)	检出人数	检出率/(%)
小学生	240	92	79.3	91	73.4	183	76.3
初中生	120	43	71.7	47	78.3	90	75.0
合计	360	135	76.7	138	75.0	273	75.8

表 2-1-43　2012 年"学生营养改善计划"英山县重点监测学生维生素 D 缺乏情况

类型	检测人数	男生		女生		合计	
		检出人数	检出率/(%)	检出人数	检出率/(%)	检出人数	检出率/(%)
小学生	40	2	10.0	2	10.0	4	10.0
初中生	117	6	10.5	7	11.7	13	11.1
合计	157	8	10.4	9	11.3	17	10.8

表 2-1-44　2012 年"学生营养改善计划"英山县重点监测学生维生素 D 亚临床缺乏情况

类型	检测人数	男生		女生		合计	
		检出人数	检出率/(%)	检出人数	检出率/(%)	检出人数	检出率/(%)
小学生	40	9	45.0	12	60.0	21	52.5
初中生	117	43	75.4	50	83.3	93	79.5
合计	157	52	67.5	62	77.5	114	72.6

6. 学生缺勤情况

2012 年,"学生营养改善计划"监测学校的学生病假缺勤率为 10.1 人日/万人日,其中初中类型学校学生病假缺勤率最高(12.2 人日/万人日),学校所在地为村庄和乡镇的学生病假缺勤率高于学校所在地为县城的学生病假缺勤率,食堂供餐的学生病假缺勤率高于企业供餐和混合供餐的学生病假缺勤率。所监测的 8 个月中,5 月的学生病假缺勤率(12.4 人日/万人日)高于其他月份(表 2-1-45)。监测学生因消化系统疾病所导致的病假缺勤率变化波动不大,而呼吸系统疾病所致的病假缺勤率变化较为明显,12 月呼吸系统疾病导致的病假缺勤率(6.2 人日/万人日)高于其他月份(表 2-1-46)。

表 2-1-45　2012 年"学生营养改善计划"监测不同学校学生的缺勤率比较

组别		学校数/所	事假缺勤率/(人日/万人日)	病假缺勤率/(人日/万人日)				合计(人日/万人日)
				消化系统疾病	呼吸系统疾病	其他疾病	小计	
类型	小学	426	18.2	1.2	4.3	3.7	9.2	27.4
	初中	181	24.5	1.7	5.0	5.5	12.2	36.7
	九年一贯制	51	3.8	0.5	2.1	4.1	6.7	10.5
所在地	村庄	262	46.6	1.7	4.9	4.0	10.6	57.2
	乡镇	363	13.5	1.3	4.3	4.7	10.3	23.8
	县城	33	4.4	0.4	2.6	0.4	3.4	7.8

续表

组别		学校数/所	事假缺勤率/(人日/万人日)	病假缺勤率/(人日/万人日)				合计(人日/万人日)
				消化系统疾病	呼吸系统疾病	其他疾病	小计	
供餐模式	食堂供餐	436	28.0	1.5	4.9	5.3	11.7	39.7
	企业供餐	160	3.0	1.2	3.8	2.8	7.8	10.8
	混合供餐	58	3.9	0.8	1.8	2.7	5.3	9.2
市(州)	十堰	164	5.4	1.4	2.5	1.4	5.3	10.7
	宜昌	67	12.6	0.4	4.7	5.3	10.4	23.0
	襄阳	25	24.1	0.7	1.3	5.3	7.3	31.4
	孝感	33	4.5	0.7	3.5	1.0	5.2	9.7
	黄冈	147	25.1	0.8	1.6	0.8	3.2	28.3
	恩施	222	25.0	2.3	8.5	10.0	20.8	45.8
合计		658	19.2	1.3	4.4	4.4	10.1	29.3

注:供餐类型数据存在缺失。

表 2-1-46 2012 年"学生营养改善计划"监测不同月份学生的缺勤率比较

组别		学校数/所	事假缺勤率/(人日/万人日)	病假缺勤率/(人日/万人日)				合计(人日/万人日)
				消化系统疾病	呼吸系统疾病	其他疾病	小计	
月份	3 月	413	19.7	1.6	4.3	4.7	10.6	30.3
	4 月	408	19.4	1.6	4.0	6.2	11.8	31.2
	5 月	407	19.5	1.8	3.9	6.7	12.4	31.9
	6 月	410	62.3	1.7	3.4	5.1	10.2	72.5
	9 月	633	11.8	1.1	3.4	2.8	7.3	19.1
	10 月	554	12.8	1.1	3.9	3.7	8.7	21.5
	11 月	567	12.9	1.1	5.2	3.7	10.0	22.9
	12 月	541	12.7	1.3	6.2	4.6	12.1	24.8

第二节 2013 年度监测结果

1.基本情况

(1)监测范围:2013 年"学生营养改善计划"监测范围覆盖 26 个地区共计 695 所学校,其中重点监测范围覆盖 2 个地区(恩施市、英山县)共计 12 所学校(5 所小学、7 所初中),共收集到监测地区问卷 25 份,监测学校问卷 494 份。监测学校中以小学占比最高,为 68.4%;九年一贯制学校占比最低,为 7.1%;初中占比为 24.3%。监测学校主要集中在乡镇地区,占比达 61.5%;其次是村庄,占比为 36.6%;县城占比仅为 1.8%。

2013 年"学生营养改善计划"收集到 6~17 岁学生体检数据 75961 份,其中包括重点监测学生体检数据 1960 份;收集到重点监测学生调查问卷数据 1013 份,血红蛋白数据 1352 份,维生素 A 数据 608 份,维生素 D 数据 608 份。

（2）营养改善主要形式：监测地区中，参加"学生营养改善计划"的学校共计 2976 所，占监测地区中小学总数的 91.7%；享受"学生营养改善计划"的学生有 815747 人，寄宿制学生有 458438 人，享受"家庭经济困难寄宿生补助生活费"（简称"一补"）的学生有 214120 人，分别占监测地区中小学学生总数的 85.2%、47.9%和 22.4%。

除"学生营养改善计划"和"一补"经费外，监测地区中有 5 个监测地区受社会组织或企业资助开展了其他形式的学生营养改善工作，方式为举办营养与健康培训讲座（16.0%）、改善学校食堂设施（16.0%）、提供食物（12.0%）和资助学校种植蔬菜水果或饲养牲畜（8.0%）等。

监测地区中，有 1 个监测地区为"学生营养改善计划"提供了地方经费，补助金额为鹤峰县每天 2 元/人。

参加"学生营养改善计划"的学校中，采取食堂供餐和企业供餐的学校分别有 1578 所和 1130 所，占比分别为 53.0%和 40.0%。

参加"学生营养改善计划"的食堂供餐学校中，3 元经费用于提供一顿饭、额外增加饭菜、提供副食、纳入学校日常伙食和其他方式的占比分别为 56.0%、26.4%、0.7%、34.9%和 0.9%（图 2-2-1）。

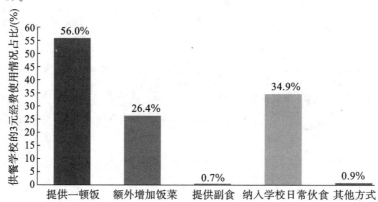

图 2-2-1　2013 年参加"学生营养改善计划"食堂供餐学校的 3 元经费使用情况

2013 年，监测地区在执行"学生营养改善计划"时，学校面临的主要困难分别有食品安全问题（69.2%）、食堂设施设备不够（65.2%）、食谱设计和食物搭配有困难（47.8%）、监测评估力量薄弱（26.1%）等（图 2-2-2）。

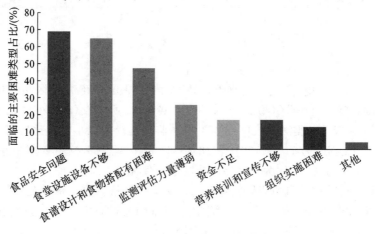

图 2-2-2　2013 年参加"学生营养改善计划"学校面临的主要困难类型

2.学校供餐

(1)供餐模式:2013 年,参加"学生营养改善计划"且食堂供餐学校中,80.6％的学校食堂每天供应 3 餐,其中九年一贯制学校占比最高(97.1％),初中次之(94.1％),小学最低(72.9％)(表 2-2-1)。

参加"学生营养改善计划"且食堂供餐学校中,学校食堂提供早、中、晚餐的占比分别为83.1％、97.7％和 83.3％。寄宿制学校食堂提供早、中、晚餐的占比分别为 85.6％、99.0％和90.9％,均高于非寄宿制学校(55.6％、83.3％、0.0％)。不同类型的学校食堂提供早、中、晚餐的占比存在差异,其中小学提供早、中、晚餐的占比均低于初中和九年一贯制学校(表 2-2-2)。

表 2-2-1 2013 年"学生营养改善计划"监测学校食堂每天供应餐次分布

每天供应餐次	小学		初中		九年一贯制学校		合计	
	数量/所	占比/(％)	数量/所	占比/(％)	数量/所	占比/(％)	数量/所	占比/(％)
1	41	14.4	2	1.7	0	0	43	9.8
2	36	12.7	2	1.7	1	2.9	39	8.9
3	207	72.9	112	94.1	34	97.1	353	80.6
4	0	0	3	2.5	0	0	3	0.7

表 2-2-2 2013 年"学生营养改善计划"监测学校食堂每天供应早、中、晚三餐情况分布

餐别	小学		初中		九年一贯制学校		合计	
	数量/所	占比/(％)	数量/所	占比/(％)	数量/所	占比/(％)	数量/所	占比/(％)
早餐	225	80.4	101	86.3	33	94.3	359	83.1
中餐	272	97.1	116	99.1	34	97.1	422	97.7
晚餐	212	75.7	113	96.6	35	100	360	83.3

(2)食堂建设:2013 年,89.1％的"学生营养改善计划"监测学校配备食堂,其中食堂有餐厅的占比为 84.1％,餐厅有桌椅的占比为 79.7％(表 2-2-3)。九年一贯制学校配备食堂且在使用的占比较高,达到 100％;几乎所有食堂都有餐厅和桌椅;而小学配备食堂且在使用的占比仅为 84.6％,餐厅和桌椅的配备占比均低于初中。6 个监测地区中,孝感市和十堰市监测学校配备食堂且在使用的占比较低,分别为 81.6％和 87.1％,恩施州其次,为 88.7％,其他监测地区配备食堂且在使用的占比均达到 90％以上(图 2-2-3)。

表 2-2-3 2013 年"学生营养改善计划"监测学校食堂使用及餐厅设施配套情况

食堂使用及餐厅设施配套情况	监测学校	
	数量/所	占比/(％)
食堂使用情况		
不配备食堂	54	10.9
配备食堂	440	89.1
食堂有餐厅	370	84.1

食堂使用及餐厅设施配套情况	监测学校	
	数量/所	占比/(%)
餐厅是否有桌椅		
没有桌椅	68	18.4
只有桌子	7	1.9
只有椅子	0	0
有桌椅	295	79.7
餐厅是否能容纳全部学生就餐		
能	226	82.2
不能	49	17.8
食堂工作人员		
≤5人	256	58.2
6~10人	130	29.5
≥11人	54	12.3

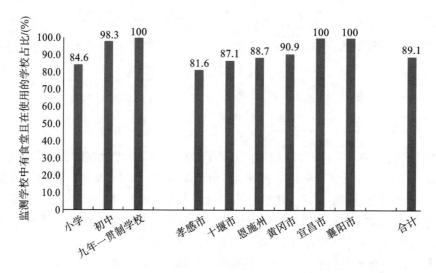

图 2-2-3　2013 年"学生营养改善计划"监测学校中有食堂且在使用的占比情况

3.健康教育

(1)健康教育课情况:2013 年,"学生营养改善计划"监测学校开设健康教育课并定期上课的占比为 79.4%(表 2-2-4),其中 70.6% 能达到教育部要求的每两周 1 次及以上,初中为 63.4%,小学为 71.9%,九年一贯制学校为 82.4%(表 2-2-5、图 2-2-4)。6 个监测地区中,恩施州、宜昌市、十堰市和襄阳市开设健康教育课并定期上课的监测学校占比分别为 80.4%、81.0%、87.1% 和 94.1%,孝感市和黄冈市占比分别仅为 63.2% 和 71.3%(图 2-2-5)。

表 2-2-4 2013 年"学生营养改善计划"监测学校开设健康教育课情况分布

开设健康教育课情况	小学		初中		九年一贯制学校		合计	
	数量/所	占比/(%)	数量/所	占比/(%)	数量/所	占比/(%)	数量/所	占比/(%)
没开设	21	6.2	6	5.0	1	2.9	28	5.7
开设,但没上课	18	5.3	3	2.5	0	0	21	4.3
开设,但没定期上课	42	12.4	11	9.1	0	0	53	10.7
开设,并定期上课	257	76.0	101	83.5	34	97.1	392	79.4

表 2-2-5 2013 年"学生营养改善计划"监测学校健康教育课上课频率分布

上课频率	小学		初中		九年一贯制学校		合计	
	数量/所	占比/(%)	数量/所	占比/(%)	数量/所	占比/(%)	数量/所	占比/(%)
每月不到 1 次	9	3.0	5	4.5	1	2.9	15	3.5
每月 1 次	75	25.1	36	32.1	5	14.7	116	26.1
每两周 1 次	51	17.1	16	14.3	4	11.8	71	16.0
每周 1 次	164	54.8	55	49.1	24	70.6	243	54.6

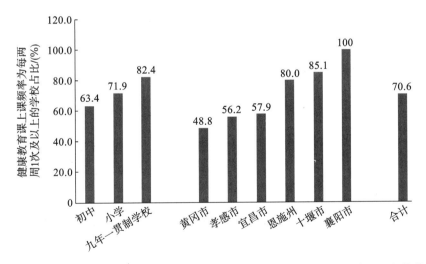

图 2-2-4 2013 年"学生营养改善计划"监测学校健康教育课上课频率为每两周 1 次及以上的学校占比情况

(2)营养知识水平:2013 年,"学生营养改善计划"监测学生营养知识平均得分为 3.2 分(总分 7 分),小学生(3.4 分)高于初中生(3.1 分),恩施市(4.8 分)高于英山县(1.7 分)(表 2-2-6 至表 2-2-8、图 2-2-6)。

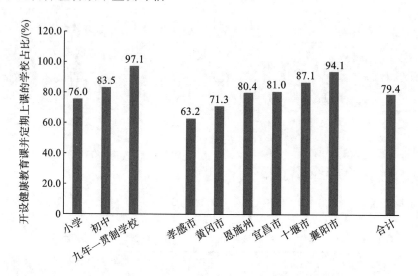

图 2-2-5　2013 年"学生营养改善计划"监测学校开设健康教育课情况并定期上课占比情况

表 2-2-6　2013 年"学生营养改善计划"监测学生营养知识得分情况

类型	男生		女生		合计	
	均值/分	标准差	均值/分	标准差	均值/分	标准差
小学生	3.4	1.9	3.5	1.9	3.4	1.9
初中生	3.0	2.3	3.2	2.2	3.1	2.3
合计	3.2	2.1	3.3	2.1	3.2	2.1

表 2-2-7　2013 年"学生营养改善计划"恩施市重点监测学生营养知识得分情况

类型	男生		女生		合计	
	均值/分	标准差	均值/分	标准差	均值/分	标准差
小学生	4.4	1.4	4.2	1.5	4.3	1.5
初中生	5.4	1.6	5.5	1.6	5.4	1.6
合计	4.8	1.6	4.8	1.7	4.8	1.6

表 2-2-8　2013 年"学生营养改善计划"英山县重点监测学生营养知识得分情况

类型	男生		女生		合计	
	均值/分	标准差	均值/分	标准差	均值/分	标准差
小学生	1.5	1.0	1.6	1.5	1.6	1.2
初中生	1.7	1.3	1.9	1.3	1.8	1.3
合计	1.7	1.3	1.8	1.4	1.7	1.3

4. 膳食摄入

（1）食物摄入情况：2013 年，"学生营养改善计划"重点监测学生每周 5 天及以上摄入肉类（包括猪肉、牛肉、羊肉、鸡肉、鱼虾等）的占比为 33.0%，小学生（28.8%）低于初中生（36.0%），男生（34.0%）高于女生（32.0%），恩施市（23.0%）低于英山县（42.7%）；每周 5

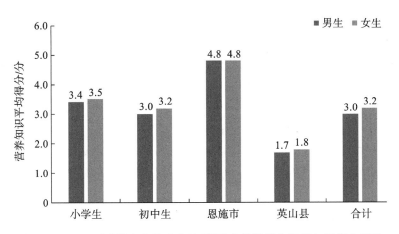

图 2-2-6 2013 年"学生营养改善计划"重点监测学生营养知识得分情况

天及以上摄入蛋类的占比为 26.7％,小学生(26.9％)与初中生(26.4)基本相当,男生
(28.4％)高于女生(24.8％),恩施市(8.3％)低于英山县(44.4％);每周 5 天及以上摄入奶
类的占比为 25.7％,小学生(24.6％)低于初中生(26.4％),男生(26.5％)高于女生
(24.8％),恩施市(5.7％)低于英山县(45.0％)(表 2-2-9、图 2-2-7、图 2-2-8);每周 5 天及以
上摄入豆类的占比为 30.6％,小学生(29.1％)低于初中生(31.8％),男生(30.7％)与女生
(30.6％)基本相当,恩施市(16.0％)低于英山县(44.8％)。

有 70.8％的"学生营养改善计划"重点监测学生每天吃新鲜蔬菜,其中每天摄入 3 种及
以上新鲜蔬菜的学生占比为 44.9％,小学生(37.5％)低于初中生(50.3％),男生(44.5％)与
女生(45.3％)基本相当(表 2-2-9)。

表 2-2-9 2013 年"学生营养改善计划"重点监测学生食物摄入情况分布

食物摄入情况	小学生		初中生		男生		女生		合计	
	数量/人	占比/(％)	数量/人	占比/(％)	数量/人	占比/(％)	数量/人	占比/(％)	数量/人	占比/(％)
肉类										
基本不摄入	39	8.2	19	2.9	29	5.0	29	5.2	58	5.1
两周有 1 天	41	8.6	63	9.6	59	10.2	45	8.1	104	9.2
每周有 1 天	119	25.1	67	10.2	90	15.6	96	17.3	186	16.4
每周有 2～4 天	139	29.3	272	41.3	203	35.2	208	37.4	411	36.3
每周 5 天及以上	137	28.8	237	36.0	196	34.0	178	32.0	374	33.0
蛋类										
基本不摄入	47	9.9	68	10.3	64	11.1	51	9.2	115	10.2
两周有 1 天	61	12.8	59	9.0	58	10.1	62	11.2	120	10.6
每周有 1 天	96	20.2	87	13.2	81	14.0	102	18.3	183	16.2
每周有 2～4 天	143	30.1	270	41.0	210	36.4	203	36.5	413	36.5
每周 5 天及以上	128	26.9	174	26.4	164	28.4	138	24.8	302	26.7

食物摄入情况	小学生		初中生		男生		女生		合计	
	数量/人	占比/(%)	数量/人	占比/(%)	数量/人	占比/(%)	数量/人	占比/(%)	数量/人	占比/(%)
奶类										
基本不摄入	86	18.1	113	17.2	101	17.5	98	17.6	199	17.6
两周有1天	69	14.5	45	6.8	60	10.4	54	9.7	114	10.1
每周有1天	83	17.5	74	11.2	78	13.5	79	14.2	157	13.9
每周有2~4天	120	25.3	252	38.3	185	32.1	187	33.6	372	32.8
每周5天及以上	117	24.6	174	26.4	153	26.5	138	24.8	291	25.7
豆类										
基本不摄入	45	9.5	58	8.8	55	9.5	48	8.6	103	9.1
两周有1天	72	15.2	42	6.4	63	10.9	51	9.2	114	10.1
每周有1天	91	19.2	88	13.4	88	15.3	91	16.4	179	15.8
每周有2~4天	129	27.2	261	39.7	194	33.6	196	35.3	390	34.4
每周5天及以上	138	29.1	209	31.8	177	30.7	170	30.6	347	30.6
新鲜蔬菜										
基本不摄入	21	4.4	68	10.3	48	8.3	41	7.4	89	7.9
每天1种	73	15.4	39	5.9	58	10.1	54	9.7	112	9.9
每天2种	112	23.6	69	10.5	90	15.6	91	16.4	181	16.0
每天3种及以上	178	37.5	331	50.3	257	44.5	252	45.3	509	44.9
摄入以咸菜为主	91	19.2	151	22.9	124	21.5	118	21.2	242	21.4

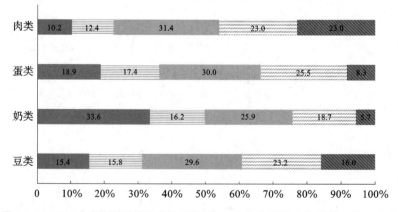

图 2-2-7　2013 年"学生营养改善计划"恩施市重点监测学生食物摄入情况分布

(2)零食及饮料:2013 年,"学生营养改善计划"重点监测学生每天摄入 2 次及以上零食

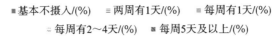

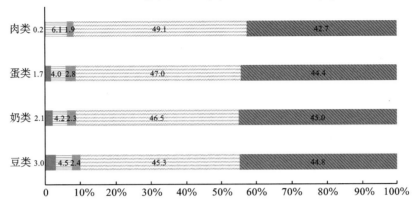

图 2-2-8 2013 年"学生营养改善计划"英山县重点监测学生食物摄入情况分布

的学生人数占比为 46.9%，小学生（58.3%）高于初中生（38.6%），男生（43.8%）低于女生（50.0%），恩施市（56.2%）高于英山县（37.8%）。最常摄入的零食前四位依次是苹果、黄瓜等蔬菜水果（63.2%），花生、瓜子等坚果（53.3%），干脆面、方便面等（44.0%）和薯片等膨化食品（41.4%）（表 2-2-10、图 2-2-9）。

2013 年，"学生营养改善计划"重点监测学生每天花 3 元及以上购买零食的学生人数占比为 6.3%，小学生（10.5%）高于初中生（3.2%），男生（6.4%）与女生（6.1%）基本相当，恩施市（9.2%）高于英山县（3.5%）（表 2-2-11、图 2-2-10）。

2013 年，"学生营养改善计划"重点监测学生最常摄入的饮料前四位依次是可乐等碳酸饮料（47.4%）、真果粒等含乳饮料（38.1%）、冰红茶等茶饮料（36.4%）和橙汁等果蔬饮料（29.1%）（表 2-2-12）。

表 2-2-10 2013 年"学生营养改善计划"重点监测学生零食摄入情况分布

零食摄入情况	小学生		初中生		男生		女生		合计	
	数量/人	占比/(%)	数量/人	占比/(%)	数量/人	占比/(%)	数量/人	占比/(%)	数量/人	占比/(%)
摄入零食次数										
基本不摄入	18	3.8	65	9.9	56	9.7	27	4.9	83	7.3
每天 1 次	180	37.9	339	51.5	268	46.4	251	45.1	519	45.8
每天 2 次及以上	277	58.3	254	38.6	253	43.8	278	50.0	531	46.9
摄入零食种类										
蔬菜水果	317	66.7	399	60.6	366	63.4	350	62.9	716	63.2
坚果	265	55.8	339	51.5	316	54.8	288	51.8	604	53.3
干脆面、方便面等	175	36.8	324	49.2	273	47.3	226	40.6	499	44.0
膨化食品	197	41.5	272	41.3	252	43.7	217	39.0	469	41.4

零食摄入情况	小学生		初中生		男生		女生		合计	
	数量/人	占比/(%)	数量/人	占比/(%)	数量/人	占比/(%)	数量/人	占比/(%)	数量/人	占比/(%)
饼干、面包等	178	37.5	256	38.9	221	38.3	213	38.3	434	38.3
辣条等面制小食品	139	29.3	228	34.7	192	33.3	175	31.5	367	32.4
纯牛奶、酸奶等	132	27.8	191	29.0	157	27.2	166	29.9	323	28.5
牛肉干、鱼片等	143	30.1	180	27.4	164	28.4	159	28.6	323	28.5
豆腐干等豆制品	121	25.5	176	26.7	158	27.4	139	25.0	297	26.2
糖果、巧克力等	117	24.6	174	26.4	144	25.0	147	26.4	291	25.7
雪糕、冰棍等冷饮	89	18.7	137	20.8	110	19.1	116	20.9	226	19.9

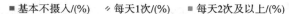

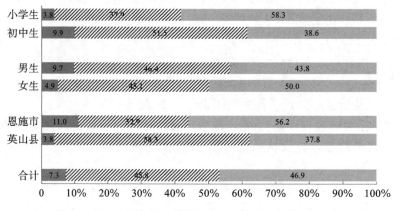

图 2-2-9　2013 年"学生营养改善计划"重点监测学生零食摄入情况分布

表 2-2-11　2013 年"学生营养改善计划"重点监测学生购买零食费用分布

购买零食费用	小学生		初中生		男生		女生		合计	
	数量/人	占比/(%)	数量/人	占比/(%)	数量/人	占比/(%)	数量/人	占比/(%)	数量/人	占比/(%)
不到 0.5 元	93	19.6	189	28.7	166	28.8	116	20.9	282	24.9
0.5 元到小于 1 元	100	21.1	191	29.0	152	26.3	139	25.0	291	25.7
1 元到小于 2 元	118	24.8	129	19.6	97	16.8	150	27.0	247	21.9
2 元到小于 3 元	114	24.0	128	19.5	125	21.7	117	21.0	242	21.4
3 元及以上	50	10.5	21	3.2	37	6.4	34	6.1	71	6.3

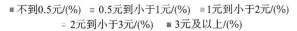

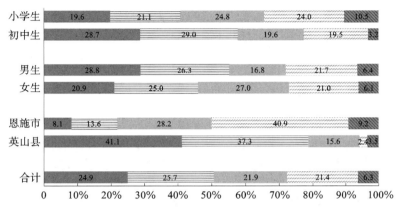

图 2-2-10　2013 年"学生营养改善计划"重点监测学生购买零食费用分布

表 2-2-12　2013 年"学生营养改善计划"重点监测学生饮料摄入情况分布

饮料摄入情况	小学生		初中生		男生		女生		合计	
	数量/人	占比/(%)	数量/人	占比/(%)	数量/人	占比/(%)	数量/人	占比/(%)	数量/人	占比/(%)
碳酸饮料	232	48.8	305	46.4	280	48.5	257	46.2	537	47.4
含乳饮料	225	47.4	207	31.5	215	37.3	217	39.0	432	38.1
茶饮料	234	49.3	178	27.1	209	36.2	203	36.5	412	36.4
果蔬饮料	193	40.6	137	20.8	166	28.8	164	29.5	330	29.1
植物蛋白饮料	165	34.7	144	21.9	164	28.4	145	26.1	309	27.3
固体饮料	136	28.6	147	22.3	145	25.1	138	24.8	283	25.0
特殊功能饮料	152	32.0	118	17.9	136	23.6	134	24.1	270	23.8
简装彩色果味水	95	20.0	119	18.1	105	18.2	109	19.6	214	18.9

　　(3)就餐情况:2013 年,97.4％的"学生营养改善计划"重点监测学生每天就餐达到 3 顿及以上,小学生(96.4％)低于初中生(98.2％),女生(96.9％)低于男生(97.9％),恩施市(96.1％)低于英山县(98.8％)(表 2-2-13、图 2-2-11)。

　　2013 年,"学生营养改善计划"重点监测学生仅 35.5％能做到每天吃早餐,小学生(48.4％)高于初中生(26.1％),女生(37.1％)高于男生(34.0％),恩施市(69.1％)高于英山县(3.0％)(表 2-2-14、图 2-2-12)。

表 2-2-13　2013 年"学生营养改善计划"重点监测学生每天就餐次数情况分布

每天就餐次数	小学生		初中生		男生		女生		合计	
	数量/人	占比/(%)	数量/人	占比/(%)	数量/人	占比/(%)	数量/人	占比/(%)	数量/人	占比/(%)
1	1	0.2	0	0	0	0	1	0.2	1	0.1

每天就餐次数	小学生		初中生		男生		女生		合计	
	数量/人	占比/(%)	数量/人	占比/(%)	数量/人	占比/(%)	数量/人	占比/(%)	数量/人	占比/(%)
2	16	3.4	12	1.8	12	2.1	16	2.9	28	2.5
≥3	458	96.4	646	98.2	565	97.9	539	96.9	1104	97.4

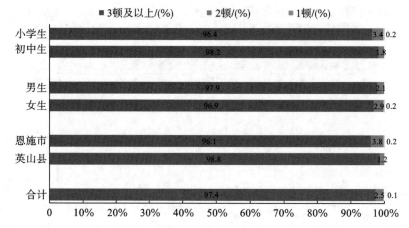

图 2-2-11　2013 年"学生营养改善计划"重点监测学生每天就餐次数情况分布

表 2-2-14　2013 年"学生营养改善计划"重点监测学生早餐就餐情况分布

早餐就餐情况	小学生		初中生		男生		女生		合计	
	数量/人	占比/(%)	数量/人	占比/(%)	数量/人	占比/(%)	数量/人	占比/(%)	数量/人	占比/(%)
基本不吃	9	1.9	3	0.5	8	1.4	4	0.7	12	1.1
每周 1～2 天	18	3.8	5	0.8	10	1.7	13	2.3	23	2.0
每周 3～4 天	21	4.4	50	7.6	38	6.6	33	5.9	71	6.3
每周 5～6 天	197	41.5	428	65.0	325	56.3	300	54.0	625	55.2
每天吃	230	48.4	172	26.1	196	34.0	206	37.1	402	35.5

5.体格及营养状况

（1）身高和体重：2013 年，"学生营养改善计划"监测地区 6～17 岁男生平均身高为 118.4～162.6 cm，女生平均身高为 117.8～157.5 cm；男生平均体重为 22.2～50.7 kg，女生平均体重为 21.5～47.7 kg，多数年龄段男生平均身高、体重高于同年龄段女生（表 2-2-15、表 2-2-16）。

　　除 6 岁男生外，监测地区男生各年龄段的平均身高均低于 2010 年全国学生体质与健康状况调研中农村男生相应年龄段的平均水平；除 6 岁女生外，监测地区女生各年龄段的平均身高均低于 2010 年全国学生体质与健康状况调研中农村女生相应年龄段的平均水平（图 2-2-13、图 2-2-14）。除 6 岁男生外，监测地区男生各年龄段的平均体重均低于 2010 年全国学

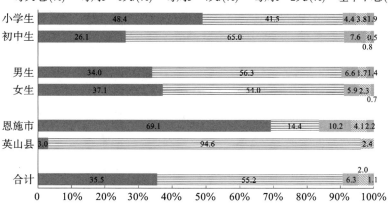

图 2-2-12 2013 年"学生营养改善计划"重点监测学生早餐就餐情况分布

生体质与健康状况调研中农村男生相应年龄段的平均水平;除 6 岁、7 岁、8 岁、9 岁女生外,监测地区女生各年龄段的平均体重均低于 2010 年全国学生体质与健康状况调研中农村女生相应年龄段的平均水平(图 2-2-15、图 2-2-16)。

表 2-2-15 2013 年"学生营养改善计划"监测学生平均身高分布

年龄/岁	体检人数	男生		女生		合计	
		均值/cm	标准差	均值/cm	标准差	均值/cm	标准差
6	8478	118.4	6.7	117.8	6.7	118.1	6.7
7	9961	123.0	7.2	122.6	7.1	122.8	7.2
8	9247	128.3	7.2	127.6	7.1	128.0	7.1
9	9758	132.7	7.3	132.6	7.3	132.6	7.3
10	8972	137.6	7.9	138.2	8.3	137.9	8.1
11	7836	142.7	8.6	143.7	8.8	143.1	8.7
12	6488	148.3	9.2	149.0	8.2	148.6	8.7
13	5369	154.5	9.2	153.3	7.8	153.9	8.6
14	4637	159.1	8.5	156.0	7.0	157.6	8.0
15	2325	161.8	8.1	156.8	6.4	159.6	7.8
16～17	444	162.6	8.2	157.5	6.6	160.5	8.0

表 2-2-16 2013 年"学生营养改善计划"监测学生平均体重分布

年龄/岁	体检人数	男生		女生		合计	
		均值/kg	标准差	均值/kg	标准差	均值/kg	标准差
6	8399	22.2	3.6	21.5	3.5	21.9	3.6
7	9875	24.1	4.1	23.5	4.0	23.9	4.1

年龄/岁	体检人数	男生		女生		合计	
		均值/kg	标准差	均值/kg	标准差	均值/kg	标准差
8	9110	26.6	4.7	25.9	4.5	26.3	4.6
9	9667	29.2	5.5	28.7	5.2	28.9	5.3
10	8951	32.3	6.3	32.0	6.1	32.2	6.2
11	7854	35.3	7.0	35.2	6.8	35.2	6.9
12	6491	39.1	8.0	39.5	7.2	39.3	7.6
13	5345	44.0	8.6	43.3	7.1	43.7	7.9
14	4607	47.7	8.3	46.1	6.6	46.9	7.6
15	2318	49.6	7.7	47.1	6.4	48.5	7.3
16～17	446	50.7	8.2	47.7	6.3	49.4	7.6

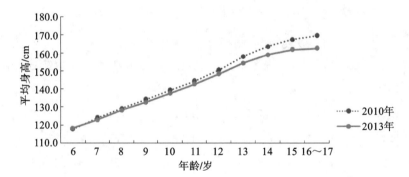

图 2-2-13　2013 年"学生营养改善计划"监测学生男生平均身高

（与 2010 年全国学生体质与健康状况调研中农村男生相应年龄段的平均身高比较）

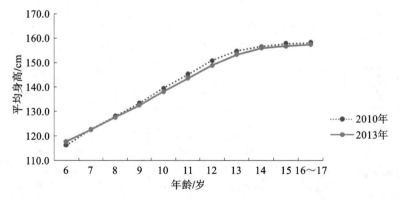

图 2-2-14　2013 年"学生营养改善计划"监测学生女生平均身高

（与 2010 年全国学生体质与健康状况调研中农村女生相应年龄段的平均身高比较）

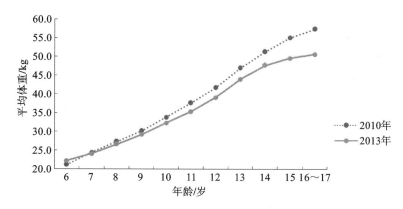

图 2-2-15　2013 年"学生营养改善计划"监测学生男生平均体重
（与 2010 年全国学生体质与健康状况调研中农村男生相应年龄段的平均体重比较）

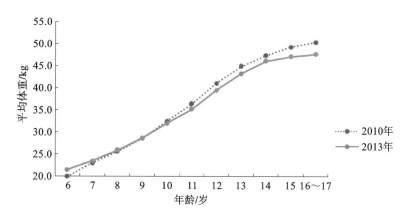

图 2-2-16　2013 年"学生营养改善计划"监测学生女生平均体重
（与 2010 年全国学生体质与健康状况调研中农村女生相应年龄段的平均体重比较）

　　(2)营养不良与超重/肥胖:2013 年,"学生营养改善计划"监测地区 6～17 岁学生的生长迟缓率和消瘦率分别为 5.4% 和 12.6%。男生营养不良率(19.6%)高于女生(14.7%),小学生(17.8%)高于初中生(15.5%)(表 2-2-17 至表 2-2-19、图 2-2-17)。"学生营养改善计划"重点监测学生的营养不良率为 14.5%,其中恩施市学生的营养不良率为 14.8%,英山县为 14.2%(表 2-2-20、图 2-2-18)。

　　"学生营养改善计划"监测学生同时还存在超重/肥胖现象,其中超重率和肥胖率分别为 9.1% 和 4.4%。男生超重/肥胖率(15.2%)高于女生(11.5%),小学生(14.9%)高于初中生(8.7%)(表 2-2-18、表 2-2-19)。"学生营养改善计划"重点监测学生的超重/肥胖率为 9.1%,其中英山县为 8.3%,恩施市为 9.9%(表 2-2-20、图 2-2-18)。

　　2013 年度,"学生营养改善计划"监测学生营养状况有一定差别,襄阳市、十堰市、黄冈市和恩施州的营养不良率均高于 15.0%,分别为 28.9%、21.7%、17.1%、16.4%。同时,孝感市和黄冈市的肥胖率达 15% 以上,分别为 18.0% 和 16.6%(表 2-2-19、图 2-2-17)。

表 2-2-17　2013 年"学生营养改善计划"监测学生营养不良情况分布

年龄/岁	男生						女生						合计					
	生长迟缓		消瘦				生长迟缓		消瘦				生长迟缓		消瘦			
			轻度消瘦		中重度消瘦				轻度消瘦		中重度消瘦				轻度消瘦		中重度消瘦	
	例数	占比/(%)	例数	占比/(%)	例数	占比/(%)	例数	占比/(%)	例数	占比/(%)	例数	占比/(%)	例数	占比/(%)	例数	占比/(%)	例数	占比/(%)
6	252	5.8	159	3.7	354	8.2	204	5.1	118	3.0	239	6.0	456	5.5	277	3.3	593	7.1
7	305	6.0	261	5.1	465	9.1	242	5.2	219	4.7	346	7.4	547	5.6	480	4.9	811	8.3
8	219	4.7	222	4.8	407	8.8	158	3.6	217	4.9	307	7.0	377	4.2	439	4.9	714	7.9
9	341	6.9	186	3.8	435	8.8	211	4.5	257	5.5	240	5.1	552	5.7	443	4.6	675	7.0
10	368	7.9	251	5.4	354	7.6	206	4.9	220	5.2	193	4.6	574	6.5	471	5.3	547	6.2
11	267	6.5	306	7.4	323	7.8	216	6.0	167	4.6	198	5.5	483	6.2	473	6.1	521	6.7
12	153	4.5	363	10.6	214	6.3	120	4.0	127	4.2	140	4.7	273	4.3	490	7.6	354	5.5
13	90	3.3	302	10.9	166	6.0	142	5.6	121	4.8	118	4.6	232	4.4	423	8.0	284	5.3
14	87	3.6	266	11.0	157	6.5	85	3.9	121	5.5	128	5.9	172	3.7	387	8.4	285	6.2
15	123	9.6	143	11.2	90	7.0	47	4.6	44	4.3	78	7.6	170	7.4	187	8.1	168	7.3
16~17	49	19.0	29	11.2	28	10.9	10	5.4	11	5.9	21	11.4	59	13.3	40	9.0	49	11.1
合计	2254	5.9	2488	6.6	2993	7.9	1641	4.8	1622	4.7	2008	5.8	3895	5.4	4110	5.7	5001	6.9

表 2-2-18 2013 年"学生营养改善计划"监测学生超重/肥胖情况分布

年龄/岁	男生				女生				合计			
	超重		肥胖		超重		肥胖		超重		肥胖	
	例数	占比/(%)	例数	占比/(%)	例数	占比/(%)	例数	占比/(%)	例数	占比/(%)	例数	占比/(%)
6	608	14.0	482	11.1	503	12.6	235	5.9	1111	13.4	717	8.6
7	594	11.7	434	8.5	493	10.6	400	8.6	1087	11.1	834	8.5
8	492	10.6	292	6.3	367	8.3	273	6.2	859	9.5	565	6.2
9	535	10.8	225	4.6	363	7.8	183	3.9	898	9.4	408	4.2
10	461	9.9	205	4.4	256	6.1	133	3.1	717	8.1	338	3.8
11	402	9.7	78	1.9	170	4.7	51	1.4	572	7.4	129	1.7
12	325	9.5	57	1.7	172	5.7	48	1.6	497	7.7	105	1.6
13	275	9.9	29	1.0	116	4.6	20	0.8	391	7.4	49	0.9
14	164	6.8	18	0.7	119	5.4	12	0.5	283	6.2	30	0.7
15	65	5.1	3	0.2	55	5.4	3	0.3	120	5.2	6	0.3
16~17	11	4.3	1	0.4	11	5.9	1	0.5	22	5.0	2	0.5
合计	3932	10.4	1824	4.8	2625	7.6	1359	3.9	6557	9.1	3183	4.4

表 2-2-19 2013 年"学生营养改善计划"监测学生营养状况分布

项目		体检人数	营养不良		正常		超重/肥胖	
			例数	占比/(%)	例数	占比/(%)	例数	占比/(%)
性别	男	37903	7418	19.6	25444	67.1	5756	15.2
	女	34514	5085	14.7	25969	75.2	3984	11.5
类型	小学	55969	9951	17.8	38826	69.4	8316	14.9
	初中	16448	2552	15.5	12587	76.5	1424	8.7
地区	宜昌市	5169	509	9.8	4039	78.1	626	12.1
	孝感市	6509	648	10.0	4756	73.1	1171	18.0
	恩施州	15655	2563	16.4	11520	73.6	1750	11.2
	黄冈市	22369	3832	17.1	15395	68.8	3711	16.6
	十堰市	22421	4866	21.7	15507	69.2	2469	11.0
	襄阳市	294	85	28.9	196	66.7	13	4.4
合计		72417	12503	17.3	51413	71.0	9740	13.4

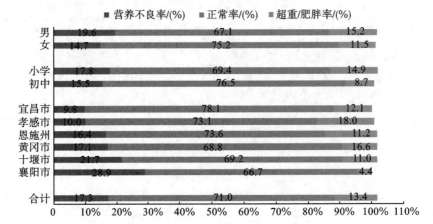

图 2-2-17　2013 年"学生营养改善计划"监测学生营养状况分布

表 2-2-20　2013 年"学生营养改善计划"重点监测学生营养状况分布

项目		体检人数	营养不良		正常		超重/肥胖	
			例数	占比/(%)	例数	占比/(%)	例数	占比/(%)
性别	男	955	158	16.5	703	73.6	98	10.3
	女	907	112	12.3	725	79.9	72	7.9
类型	小学	1088	140	12.9	812	74.6	141	13.0
	初中	774	130	16.8	616	79.6	29	3.7
地区	英山县	894	127	14.2	696	77.9	74	8.3
	恩施市	968	143	14.8	732	75.6	96	9.9
合计		1862	270	14.5	1428	76.7	170	9.1

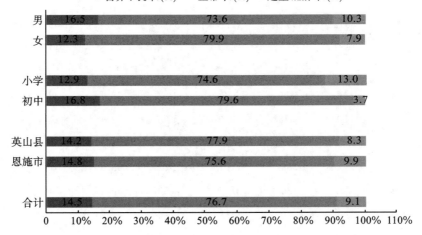

图 2-2-18　2013 年"学生营养改善计划"重点监测学生营养状况分布

（3）贫血：2013 年，"学生营养改善计划"重点监测学生血红蛋白平均水平为 126.6 g/L，其中男生为 126.9 g/L，女生为 126.3 g/L，小学生为 124.5 g/L，初中生为 131.7 g/L，恩施市重点监测学生的血红蛋白平均水平为 121.5 g/L，英山县为 135.3 g/L（表 2-2-21 至表 2-2-23）。

2013 年，"学生营养改善计划"重点监测学生的贫血率为 31.3%，女生（33.8%）高于男生（29.0%），小学生（34.2%）高于初中生（24.5%），恩施市（45.1%）高于英山县（8.2%）（表 2-2-24 至表 2-2-26）。

表 2-2-21　2013 年"学生营养改善计划"重点监测学生血红蛋白平均水平

类型	检测人数	男生		女生		合计	
		均值/(g/L)	标准差	均值/(g/L)	标准差	均值/(g/L)	标准差
小学生	1008	124.6	13.7	124.4	14.5	124.5	14.1
初中生	425	132.6	13.2	130.8	17.1	131.7	15.2
合计	1433	126.9	14.0	126.3	15.6	126.6	14.8

表 2-2-22　2013 年"学生营养改善计划"恩施市重点监测学生血红蛋白平均水平

类型	检测人数	男生		女生		合计	
		均值/(g/L)	标准差	均值/(g/L)	标准差	均值/(g/L)	标准差
小学生	709	121.1	13.5	120.9	14.1	121.0	13.8
初中生	190	126.3	11.3	119.7	15.2	123.2	13.7
合计	899	122.3	13.2	120.7	14.3	121.5	13.8

表 2-2-23　2013 年"学生营养改善计划"英山县重点监测学生血红蛋白平均水平

类型	检测人数	男生		女生		合计	
		均值/(g/L)	标准差	均值/(g/L)	标准差	均值/(g/L)	标准差
小学生	299	131.9	11.1	133.7	11.1	132.7	11.1
初中生	235	137.9	12.3	139.3	13.0	138.6	12.7
合计	534	134.4	12.0	136.3	12.3	135.3	12.2

表 2-2-24　2013 年"学生营养改善计划"重点监测学生的贫血情况

类型	检测人数	男生		女生		合计	
		检出人数	检出率/(%)	检出人数	检出率/(%)	检出人数	检出率/(%)
小学生	1008	162	31.0	183	37.7	345	34.2
初中生	425	53	24.2	51	24.8	104	24.5
合计	1433	215	29.0	234	33.8	449	31.3

表 2-2-25　2013 年"学生营养改善计划"恩施市重点监测学生的贫血情况

类型	检测人数	男生		女生		合计	
		检出人数	检出率/(%)	检出人数	检出率/(%)	检出人数	检出率/(%)
小学生	709	147	41.2	172	48.9	319	45.0
初中生	190	42	42.0	44	48.9	86	45.3
合计	899	189	41.4	216	48.9	405	45.1

表 2-2-26　2013 年"学生营养改善计划"英山县重点监测学生的贫血情况

类型	检测人数	男生		女生		合计	
		检出人数	检出率/(%)	检出人数	检出率/(%)	检出人数	检出率/(%)
小学生	299	15	9.1	11	8.2	26	8.7
初中生	235	11	9.2	7	6.0	18	7.7
合计	534	26	9.2	18	7.2	44	8.2

(4)维生素 A 缺乏情况:2013 年,"学生营养改善计划"重点监测学生血清维生素 A 平均浓度为 313.6 $\mu g/L$,男生为 311.4 $\mu g/L$,女生为 315.8 $\mu g/L$,小学生为 298.3 $\mu g/L$,初中生为 333.3 $\mu g/L$,恩施市重点监测学生血清维生素 A 的平均浓度为 307.6 $\mu g/L$,英山县为 325.3 $\mu g/L$(表 2-2-27 至表 2-2-29)。

2013 年,"学生营养改善计划"重点监测学生的维生素 A 缺乏率为 4.5%,男生(4.5%)与女生(4.4%)相当,小学生(5.0%)高于初中生(3.8%),英山县重点监测学生的维生素 A 缺乏率(7.7%)高于恩施市(2.8%)(表 2-2-30 至表 2-2-32);"学生营养改善计划"重点监测学生的维生素 A 亚临床缺乏率为 40.7%,男生(44.4%)高于女生(37.0%),小学生(49.8%)高于初中生(28.9%),恩施市重点监测学生的维生素 A 亚临床缺乏率(45.4%)高于英山县(31.7%)(表 2-2-33 至表 2-2-35)。

表 2-2-27　2013 年"学生营养改善计划"重点监测学生血清维生素 A 平均浓度

类型	检测人数	男生		女生		合计	
		均值/($\mu g/L$)	标准差	均值/($\mu g/L$)	标准差	均值/($\mu g/L$)	标准差
小学生	303	303.5	75.2	293.3	58.4	298.3	67.4
初中生	235	321.4	79.8	345.3	77.4	333.3	79.3
合计	538	311.4	77.6	315.8	72.0	313.6	74.8

表 2-2-28　2013 年"学生营养改善计划"恩施市重点监测学生血清维生素 A 平均浓度

类型	检测人数	男生		女生		合计	
		均值/($\mu g/L$)	标准差	均值/($\mu g/L$)	标准差	均值/($\mu g/L$)	标准差
小学生	239	297.4	65.0	292.7	54.8	295.0	59.9
初中生	116	330.8	70.2	336.2	72.0	333.5	70.8
合计	355	308.6	68.4	306.6	63.9	307.6	66.1

表 2-2-29　2013 年"学生营养改善计划"英山县重点监测学生血清维生素 A 平均浓度

类型	检测人数	男生		女生		合计	
		均值/(μg/L)	标准差	均值/(μg/L)	标准差	均值/(μg/L)	标准差
小学生	64	325.0	102.2	295.7	71.9	310.8	89.4
初中生	119	312.0	87.9	354.0	81.9	333.2	87.1
合计	183	316.7	92.9	334.1	83.0	325.3	88.3

表 2-2-30　2013 年"学生营养改善计划"重点监测学生的维生素 A 缺乏情况

类型	检测人数	男生		女生		合计	
		检出人数	检出率/(%)	检出人数	检出率/(%)	检出人数	检出率/(%)
小学生	303	5	3.3	10	6.5	15	5.0
初中生	235	7	5.9	2	1.7	9	3.8
合计	538	12	4.5	12	4.4	24	4.5

表 2-2-31　2013 年"学生营养改善计划"恩施市重点监测学生的维生素 A 缺乏情况

类型	检测人数	男生		女生		合计	
		检出人数	检出率/(%)	检出人数	检出率/(%)	检出人数	检出率/(%)
小学生	239	3	2.6	5	4.1	8	3.3
初中生	116	1	1.7	1	1.8	2	1.7
合计	355	4	2.3	6	3.4	10	2.8

表 2-2-32　2013 年"学生营养改善计划"英山县重点监测学生的维生素 A 缺乏情况

类型	检测人数	男生		女生		合计	
		检出人数	检出率/(%)	检出人数	检出率/(%)	检出人数	检出率/(%)
小学生	64	2	6.1	5	16.1	7	10.9
初中生	119	6	10.2	1	1.7	7	5.9
合计	183	8	8.7	6	6.6	14	7.7

表 2-2-33　2013 年"学生营养改善计划"重点监测学生的维生素 A 亚临床缺乏情况

类型	检测人数	男生		女生		合计	
		检出人数	检出率/(%)	检出人数	检出率/(%)	检出人数	检出率/(%)
小学生	303	79	52.7	72	47.1	151	49.8
初中生	235	40	33.9	28	23.9	68	28.9
合计	538	119	44.4	100	37.0	219	40.7

表 2-2-34　2013 年"学生营养改善计划"恩施市重点监测学生的维生素 A 亚临床缺乏情况

类型	检测人数	男生		女生		合计	
		检出人数	检出率/(%)	检出人数	检出率/(%)	检出人数	检出率/(%)
小学生	239	65	55.6	63	51.6	128	53.6
初中生	116	17	28.8	16	28.1	33	28.4
合计	355	82	46.6	79	44.1	161	45.4

表 2-2-35　2013 年"学生营养改善计划"英山县重点监测学生的维生素 A 亚临床缺乏情况

类型	检测人数	男生		女生		合计	
		检出人数	检出率/(%)	检出人数	检出率/(%)	检出人数	检出率/(%)
小学生	64	14	42.4	9	29.0	23	35.9
初中生	119	23	39.0	12	20.0	35	29.4
合计	183	37	40.2	21	23.1	58	31.7

(5)维生素 D 缺乏情况:2013 年,"学生营养改善计划"重点监测学生血清 25-OH-D_3 平均浓度为 17.2 ng/mL,男生为 18.0 ng/mL,女生为 16.3 ng/mL,小学生为 17.8 ng/mL,初中生为 16.4 ng/mL,恩施市重点监测学生血清 25-OH-D_3 平均浓度为 16.8 ng/mL,英山县为17.8 ng/mL(表 2-2-36 至表 2-2-38)。

2013 年,"学生营养改善计划"重点监测学生维生素 D 缺乏率为 4.3%,男生(2.6%)低于女生(5.9%),初中生(4.7%)高于小学生(4.0%),英山县重点监测学生维生素 D 缺乏率(2.2%)低于恩施市(5.4%)(表 2-2-39 至表 2-2-41);"学生营养改善计划"重点监测学生维生素 D 亚临床缺乏率为 71.4%,女生(77.0%)高于男生(65.7%),初中生(77.9%)高于小学生(66.3%),英山县重点监测学生维生素 D 亚临床缺乏率(67.2%)低于恩施市(73.5%)(表 2-2-42 至表 2-2-44)。

表 2-2-36　2013 年"学生营养改善计划"重点监测学生血清 25-OH-D_3 平均浓度

类型	检测人数	男生		女生		合计	
		均值/(ng/mL)	标准差	均值/(ng/mL)	标准差	均值/(ng/mL)	标准差
小学生	303	18.7	5.2	16.9	5.9	17.8	5.6
初中生	235	17.2	3.8	15.5	4.2	16.4	4.1
合计	538	18.0	4.7	16.3	5.3	17.2	5.1

表 2-2-37　2013 年"学生营养改善计划"恩施市重点监测学生血清 25-OH-D_3 平均浓度

类型	检测人数	男生		女生		合计	
		均值/(ng/mL)	标准差	均值/(ng/mL)	标准差	均值/(ng/mL)	标准差
小学生	239	18.1	5.0	16.2	6.1	17.1	5.6
初中生	116	17.2	3.8	15.0	4.3	16.2	4.1
合计	355	17.8	4.6	15.8	5.6	16.8	5.2

表 2-2-38   2013 年"学生营养改善计划"英山县重点监测学生血清 25-OH-D₃ 平均浓度

类型	检测人数	男生		女生		合计	
		均值/(ng/mL)	标准差	均值/(ng/mL)	标准差	均值/(ng/mL)	标准差
小学生	64	20.6	5.6	19.5	4.5	20.1	5.1
初中生	119	17.2	3.8	16.0	4.2	16.6	4.0
合计	183	18.5	4.8	17.2	4.6	17.8	4.7

表 2-2-39   2013 年"学生营养改善计划"重点监测学生的维生素 D 缺乏情况

类型	检测人数	男生		女生		合计	
		检出人数	检出率/(%)	检出人数	检出率/(%)	检出人数	检出率/(%)
小学生	303	4	2.7	8	5.2	12	4.0
初中生	235	3	2.5	8	6.8	11	4.7
合计	538	7	2.6	16	5.9	23	4.3

表 2-2-40   2013 年"学生营养改善计划"恩施市重点监测学生的维生素 D 缺乏情况

类型	检测人数	男生		女生		合计	
		检出人数	检出率/(%)	检出人数	检出率/(%)	检出人数	检出率/(%)
小学生	239	3	2.6	8	6.6	11	4.6
初中生	116	2	3.4	6	10.5	8	6.9
合计	355	5	2.8	14	7.8	19	5.4

表 2-2-41   2013 年"学生营养改善计划"英山县重点监测学生的维生素 D 缺乏情况

类型	检测人数	男生		女生		合计	
		检出人数	检出率/(%)	检出人数	检出率/(%)	检出人数	检出率/(%)
小学生	64	1	3.0	0	0	1	1.6
初中生	119	1	1.7	2	3.3	3	2.5
合计	183	2	2.2	2	2.2	4	2.2

表 2-2-42   2013 年"学生营养改善计划"重点监测学生的维生素 D 亚临床缺乏情况

类型	检测人数	男生		女生		合计	
		检出人数	检出率/(%)	检出人数	检出率/(%)	检出人数	检出率/(%)
小学生	303	89	59.3	112	73.2	201	66.3
初中生	235	87	73.7	96	82.1	183	77.9
合计	538	176	65.7	208	77.0	384	71.4

表 2-2-43　2013 年"学生营养改善计划"恩施市重点监测学生的维生素 D 亚临床缺乏情况

类型	检测人数	男生		女生		合计	
		检出人数	检出率/(%)	检出人数	检出率/(%)	检出人数	检出率/(%)
小学生	239	76	65.0	94	77.0	170	71.1
初中生	116	46	78.0	45	78.9	91	78.4
合计	355	122	69.3	139	77.7	261	73.5

表 2-2-44　2013 年"学生营养改善计划"英山县重点监测学生的维生素 D 亚临床缺乏情况

类型	检测人数	男生		女生		合计	
		检出人数	检出率/(%)	检出人数	检出率/(%)	检出人数	检出率/(%)
小学生	64	13	39.4	18	58.1	31	48.4
初中生	119	41	69.5	51	85.0	92	77.3
合计	183	54	58.7	69	75.8	123	67.2

6.学生缺勤情况

2013 年,"学生营养改善计划"监测学校的学生病假缺勤率为 9.1 人日/万人日,其中初中生病假缺勤率最高(10.1 人日/万人日),学校所在地为县城的学生病假缺勤率高于学校所在地为村庄和乡镇的学生病假缺勤率,供餐模式为食堂供餐的学生病假缺勤率高于供餐模式为企业供餐和混合供餐的学生病假缺勤率(表 2-2-45)。所监测的 8 个月中,5 月的学生病假缺勤率(10.8人日/万人日)高于其他月份。学生消化系统疾病所致的病假缺勤率变化波动不大,而呼吸系统疾病所致的病假缺勤率变化较为明显,12 月呼吸系统疾病所致的病假缺勤率(5.4 人日/万人日)高于其他月份(表 2-2-46)。

表 2-2-45　2013 年"学生营养改善计划"监测不同学校学生的缺勤率比较

组别		学校数/所	事假缺勤率/(人日/万人日)	病假缺勤率/(人日/万人日)				合计/(人日/万人日)
				消化系统疾病	呼吸系统疾病	其他疾病	小计	
类型	小学	311	3.7	1.5	3.8	3.5	8.8	12.5
	初中	115	31.9	1.3	3.3	5.5	10.1	42.0
	九年一贯制	32	5.3	1.0	2.5	2.9	6.4	11.7
所在地	村庄	168	4.2	1.3	4.0	2.1	7.4	11.6
	乡镇	282	15.3	1.5	3.5	4.4	9.4	24.7
	县城	8	4.9	0.4	3.1	8.3	11.8	16.7
供餐模式	食堂供餐	283	17.0	1.3	3.5	5.1	9.9	26.9
	企业供餐	140	6.5	1.4	3.7	2.0	7.1	13.6
	混合供餐	35	5.0	1.9	3.2	3.6	8.7	13.7

续表

组别		学校数/所	事假缺勤率/(人日/万人日)	病假缺勤率/(人日/万人日)				合计/(人日/万人日)
				消化系统疾病	呼吸系统疾病	其他疾病	小计	
地区	十堰市	158	5.8	1.7	4.1	3.0	8.8	14.6
	宜昌市	20	24.7	1.1	6.5	8.0	15.6	40.3
	襄阳市	16	25.0	0.6	0.9	3.3	4.8	29.8
	孝感市	36	4.2	1.7	2.4	1.3	5.4	9.6
	黄冈市	137	2.3	0.8	1.4	1.0	3.2	5.5
	恩施州	91	42.4	2.3	6.9	11.7	20.9	63.3
合计		458	13.2	1.4	3.6	4.1	9.1	22.3

表 2-2-46　2013 年"学生营养改善计划"监测不同月份学生的缺勤率比较

组别		学校数/所	事假缺勤率/(人日/万人日)	病假缺勤率/(人日/万人日)				合计/(人日/万人日)
				消化系统疾病	呼吸系统疾病	其他疾病	小计	
月份	3 月	297	11.3	1.5	4.2	4.6	10.3	21.6
	4 月	297	9.1	1.4	3.7	5.4	10.5	19.6
	5 月	298	13.5	1.6	3.4	5.8	10.8	24.3
	6 月	304	47.1	1.5	3.1	5.1	9.7	56.8
	9 月	437	6.6	1.1	2.3	3.2	6.6	13.2
	10 月	428	9.6	1.4	2.9	3.0	7.3	16.9
	11 月	389	8.3	1.3	4.1	3.7	9.1	17.4
	12 月	327	9.8	1.6	5.4	3.7	10.7	20.5

第三节　2014 年度监测结果

1. 基本情况

(1)监测范围:2014 年,"学生营养改善计划"监测范围覆盖 26 个地区共计 695 所学校,其中重点监测范围覆盖 2 个地区(恩施市、长阳土家族自治县)共计 9 所学校(5 所小学、4 所初中),共收集到监测地区问卷 22 份,监测学校问卷 361 份。监测学校中以小学占比最高,为 69.8%;九年一贯制学校占比最低,为 8.9%;初中占比为 21.3%。监测学校主要集中在乡镇地区,占比为 60.4%;其次是村庄,占比为 38.5%;县城占比仅为 1.1%。

2014 年"学生营养改善计划"收集到 6～17 岁学生体检数据 48440 份,其中包括重点监测学生体检数据 1009 份;收集到重点监测学生调查问卷数据 702 份,血红蛋白数据 1000 份,维生素 A 数据 720 份,维生素 D 数据 720 份。

(2)营养改善主要形式:监测地区中,参加"学生营养改善计划"的学校共计 2286 所,占监测地区中小学总数的 80.0%;享受"学生营养改善计划"的学生有 622196 人,寄宿制学生有 294905 人,享受"家庭经济困难寄宿生补助生活费"(简称"一补")的学生有 117741 人,分别占监测地区中小学生总数的 85.9%、40.7%和 16.3%。

除"学生营养改善计划"和"一补"经费外,监测地区中有 5 个监测地区受社会组织或企业资助开展了其他形式的学生营养改善工作,方式为举办营养与健康培训讲座(22.7%)、改善学校食堂设施(18.2%)及资助学校种植蔬菜水果或饲养牲畜(13.6%)和提供食物(4.5%)等。

监测地区中,有 1 个监测地区为"学生营养改善计划"提供了地方经费,补助金额为鹤峰县每天 0.5 元/人。

参加"学生营养改善计划"的学校中,采取学校食堂供餐和企业供餐的学校分别有 1392 所、894 所,占比分别为 60.9%、39.1%。

参加"学生营养改善计划"的学校中,3 元经费用于提供一顿饭、额外增加饭菜、纳入学校日常伙食、提供副食和其他方式的学校有 246、536、278、6 和 134 所,分别占"学生营养改善计划"学校的 11.3%、24.6%、12.8%、0.3%和 6.2%(图 2-3-1)。

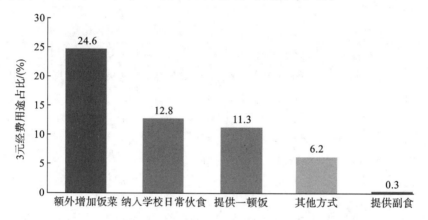

图 2-3-1 2014 年参加"学生营养改善计划"学校的 3 元经费用途情况

2014 年,监测地区在执行"学生营养改善计划"时面临的主要困难分别有食品安全问题(68.2%)、食堂设施设备不够(59.1%)、食谱设计和食物搭配有困难(50.0%)、监测评估力量薄弱(40.9%)等(图 2-3-2)。

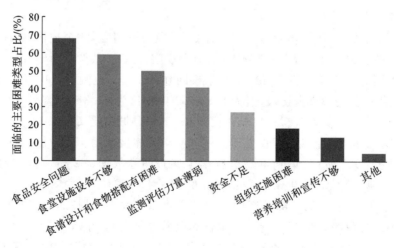

图 2-3-2 2014 年监测地区在执行"学生营养改善计划"时面临的主要困难类型

2.学校供餐

(1)供餐模式:2014年,74.7％的"学生营养改善计划"监测学校采用食堂供餐,25.3％采用企业供餐(表2-3-1)。"学生营养改善计划"监测学校中,小学食堂供餐占比(68.9％)低于初中(88.7％),而企业供餐占比(31.1％)高于初中(11.3％);黄冈市、恩施州、十堰市、襄阳市监测学校采用食堂供餐的占比分别为73.7％、80.7％、76.3％、100％,孝感市则仍以企业供餐为主(52.8％)(图2-3-3)。

2014年,食堂供餐学校中,76.3％的学校食堂每天供应3顿正餐,其中九年一贯制学校占比最高(100％),初中次之(70.4％),小学最低(67.3％)(表2-3-2)。

食堂供餐学校中,学校食堂提供早、中、晚餐的占比分别为87.4％、97.8％和78.2％。不同类型的学校食堂提供三餐的占比存在差异,其中小学提供早餐和晚餐的占比均低于初中和九年一贯制学校(表2-3-3)。

表2-3-1 2014年"学生营养改善计划"监测学校供餐模式分布

供餐模式	监测学校		监测学校的学生	
	数量/所	占比/(％)	数量/人	占比/(％)
食堂供餐	222	74.7	107918	63.1
企业供餐	75	25.3	41120	25.0
家庭供餐	0	0	0	0

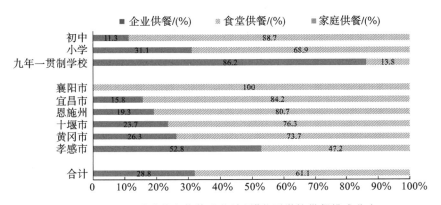

图2-3-3 2014年"学生营养改善计划"监测学校供餐模式分布

表2-3-2 2014年"学生营养改善计划"监测学校食堂每天供应餐次分布

每天供应餐次	小学		初中		九年一贯制学校		合计	
	数量/所	占比/(％)	数量/所	占比/(％)	数量/所	占比/(％)	数量/所	占比/(％)
1	26	26.5	24	15.8	0	0	50	15.4
2	5	5.1	20	13.2	0	0	25	7.7
3	66	67.3	107	70.4	75	100	248	76.3
4	1	1.0	1	0.7	0	0	2	0.6

表 2-3-3 2014 年"学生营养改善计划"监测学校食堂每天供应早、中、晚餐的情况分布

供应餐别	小学		初中		九年一贯制学校		合计	
	数量/所	占比/(%)	数量/所	占比/(%)	数量/所	占比/(%)	数量/所	占比/(%)
早餐	73	74.5	135	88.8	75	100	284	87.4
中餐	97	99.0	145	95.4	75	100	318	97.8
晚餐	67	68.4	111	73.0	75	100	254	78.2

(2)食堂建设:2014 年,90.9%的监测学校配备食堂,食堂有餐厅的占比为 90.2%,餐厅有桌椅的占比为 83.1%(表 2-3-4)。九年一贯制学校配备食堂的占比较高,达 98.7%,几乎所有食堂都有餐厅和桌椅;小学配备食堂的占比仅为 84.6%,餐厅和桌椅的配备占比均低于初中。监测地区中,孝感市和十堰市的监测学校配备食堂的占比较低,分别为 86.1% 和 86.8%,黄冈市为 89.1%,其他监测地区学校配备食堂的占比均超过 90%(图 2-3-4)。

表 2-3-4 2014 年"学生营养改善计划"监测学校食堂使用及餐厅设施配套情况

食堂使用及餐厅设施配套情况	监测学校	
	数量/所	占比/(%)
食堂使用情况		
不配备食堂	33	9.1
配备食堂	328	90.9
食堂有餐厅	296	90.2
餐厅是否有桌椅		
没有	45	15.2
只有桌子	5	1.7
只有椅子	0	0
有桌椅	246	83.1
餐厅是否能容纳全部学生就餐		
能	10	21.3
不能	37	78.7
食堂工作人员		
≤5 人	186	56.7
6~10 人	105	32.0
≥11 人	37	11.3

注:"餐厅是否能容纳全部学生就餐"统计项数据存在缺失。

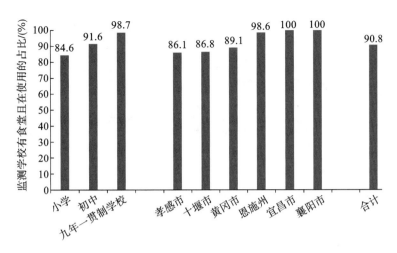

图 2-3-4　2014 年"学生营养改善计划"监测学校有食堂且在使用占比情况

（3）供餐食谱：2014 年，"学生营养改善计划"监测地区中 71.2％的监测学校由学校食堂工作人员自定食谱，采用教育局统一提供食谱的学校占比为 24.2％，3.6％的学校由疾控中心协助配餐，另有 1.1％的学校由其他部门（医院、高校）提供食谱。小学和初中食谱来源差别不大。6 个市（州）的监测学校均主要由学校食堂工作人员自定食谱（表 2-3-5、图 2-3-5）。

表 2-3-5　2014 年"学生营养改善计划"监测学校食堂食谱制订来源分布

食谱来源	小学		初中		九年一贯制学校		合计	
	数量/所	占比/（％）	数量/所	占比/（％）	数量/所	占比/（％）	数量/所	占比/（％）
学校食堂工作人员自定	52	67.5	97	68.8	51	81.0	200	71.2
教育局统一提供	20	26.0	36	25.5	12	19.0	68	24.2
疾控中心协助配餐	4	5.2	6	4.3	0	0	10	3.6
其他部门提供	1	1.3	2	1.4	0	0	3	1.1

2014 年，仅有 17.3％的"学生营养改善计划"监测学校使用配餐软件设计食谱，小学（10.5％）低于初中（16.7％）。

3. 健康教育

（1）健康教育课情况：2014 年，"学生营养改善计划"监测学校开设健康教育课并定期上课的学校占比为 83.7％，其中 84.2％的监测学校上课频率能达到教育部要求的每两周 1 次及以上。宜昌市、恩施州、十堰市、襄阳市开设健康教育课并定期上课的监测学校占比分别为 81.0％、81.2％、94.8％、100％，黄冈市和孝感市占比仅为 65.6％和 67.6％（表 2-3-6、表

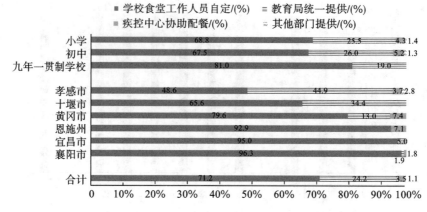

图 2-3-5　2014 年"学生营养改善计划"监测学校食堂食谱制订来源分布

2-3-7、图 2-3-6、图 2-3-7)。

表 2-3-6　2014 年"学生营养改善计划"监测学校开设健康教育课情况分布

开设健康教育课情况	小学		初中		九年一贯制学校		合计	
	数量/所	占比/(%)	数量/所	占比/(%)	数量/所	占比/(%)	数量/所	占比/(%)
没开设	5	4.3	4	2.4	3	3.9	12	3.3
开设,但没上课	6	5.1	8	4.8	1	1.3	15	4.2
开设,但没定期上课	10	8.5	16	9.6	6	7.8	32	8.9
开设,并定期上课	96	82.1	139	83.2	67	87.0	302	83.7

表 2-3-7　2014 年"学生营养改善计划"监测学校健康教育课上课频率分布

上课频率	小学		初中		九年一贯制学校		合计	
	数量/所	占比/(%)	数量/所	占比/(%)	数量/所	占比/(%)	数量/所	占比/(%)
每月不到 1 次	6	5.7	5	3.2	2	2.7	13	3.9
每月 1 次	12	11.3	17	11.0	11	15.1	40	12.0
每两周 1 次	17	16.0	35	22.6	16	21.9	68	20.4
每周 1 次	71	67.0	98	63.2	44	60.3	213	63.8

(2)营养知识水平:2014 年,"学生营养改善计划"恩施市重点监测学生营养知识平均得分为 2.8 分(总分 7 分),小学生(2.8 分)低于初中生(2.9 分)(表 2-3-8、图 2-3-8)。

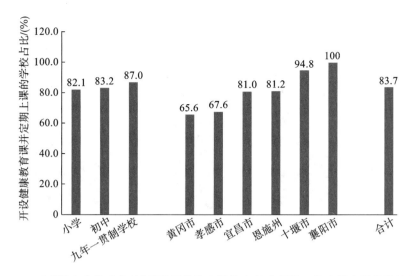

图 2-3-6　2014 年"学生营养改善计划"监测学校开设健康教育课情况并定期上课的学校占比分布

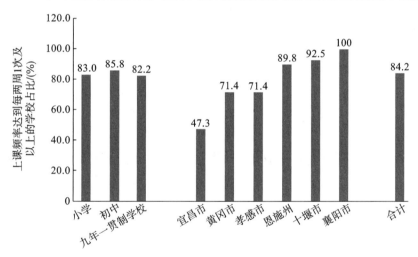

图 2-3-7　2014 年"学生营养改善计划"监测学校健康教育课上课频率达到每两周 1 次及以上的学校占比

表 2-3-8　2014 年"学生营养改善计划"恩施市重点监测学生营养知识得分情况

类型	男生		女生		合计	
	均值/分	标准差	均值/分	标准差	均值/分	标准差
小学生	2.7	1.6	2.9	1.6	2.8	1.6
初中生	2.8	1.6	3.0	1.4	2.9	1.5
合计	2.7	1.6	3.0	1.5	2.8	1.6

4. 膳食摄入

（1）食物摄入情况：2014 年，"学生营养改善计划"重点监测学生每周 5 天及以上摄入肉类（包括猪肉、牛肉、羊肉、鸡肉、鱼虾等）的占比为 14.9％，小学生（17.8％）高于初中生（9.0％），男生（15.3％）与女生（14.4％）基本相当；每周 5 天及以上摄入蛋类的占比为 8.6％，小学生（9.0％）高于初中生（7.7％），男生（10.4％）高于女生（6.6％）；每周 5 天及以

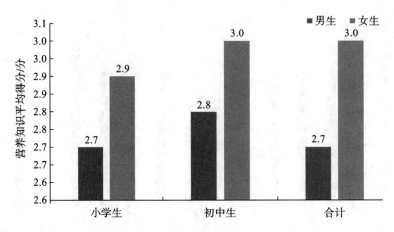

图 2-3-8　2014 年"学生营养改善计划"恩施市重点监测学生营养知识得分情况

上摄入豆类的占比为 9.6％,小学生(7.1％)低于初中生(14.6％),男生(10.9％)高于女生(8.1％);每周 5 天及以上摄入奶类的占比仅为 5.7％,小学生(6.4％)高于初中生(4.3％),男生(5.2％)与女生(6.3％)基本相当(表 2-3-9、图 2-3-9)。

　　有 93.2％的监测学生每天摄入新鲜蔬菜,其中每天摄入 3 种及以上新鲜蔬菜的占比为41.3％,小学生(43.3％)高于初中生(37.3％),男生(40.7％)与女生(41.9％)基本相当(表2-3-9)。

表 2-3-9　2014 年"学生营养改善计划"重点监测学生食物摄入情况分布

食物摄入情况	小学生		初中生		男生		女生		合计	
	数量/人	占比/(％)	数量/人	占比/(％)	数量/人	占比/(％)	数量/人	占比/(％)	数量/人	占比/(％)
肉类										
基本不摄入	95	20.3	38	16.3	70	19.1	63	18.9	133	19.0
两周有 1 天	71	15.2	38	16.3	61	16.7	48	14.4	109	15.6
每周有 1 天	98	21.0	79	33.9	85	23.2	92	27.5	177	25.3
每周有 2～4 天	120	25.7	57	24.5	94	25.7	83	24.9	177	25.3
每周 5 天及以上	83	17.8	21	9.0	56	15.3	48	14.4	104	14.9
蛋类										
基本不摄入	105	22.5	47	20.2	81	22.1	71	21.3	152	21.7
两周有 1 天	93	20.0	46	19.7	65	17.8	74	22.2	139	19.9
每周有 1 天	97	20.8	61	26.2	84	23.0	74	22.2	158	22.6
每周有 2～4 天	129	27.7	61	26.2	98	26.8	92	27.6	190	27.2
每周 5 天及以上	42	9.0	18	7.7	38	10.4	22	6.6	60	8.6
奶类										
基本不摄入	129	27.6	50	21.5	95	26.0	84	25.1	179	25.6
两周有 1 天	82	17.6	61	26.2	75	20.5	68	20.4	143	20.4
每周有 1 天	104	22.3	61	26.2	95	26.0	70	21.0	165	23.6

食物摄入情况	小学生		初中生		男生		女生		合计	
	数量/人	占比/(%)	数量/人	占比/(%)	数量/人	占比/(%)	数量/人	占比/(%)	数量/人	占比/(%)
每周有2~4天	122	26.1	51	21.9	82	22.4	91	27.2	173	24.7
每周5天及以上	30	6.4	10	4.3	19	5.2	21	6.3	40	5.7
豆类										
基本不摄入	99	21.2	27	11.6	72	19.7	54	16.2	126	18.0
两周有1天	107	22.9	52	22.3	80	21.9	79	23.7	159	22.7
每周有1天	111	23.8	43	18.5	77	21.0	77	23.1	154	22.0
每周有2~4天	117	25.1	77	33.0	97	26.5	97	29.0	194	27.7
每周5天及以上	33	7.1	34	14.6	40	10.9	27	8.1	67	9.6
新鲜蔬菜										
基本不摄入	27	5.8	4	1.7	15	4.1	16	4.8	31	4.4
每天1种	72	15.4	47	20.2	69	18.9	50	15.0	119	17.0
每天2种	149	31.9	95	40.8	125	34.2	119	35.6	244	34.9
每天3种以上	202	43.3	87	37.3	149	40.7	140	41.9	289	41.3
摄入以咸菜为主	17	3.6	0	0	8	2.2	9	2.7	17	2.4

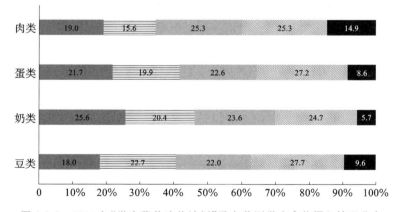

图2-3-9 2014年"学生营养改善计划"重点监测学生食物摄入情况分布

(2)就餐情况:2014年,96.0%的"学生营养改善计划"重点监测学生每天就餐达到3顿及以上,小学生(98.7%)高于初中生(90.5%),男生(95.4%)和女生(96.7%)基本相当(表2-3-10、图2-3-10)。

2014年,仅63.2%的"学生营养改善计划"重点监测学生能做到每天吃早餐,小学生(63.1%)和初中生(63.5%)基本一致,男生(59.1%)低于女生(67.8%)(表2-3-11、图2-3-11)。

表 2-3-10 2014 年"学生营养改善计划"重点监测学生每天就餐次数分布

每天就餐次数	小学生		初中生		男生		女生		合计	
	数量/人	占比/(%)	数量/人	占比/(%)	数量/人	占比/(%)	数量/人	占比/(%)	数量/人	占比/(%)
1	0	0	1	0.4	0	0	1	0.3	1	0.1
2	6	1.3	21	9.1	17	4.6	10	3.0	27	3.9
≥3	463	98.7	210	90.5	349	95.4	324	96.7	673	96.0

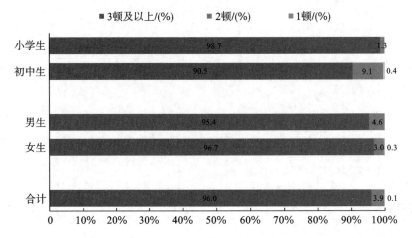

图 2-3-10 2014 年"学生营养改善计划"重点监测学生每天就餐次数分布

表 2-3-11 2014 年"学生营养改善计划"重点监测学生早餐就餐情况分布

早餐就餐情况	小学生		初中生		男生		女生		合计	
	数量/人	占比/(%)	数量/人	占比/(%)	数量/人	占比/(%)	数量/人	占比/(%)	数量/人	占比/(%)
基本不吃	8	1.7	5	2.1	9	2.5	4	1.2	13	1.9
每周 1～2 天	41	8.7	9	3.9	27	7.4	23	6.9	50	7.1
每周 3～4 天	47	10.0	22	9.4	39	10.6	30	9.0	69	9.8
每周 5～6 天	77	16.4	49	21.0	75	20.4	51	15.2	126	17.9
每天吃	296	63.1	148	63.5	217	59.1	227	67.8	444	63.2

5.体格及营养状况

(1)身高和体重:2014 年"学生营养改善计划"监测学生 6～17 岁男生平均身高为 118.6～162.2 cm,女生平均身高为 118.1～157.0 cm;6～17 岁男生平均体重为 22.5～50.6 kg,女生平均体重为 21.9～47.9 kg,多数年龄段男生平均身高、体重高于同年龄段女生(表 2-3-12、表 2-3-13)。

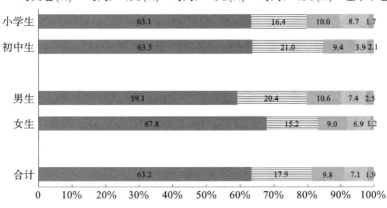

图 2-3-11 2014 年"学生营养改善计划"重点监测学生早餐就餐情况分布

除 6 岁男生外,监测地区男生各年龄段的平均身高均低于 2010 年全国学生体质与健康状况调研中农村男生相应年龄段的平均水平;除 6 岁、8 岁女生外,监测地区女生各年龄段的平均身高均低于 2010 年全国学生体质与健康状况调研中农村女生相应年龄段的平均水平(图 2-3-12、图 2-3-13)。除 6 岁、7 岁男生外,监测地区男生各年龄段的平均体重均低于 2010 年全国农村学生男生相应年龄段的平均水平;除 6 岁、7 岁、8 岁、9 岁、10 岁女生外,监测地区女生各年龄段的平均体重均低于 2010 年全国学生体质与健康状况调研中农村女生相应年龄段的平均水平(图 2-3-14、图 2-3-15)。

表 2-3-12 2014 年"学生营养改善计划"监测学生平均身高分布

年龄/岁	体检人数	男生		女生		合计	
		均值/cm	标准差	均值/cm	标准差	均值/cm	标准差
6	5803	118.6	6.6	118.1	6.2	118.4	6.4
7	6740	123.5	6.8	122.7	6.9	123.1	6.9
8	6760	128.5	7.0	128.2	7.1	128.3	7.1
9	6430	133.1	7.5	132.8	7.5	133.0	7.5
10	6402	138.3	7.8	138.8	8.0	138.5	7.9
11	5329	144.0	8.0	144.7	8.2	144.3	8.1
12	3754	148.8	8.9	149.4	8.0	149.1	8.5
13	3368	154.5	8.9	153.5	7.4	154.0	8.2
14	2578	158.7	8.8	155.7	6.7	157.3	8.1
15	1102	160.8	8.3	156.9	6.1	159.1	7.7
16～17	174	162.2	8.4	157.0	5.6	160.0	7.7

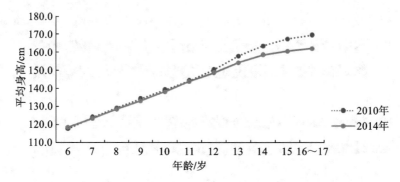

图 2-3-12　2014 年"学生营养改善计划"监测学生男生平均身高

（与 2010 年全国学生体质与健康状况调研中农村男生相应年龄段的平均身高比较）

表 2-3-13　2014 年"学生营养改善计划"监测学生平均体重分布

年龄/岁	体检人数	男生		女生		合计	
		均值/kg	标准差	均值/kg	标准差	均值/kg	标准差
6	5803	22.5	3.5	21.9	3.5	22.2	3.5
7	6740	24.7	4.2	23.8	4.0	24.2	4.1
8	6760	27.1	4.8	26.4	4.5	26.7	4.7
9	6430	30.0	5.8	29.1	5.5	29.5	5.7
10	6402	33.0	6.7	32.6	6.4	32.8	6.5
11	5329	36.6	7.2	36.7	6.9	36.6	7.1
12	3754	40.1	8.0	40.0	7.4	40.1	7.7
13	3368	44.4	8.2	44.0	7.2	44.2	7.8
14	2578	48.0	8.7	46.8	6.8	47.5	7.8
15	1102	50.3	8.3	47.7	6.7	49.1	7.8
16～17	174	50.6	8.5	47.9	6.9	49.4	7.9

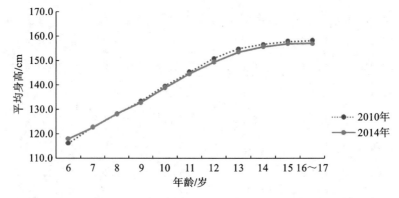

图 2-3-13　2014 年"学生营养改善计划"监测学生女生平均身高

（与 2010 年全国学生体质与健康状况调研中农村女生相应年龄段的平均身高比较）

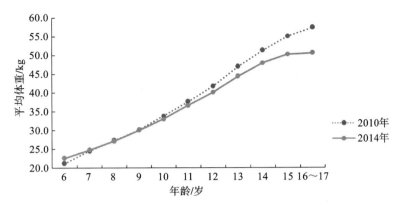

图 2-3-14 2014 年"学生营养改善计划"监测学生男生平均体重

（与 2010 年全国学生体质与健康状况调研中农村男生相应年龄段的平均体重比较）

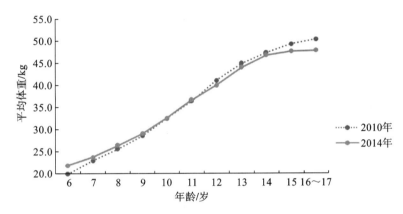

图 2-3-15 2014 年"学生营养改善计划"监测学生女生平均体重

（与 2010 年全国学生体质与健康状况调研中农村女生相应年龄段的平均体重比较）

(2)营养不良与超重/肥胖：2014 年，"学生营养改善计划"监测地区学生的生长迟缓率和消瘦率分别为 4.6% 和 10.2%；男生营养不良率（15.7%）高于女生（11.7%），初中生（14.1%）高于小学生（13.7%）；恩施市重点监测学生的营养不良率为 13.9%（表 2-3-14 至表 2-3-16、图 2-3-16、图 2-3-17）。

"学生营养改善计划"监测学生同时还存在超重/肥胖现象，其中超重率和肥胖率分别为 10.6% 和 5.3%；男生超重/肥胖率（18.2%）高于女生（13.5%），小学生（17.4%）高于初中生（10.3%）；恩施市重点监测学生的超重/肥胖率为 11.2%（表 2-3-15 至表 2-3-17、图 2-3-16、图 2-3-17）。

2014 年度，"学生营养改善计划"监测地区学生营养状况有一定差别，黄冈市、襄阳市和十堰市的营养不良率均高于 13.0%，分别为 18.4%、13.8% 和 13.5%。另外，十堰市、孝感市和宜昌市超重/肥胖率分别达到 19.8%、17.5% 和 16.1%（表 2-3-15、图 2-3-16）。

表 2-3-14 2014年"学生营养改善计划"监测学生营养不良的情况分布

年龄/岁	男生 生长迟缓 例数	男生 生长迟缓 占比/(%)	男生 消瘦 轻度消瘦 例数	男生 消瘦 轻度消瘦 占比/(%)	男生 消瘦 中重度消瘦 例数	男生 消瘦 中重度消瘦 占比/(%)	女生 生长迟缓 例数	女生 生长迟缓 占比/(%)	女生 消瘦 轻度消瘦 例数	女生 消瘦 轻度消瘦 占比/(%)	女生 消瘦 中重度消瘦 例数	女生 消瘦 中重度消瘦 占比/(%)	合计 生长迟缓 例数	合计 生长迟缓 占比/(%)	合计 消瘦 轻度消瘦 例数	合计 消瘦 轻度消瘦 占比/(%)	合计 消瘦 中重度消瘦 例数	合计 消瘦 中重度消瘦 占比/(%)
6	163	5.6	90	3.1	181	6.2	103	3.8	64	2.4	156	5.8	266	4.8	154	2.8	337	6.0
7	165	4.9	156	4.6	275	8.2	135	4.4	117	3.8	182	5.9	300	4.6	273	4.2	457	7.1
8	142	4.3	122	3.7	218	6.6	101	3.2	134	4.3	141	4.5	243	3.8	256	4.0	359	5.6
9	203	6.6	100	3.2	185	6.0	164	5.4	163	5.3	127	4.2	367	6.0	263	4.3	312	5.1
10	191	5.9	178	5.5	197	6.1	110	3.8	133	4.6	111	3.8	301	4.9	311	5.1	308	5.0
11	96	3.5	173	6.3	173	6.3	67	2.7	81	3.3	89	3.6	163	3.1	254	4.9	262	5.0
12	78	3.9	180	9.1	105	5.3	57	3.3	69	4.0	68	4.0	135	3.7	249	6.7	173	4.7
13	53	3.0	159	9.0	95	5.4	76	4.9	68	4.4	55	3.5	129	3.9	227	6.8	150	4.5
14	54	4.0	112	8.2	62	4.5	50	4.2	33	2.8	52	4.4	104	4.1	145	5.7	114	4.5
15	80	13.1	39	6.4	36	5.9	18	3.8	22	4.6	36	7.5	98	9.0	61	5.6	72	6.6
16～17	23	24.2	7	7.4	3	3.2	5	6.7	2	2.7	6	8.0	28	16.5	9	5.3	9	5.3
合计	1248	5.1	1316	5.4	1530	6.3	886	4.0	886	4.0	1023	4.6	2134	4.6	2202	4.7	2553	5.5

表 2-3-15 2014 年"学生营养改善计划"监测学生营养状况分布

项目		体检人数	营养不良		正常		超重/肥胖	
			例数	占比/（%）	例数	占比/（%）	例数	占比/（%）
性别	男	24453	3849	15.7	16360	66.9	4446	18.2
	女	22354	2612	11.7	16850	75.4	3019	13.5
类型	小学	37407	5140	13.7	26038	69.6	6495	17.4
	初中	9400	1321	14.1	7157	76.1	970	10.3
地区	宜昌市	3212	283	8.8	2414	75.2	518	16.1
	孝感市	6954	814	11.7	4969	71.5	1220	17.5
	恩施州	9236	1187	12.9	7011	75.9	1072	11.6
	十堰市	16897	2278	13.5	11423	67.6	3343	19.8
	襄阳市	813	112	13.8	647	79.6	54	6.6
	黄冈市	9695	1787	18.4	6746	69.6	1272	13.1
合计		46807	6461	13.8	33210	71.0	7465	15.9

表 2-3-16 2014 年"学生营养改善计划"恩施市重点监测学生营养状况分布

项目		体检人数	营养不良		正常		超重/肥胖	
			例数	占比/（%）	例数	占比/（%）	例数	占比/（%）
性别	男	519	75	14.5	382	73.6	62	11.9
	女	474	63	13.3	364	76.8	49	10.3
类型	小学	683	86	12.6	510	74.7	89	13.0
	初中	310	52	16.8	236	76.1	22	7.1
合计		993	138	13.9	746	75.1	111	11.2

表 2-3-17 2014 年"学生营养改善计划"监测学生超重/肥胖的情况分布

年龄/岁	男生				女生				合计			
	超重		肥胖		超重		肥胖		超重		肥胖	
	例数	占比/（%）	例数	占比/（%）	例数	占比/（%）	例数	占比/（%）	例数	占比/（%）	例数	占比/（%）
6	503	17.3	306	10.5	365	13.6	164	6.1	868	15.5	470	8.4
7	447	13.3	335	9.9	378	12.2	258	8.3	825	12.8	593	9.2
8	411	12.5	242	7.3	313	10.0	189	6.0	724	11.3	431	6.7
9	362	11.7	201	6.5	264	8.6	187	6.1	626	10.2	388	6.3

年龄/岁	男生				女生				合计			
	超重		肥胖		超重		肥胖		超重		肥胖	
	例数	占比/(%)	例数	占比/(%)	例数	占比/(%)	例数	占比/(%)	例数	占比/(%)	例数	占比/(%)
10	382	11.8	154	4.8	195	6.7	128	4.4	577	9.4	282	4.6
11	310	11.3	100	3.7	138	5.6	69	2.8	448	8.6	169	3.3
12	236	11.9	47	2.4	98	5.7	35	2.0	334	9.0	82	2.2
13	169	9.6	32	1.8	100	6.4	15	1.0	269	8.1	47	1.4
14	123	9.0	13	1.0	77	6.5	10	0.8	200	7.9	23	0.9
15	61	10.0	5	0.8	31	6.5	2	0.4	92	8.4	7	0.6
16~17	6	6.3	1	1.1	3	4.0	0	0	9	5.3	1	0.6
合计	3010	12.3	1436	5.9	1962	8.8	1057	4.7	4972	10.6	2493	5.3

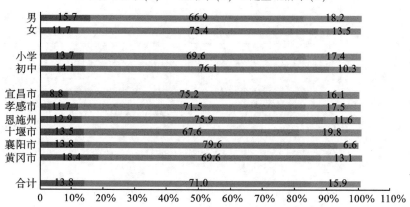

图 2-3-16 2014 年"学生营养改善计划"监测学生营养状况分布

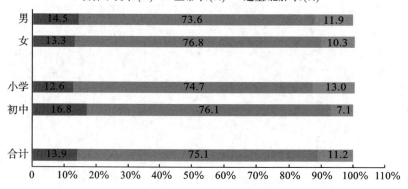

图 2-3-17 2014 年"学生营养改善计划"恩施市重点监测学生营养状况分布

(3)贫血:2014 年,"学生营养改善计划"恩施市重点监测学生血红蛋白平均水平为 136.0 g/L,其中男生为 135.9 g/L,女生为 136.2 g/L,小学生为 135.2 g/L,初中生为 138.3 g/L(表 2-3-18)。

2014 年,"学生营养改善计划"恩施市重点监测学生贫血率为 7.6%,女生(7.9%)高于男生(7.4%),初中生(9.1%)高于小学生(7.2%)(表 2-3-19)。

表 2-3-18　2014 年"学生营养改善计划"恩施市重点监测学生血红蛋白平均水平

类型	检测人数	男生		女生		合计	
		均值/(g/L)	标准差	均值/(g/L)	标准差	均值/(g/L)	标准差
小学生	836	133.8	27.0	136.6	21.3	135.2	24.4
初中生	276	141.1	29.2	134.8	28.4	138.3	29.0
合计	1112	135.9	27.8	136.2	23.3	136.0	25.7

表 2-3-19　2014 年"学生营养改善计划"恩施市重点监测学生贫血情况

类型	检测人数	男生		女生		合计	
		检出人数	检出率/(%)	检出人数	检出率/(%)	检出人数	检出率/(%)
小学生	836	35	8.3	25	6.1	60	7.2
初中生	276	7	4.8	18	14.0	25	9.1
合计	1112	42	7.4	43	7.9	85	7.6

(4)维生素 A 缺乏情况:2014 年,"学生营养改善计划"重点监测学生血清维生素 A 平均浓度为 329.5 μg/L,男生为 324.2 μg/L,女生为 334.9 μg/L,小学生为 314.4 μg/L,初中生为 356.5 μg/L;恩施市重点监测学生血清维生素 A 平均浓度为 336.4 μg/L,长阳土家族自治县为 322.0 μg/L(表 2-3-20 至表 2-3-22)。

2014 年,"学生营养改善计划"重点监测学生维生素 A 缺乏率为 1.9%,男生(2.2%)高于女生(1.7%),小学生(2.2%)高于初中生(1.6%),长阳土家族自治县(2.6%)高于恩施市(1.3%)(表 2-3-23 至表 2-3-25);维生素 A 亚临床缺乏率为 34.6%,男生(35.9%)高于女生(33.2%),小学生(41.6%)高于初中生(22.1%),长阳土家族自治县(37.8%)高于恩施市(31.6%)(表 2-3-26 至表 2-3-28)。

表 2-3-20　2014 年"学生营养改善计划"重点监测学生血清维生素 A 平均浓度

类型	检测人数	男生		女生		合计	
		均值/(μg/L)	标准差	均值/(μg/L)	标准差	均值/(μg/L)	标准差
小学生	462	311.8	65.8	317.0	65.5	314.4	65.7
初中生	258	345.0	81.3	369.2	78.7	356.5	80.9
合计	720	324.2	73.7	334.9	74.5	329.5	74.2

表 2-3-21　2014 年"学生营养改善计划"恩施市重点监测学生血清维生素 A 平均浓度

类型	检测人数	男生		女生		合计	
		均值/(μg/L)	标准差	均值/(μg/L)	标准差	均值/(μg/L)	标准差
小学生	235	314.5	65.6	314.0	59.9	314.3	62.6
初中生	138	360.6	86.3	389.7	77.0	374.1	83.1
合计	373	332.5	77.5	340.5	75.4	336.4	76.5

表 2-3-22　2014 年"学生营养改善计划"长阳土家族自治县重点监测学生血清维生素 A 平均浓度

类型	检测人数	男生		女生		合计	
		均值/(μg/L)	标准差	均值/(μg/L)	标准差	均值/(μg/L)	标准差
小学生	227	309.1	66.3	320.0	71.1	314.6	68.8
初中生	120	326.5	71.2	346.5	74.9	336.2	73.4
合计	347	315.2	68.4	329.0	73.2	322.0	71.1

表 2-3-23　2014 年"学生营养改善计划"重点监测学生维生素 A 缺乏情况

类型	检测人数	男生		女生		合计	
		检出人数	检出率/（%）	检出人数	检出率/（%）	检出人数	检出率/（%）
小学生	462	6	2.6	4	1.7	10	2.2
初中生	258	2	1.5	2	1.6	4	1.6
合计	720	8	2.2	6	1.7	14	1.9

表 2-3-24　2014 年"学生营养改善计划"恩施市重点监测学生维生素 A 缺乏情况

类型	检测人数	男生		女生		合计	
		检出人数	检出率/（%）	检出人数	检出率/（%）	检出人数	检出率/（%）
小学生	235	1	0.9	2	1.7	3	1.3
初中生	138	2	2.7	0	0	2	1.4
合计	373	3	1.6	2	1.1	5	1.3

表 2-3-25　2014 年长阳土家族自治县"学生营养改善计划"重点监测学生维生素 A 缺乏情况

类型	检测人数	男生		女生		合计	
		检出人数	检出率/（%）	检出人数	检出率/（%）	检出人数	检出率/（%）
小学生	227	5	4.4	2	1.8	7	3.1
初中生	120	0	0	2	3.4	2	1.7
合计	347	5	2.9	4	2.3	9	2.6

表 2-3-26　2014 年"学生营养改善计划"重点监测学生维生素 A 亚临床缺乏情况

类型	检测人数	男生		女生		合计	
		检出人数	检出率/(%)	检出人数	检出率/(%)	检出人数	检出率/(%)
小学生	462	95	41.5	97	41.6	192	41.6
初中生	258	36	26.5	21	17.2	57	22.1
合计	720	131	35.9	118	33.2	249	34.6

表 2-3-27　2014 年"学生营养改善计划"恩施市重点监测学生维生素 A 亚临床缺乏情况

类型	检测人数	男生		女生		合计	
		检出人数	检出率/(%)	检出人数	检出率/(%)	检出人数	检出率/(%)
小学生	235	47	40.5	50	42.0	97	41.3
初中生	138	13	17.6	8	12.5	21	15.2
合计	373	60	31.6	58	31.7	118	31.6

表 2-3-28　2014 年"学生营养改善计划"长阳土家族自治县重点监测学生维生素 A 亚临床缺乏情况

类型	检测人数	男生		女生		合计	
		检出人数	检出率/(%)	检出人数	检出率/(%)	检出人数	检出率/(%)
小学生	227	48	42.5	47	41.2	95	41.9
初中生	120	23	37.1	13	22.4	36	30.0
合计	347	71	40.6	60	34.9	131	37.8

(5)维生素 D 缺乏情况:2014 年,"学生营养改善计划"重点监测学生血清 25-OH-D$_3$ 平均浓度为 20.3 ng/mL,男生为 21.4 ng/mL,女生为 19.3 ng/mL,小学生为 20.3 ng/mL,初中生为 20.4 ng/mL,恩施市为 21.7 ng/mL,长阳土家族自治县为 18.8 ng/mL(表 2-3-29 至表 2-3-31)。

2014 年,"学生营养改善计划"重点监测学生维生素 D 缺乏率为 1.5%,女生(2.5%)高于男生(0.5%),初中生(2.3%)高于小学生(1.1%),长阳土家族自治县(2.9%)高于恩施市(0.3%)(表 2-3-32 至表 2-3-34);维生素 D 亚临床缺乏率为 49.6%,女生(57.5%)高于男生(41.9%),小学生(50.4%)高于初中生(48.1%),长阳土家族自治县(59.1%)高于恩施市(40.8%)(表 2-3-35 至表 2-3-37)。

表 2-3-29　2014 年"学生营养改善计划"重点监测学生血清 25-OH-D$_3$ 平均浓度

类型	检测人数	男生		女生		合计	
		均值/(ng/mL)	标准差	均值/(ng/mL)	标准差	均值/(ng/mL)	标准差
小学生	462	21.0	5.0	19.6	5.6	20.3	5.4
初中生	258	21.9	6.5	18.7	5.3	20.4	6.2
合计	720	21.4	5.6	19.3	5.5	20.3	5.7

表 2-3-30　2014 年"学生营养改善计划"恩施市重点监测学生血清 25-OH-D$_3$ 平均浓度

类型	检测人数	男生		女生		合计	
		均值/(ng/mL)	标准差	均值/(ng/mL)	标准差	均值/(ng/mL)	标准差
小学生	235	21.1	5.0	20.6	5.5	20.8	5.3
初中生	138	24.5	6.7	21.7	4.5	23.2	5.9
合计	373	22.4	6.0	21.0	5.2	21.7	5.6

表 2-3-31　2014 年"学生营养改善计划"长阳土家族自治县重点监测学生血清 25-OH-D$_3$ 平均浓度

类型	检测人数	男生		女生		合计	
		均值/(ng/mL)	标准差	均值/(ng/mL)	标准差	均值/(ng/mL)	标准差
小学生	227	21.0	5.1	18.5	5.5	19.8	5.4
初中生	120	18.9	4.7	15.3	3.8	17.1	4.6
合计	347	20.2	5.0	17.4	5.2	18.8	5.3

表 2-3-32　2014 年"学生营养改善计划"重点监测学生维生素 D 缺乏情况

类型	检测人数	男生		女生		合计	
		检出人数	检出率/(%)	检出人数	检出率/(%)	检出人数	检出率/(%)
小学生	462	1	0.4	4	1.7	5	1.1
初中生	258	1	0.7	5	4.1	6	2.3
合计	720	2	0.5	9	2.5	11	1.5

表 2-3-33　2014 年"学生营养改善计划"恩施市重点监测学生维生素 D 缺乏情况

类型	检测人数	男生		女生		合计	
		检出人数	检出率/(%)	检出人数	检出率/(%)	检出人数	检出率/(%)
小学生	235	0	0	1	0.8	1	0.4
初中生	138	0	0	0	0	0	0
合计	373	0	0	1	0.5	1	0.3

表 2-3-34　2014 年"学生营养改善计划"长阳土家族自治县重点监测学生维生素 D 缺乏情况

类型	检测人数	男生		女生		合计	
		检出人数	检出率/(%)	检出人数	检出率/(%)	检出人数	检出率/(%)
小学生	227	1	0.9	3	2.6	4	1.8
初中生	120	1	1.6	5	8.6	6	5.0
合计	347	2	1.1	8	4.7	10	2.9

表 2-3-35 2014 年"学生营养改善计划"重点监测学生维生素 D 亚临床缺乏情况

类型	检测人数	男生		女生		合计	
		检出人数	检出率/(%)	检出人数	检出率/(%)	检出人数	检出率/(%)
小学生	462	99	43.2	134	57.5	233	50.4
初中生	258	54	39.7	70	57.4	124	48.1
合计	720	153	41.9	204	57.5	357	49.6

表 2-3-36 2014 年"学生营养改善计划"恩施市重点监测学生维生素 D 亚临床缺乏情况

类型	检测人数	男生		女生		合计	
		检出人数	检出率/(%)	检出人数	检出率/(%)	检出人数	检出率/(%)
小学生	235	50	43.1	58	48.7	108	46.0
初中生	138	21	28.4	23	35.9	44	31.9
合计	373	71	37.4	81	44.3	152	40.8

表 2-3-37 2014 年"学生营养改善计划"长阳土家族自治县重点监测学生维生素 D 亚临床缺乏情况

类型	检测人数	男生		女生		合计	
		检出人数	检出率/(%)	检出人数	检出率/(%)	检出人数	检出率/(%)
小学生	227	49	43.4	76	66.7	125	55.1
初中生	120	33	53.2	47	81.0	80	66.7
合计	347	82	46.9	123	71.5	205	59.1

6.学生缺勤情况

2014 年,"学生营养改善计划"监测学校的学生病假缺勤率为 11.1 人日/万人日,其中初中学校病假缺勤率最高(17.9 人日/万人日),学校所在地为县城的学生病假缺勤率高于学校所在地为乡镇和村庄的学生病假缺勤率,食堂供餐和企业供餐的学生病假缺勤率高于混合供餐的学生病假缺勤率(表 2-3-38)。所监测的 8 个月中,5 月的学生病假缺勤率(13.7 人日/万人日)高于其他月份。学生 5 月因呼吸系统疾病导致的病假缺勤率(7.6 人日/万人日)高于其他月份。监测地区中,恩施州的学生病假缺勤率最高,为 22.8 人日/万人日(表 2-3-39)。

表 2-3-38 2014 年"学生营养改善计划"监测不同学校学生的缺勤率比较

组别		学校数/所	事假缺勤率/(人日/万人日)	病假缺勤率/(人日/万人日)				合计(人日/万人日)
				消化系统疾病	呼吸系统疾病	其他疾病	小计	
类型	小学	240	4.0	1.3	4.0	3.8	9.1	13.1
	初中	71	45.1	1.6	9.8	6.5	17.9	63.0
	九年一贯制	32	5.1	0.8	2.0	2.6	5.4	10.5

组别		学校数/所	事假缺勤率/(人日/万人日)	病假缺勤率/(人日/万人日)				合计(人日/万人日)
				消化系统疾病	呼吸系统疾病	其他疾病	小计	
所在地	村庄	131	4.7	1.3	3.4	4.5	9.2	13.9
	乡镇	208	17.5	1.3	5.6	4.5	11.4	28.9
	县城	4	0.4	0.2	11.2	0.4	11.8	12.2
供餐模式	食堂供餐	40	35.9	4.5	12.1	7.2	23.8	59.7
	企业供餐	7	4.3	3.0	10.8	8.5	22.3	26.6
	混合供餐	7	1.7	0.3	0.2	0.1	0.6	2.3
地区	十堰市	149	12.6	0.8	2.0	3.4	6.2	18.8
	宜昌市	21	33.4	0.7	3.0	14.3	18.0	51.4
	襄阳市	17	5.2	0.7	0.6	3.5	4.8	10.0
	孝感市	33	2.8	0.7	1.4	0.8	2.9	5.7
	黄冈市	57	3.7	0.8	1.8	1.5	4.1	7.8
	恩施州	66	25.3	2.7	14.2	5.9	22.8	48.1
合计		343	15.2	1.3	5.4	4.4	11.1	26.3

注:"供餐模式"项数据存在缺失。

表 2-3-39　2014 年"学生营养改善计划"监测不同月份学生的缺勤率比较

组别		学校数/所	事假缺勤率/(人日/万人日)	病假缺勤率/(人日/万人日)				合计(人日/万人日)
				消化系统疾病	呼吸系统疾病	其他疾病	小计	
月份	3 月	257	8.5	2.0	6.4	5.2	13.6	22.1
	4 月	246	12.7	1.4	5.8	4.2	11.4	24.1
	5 月	238	21.6	1.6	7.6	4.5	13.7	35.3
	6 月	235	42.9	1.1	7.2	4.0	12.3	55.2
	9 月	320	9.9	1.1	2.5	3.4	7.0	16.9
	10 月	312	7.2	1.1	4.0	3.8	8.9	16.1
	11 月	291	8.8	1.0	4.8	5.6	11.4	20.2
	12 月	252	16.8	1.3	6.2	5.0	12.5	29.3

第四节　2015 年度监测结果

1.基本情况

(1)监测范围:2015 年"学生营养改善计划"监测范围覆盖 26 个地区共计 675 所学校,其中重点监测范围覆盖 2 个地区(恩施市、长阳土家族自治县)共计 11 所学校(7 所小学、4 所初中),共收集到监测地区问卷 26 份,监测学校问卷 535 份。监测学校中以小学占比最高,达 73.5%;九年一贯制学校占比最低,为 6.9%;初中占比为 19.6%。监测学校主要集中在乡镇地区,占比达 58.1%;其次是村庄,占比达 40.7%;县城仅占 1.1%。

2015 年"学生营养改善计划"收集到 6~17 岁学生体检数据 90140 份,其中包括重点监测学生体检数据 2240 份;收集到重点监测学生调查问卷数据 691 份,血红蛋白数据 2099 份,维生素 A 数据 719 份,维生素 D 数据 719 份。

(2)营养改善主要形式:26 个监测地区中,参加"学生营养改善计划"的学校共计 2960 所,占监测地区中小学总数的 80.5%;享受"学生营养改善计划"的学生有 787391 人,寄宿制学生有 361648 人,享受"家庭经济困难寄宿生补助生活费"(简称"一补")的学生有 159633 人,分别占监测地区中小学生总数的 84.3%、38.7%和 17.1%。

除"学生营养改善计划"和"一补"经费外,监测地区中有 9 个监测地区受社会组织或企业资助开展了其他形式的学生营养改善工作,方式为举办营养与健康培训讲座(34.9%)、改善学校食堂设施(30.4%)及资助学校种植蔬菜水果或饲养牲畜(21.7%)等。

26 个监测地区中,有 15 个监测地区为"学生营养改善计划"提供了地方经费,经费主要用于食堂工作人员工资的发放及煤、水、电等费用,其次是食堂建设和营养及食品安全宣教培训。有 3 个监测地区有用于"学生营养改善计划"的地方性膳食营养补助,补助金额分别是利川市每天 4 元/人、英山县每天 4 元/人、鹤峰县每天 0.5 元/人。

参加"学生营养改善计划"的学校中,采取学校食堂供餐和企业供餐的学校分别有 1702 所和 1259 所,占比分别为 57.5%、42.5%。

参加"学生营养改善计划"的学校中,4 元经费主要用于提供一顿完整正餐、提供主食或副食以及其他方式,分别有 1024 所、689 所和 244 所学校,占比分别为 34.6%、23.3%、8.2%(图 2-4-1)。

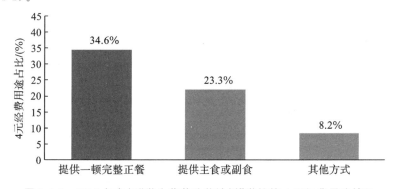

图 2-4-1 2015 年参加"学生营养改善计划"学校的 4 元经费用途情况

2015 年,监测地区在执行"学生营养改善计划"时面临的主要困难分别有食品安全问题(73.1%)、资金不足(53.8%)、监测评估力量薄弱(42.3%)、食谱设计和食物搭配困难(38.5%)、食堂设施设备不够(30.8%)等(图 2-4-2)。

2.学校供餐

(1)供餐模式:2015 年,61.1%的"学生营养改善计划"监测学校采用食堂供餐,28.8%采用企业供餐,10.1%采用混合供餐;监测学校中小学食堂供餐占比(57.4%)低于初中(73.8%),而企业供餐(34.0%)高于初中(14.6%);黄冈市、恩施州、十堰市、襄阳市监测学校采用食堂供餐的占比分别为 52.1%、76.7%、68.1%、94.1%,孝感市则以企业供餐为主(59.5%)(表 2-4-1、图 2-4-3)。

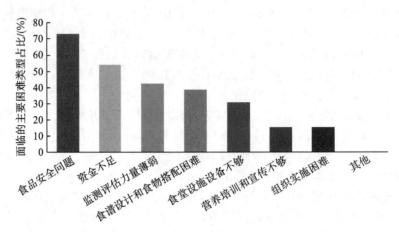

图 2-4-2　2015 年参加"学生营养改善计划"学校面临的主要困难类型

表 2-4-1　2015 年"学生营养改善计划"监测学校供餐模式分布

供餐模式	监测学校		监测学校的学生	
	数量/所	占比/（%）	数量/人	占比/（%）
食堂供餐	321	61.1	175836	63.1
企业供餐	151	28.8	69736	25.0
混合供餐	53	10.1	33212	11.9

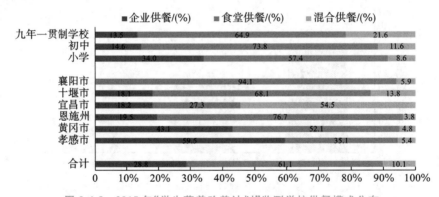

图 2-4-3　2015 年"学生营养改善计划"监测学校供餐模式分布

食堂供餐学校中,65.6％的学校食堂每天供应 3 顿正餐,其中初中占比最高（95.2％）,九年一贯制学校次之（94.6％）,小学最低（55.0％）;12.9％的学校每天不供应正餐,其中小学比例最高（17.0％）,初中次之（1.9％）,九年一贯制学校至少提供 1 顿正餐（表 2-4-2）。

食堂供餐学校中,学校食堂提供早、中、晚餐的占比分别为 85.5％、98.1％和 75.7％。不同类型的学校食堂提供三餐的占比存在差异,其中小学提供早、晚餐的占比均低于初中和九年一贯制学校（表 2-4-3）。

表 2-4-2　2015 年"学生营养改善计划"监测学校食堂每天供应餐次分布

每天供应餐次	小学		初中		九年一贯制学校		合计	
	数量/所	占比/(%)	数量/所	占比/(%)	数量/所	占比/(%)	数量/所	占比/(%)
0	67	17.0	2	1.9	0	0	69	12.9
1	71	18.1	0	0	1	2.7	72	13.5
2	39	9.9	3	2.9	1	2.7	43	8.0
3	216	55.0	100	95.2	35	94.6	351	65.6

表 2-4-3　2015 年"学生营养改善计划"监测学校食堂每天供应早、中、晚餐分布

供应早、中、晚餐	小学		初中		九年一贯制学校		合计	
	数量/所	占比/(%)	数量/所	占比/(%)	数量/所	占比/(%)	数量/所	占比/(%)
早餐	255	164.9	103	98.1	36	97.3	394	73.6
中餐	322	81.9	103	98.1	36	97.3	461	86.2
晚餐	200	50.9	100	95.2	36	97.3	356	66.5

(2)食堂建设:2015 年,87.5%的"学生营养改善计划"监测学校配备食堂,食堂有餐厅的占比为 95.5%,餐厅有桌椅的占比为 94.6%(表 2-4-4)。初中配备食堂的占比较高,达到 98.1%,几乎所有食堂都有餐厅和桌椅;而小学配备食堂的占比仅为 83.5%,餐厅和桌椅的配备占比均低于初中。"学生营养改善计划"监测学校中,仅 59.1%的食堂能容纳全部学生就餐。6 个监测市(州)中,孝感市监测学校配备食堂的占比最低(62.2%),其他监测市(州)配备食堂占比均达到 85%以上(图 2-4-4)。

表 2-4-4　2015 年"学生营养改善计划"监测学校食堂使用及餐厅设施配套情况

食堂使用及餐厅设施配套情况	监测学校	
	数量/所	占比/(%)
食堂使用情况		
不配备食堂	67	12.5
配备食堂	468	87.5
食堂有餐厅	447	95.5
餐厅是否有桌椅		
没有	31	6.9
只有桌子	1	0.2
只有椅子	2	0.4
有桌椅	413	92.4
食堂是否能容纳全部学生就餐		
能	316	59.1
不能	219	40.9

食堂使用及餐厅设施配套情况	监测学校	
	数量/所	占比/(%)
食堂工作人员		
≤5 人	263	56.0
6～10 人	151	32.1
≥11 人	56	11.9

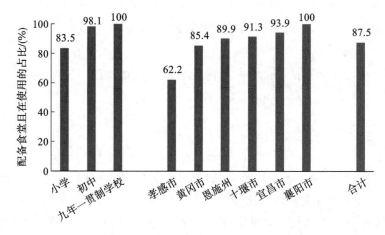

图 2-4-4　2015 年"学生营养改善计划"监测学校配备食堂且在使用占比情况

(3)供餐食谱:2015 年,"学生营养改善计划"监测地区,73.2%的学校由食堂工作人员自定食谱,21.2%采用教育局统一提供的食谱,由疾控中心协助制订食谱的占比为 2.9%,另有 2.7%的学校由其他部门(医院、高校)提供食谱,小学和初中食谱来源差别不大(表 2-4-5)。6 个市(州)监测学校均主要由食堂工作人员自定食谱(图 2-4-5)。

2015 年,仅有 17.8%的"学生营养改善计划"监测学校使用配餐软件设计食谱,九年一贯制学校使用率(13.9%)最低,小学(17.8%)低于初中(19.0%)。

表 2-4-5　2015 年"学生营养改善计划"监测学校食堂食谱制订来源分布

食谱来源	小学		初中		九年一贯制学校		合计	
	数量/所	占比/(%)	数量/所	占比/(%)	数量/所	占比/(%)	数量/所	占比/(%)
食堂工作人员自定	269	71.7	80	77.7	27	75.0	376	73.2
教育局统一提供	84	22.4	17	16.5	8	22.2	109	21.2
疾控中心协助	11	2.9	4	3.9	0	0	15	2.9
其他部门提供	11	2.9	2	1.9	1	2.8	14	2.7

3.健康教育

(1)健康教育课情况:2015 年,"学生营养改善计划"监测学校开设健康教育课并定期上课的占比为 87.1%,其中 82.3%能达到教育部要求的每两周 1 次课及以上的上课频率(表

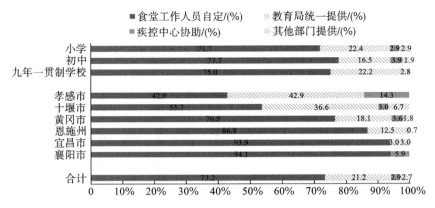

图 2-4-5 2015年"学生营养改善计划"监测学校食堂食谱制订来源分布

2-4-6、表 2-4-7、图 2-4-6)。6个市(州)中,恩施州、十堰市、宜昌市、襄阳市开设健康教育课并定期上课的监测学校占比分别为 92.1%、92.8%、100%、100%,黄冈市占比仅为 74.3%(图 2-4-7)。

2015年,"学生营养改善计划"监测学校健康教育课主要是班主任授课(64.5%),其次是其他任课老师(体育老师除外)授课(18.9%),仅有 5.4% 的监测学校由专职健康教育老师授课。监测学校中初中由专职健康教育老师和体育老师授课的占比均高于小学,由班主任授课的占比低于小学(表 2-4-8、图 2-4-8)。

表 2-4-6 2015年"学生营养改善计划"监测学校开设健康教育课情况分布

开设健康教育课情况	小学		初中		九年一贯制学校		合计	
	数量/所	占比/(%)	数量/所	占比/(%)	数量/所	占比/(%)	数量/所	占比/(%)
没开设	20	5.1	2	1.9	1	2.7	23	4.3
开设,但没上课	6	1.5	1	1.0	1	2.7	8	1.5
开设,但没定期上课	31	7.9	6	5.7	1	2.7	38	7.1
开设,并定期上课	336	85.5	96	91.4	34	91.9	466	87.1

表 2-4-7 2015年"学生营养改善计划"监测学校健康教育课上课频率分布

上课频率	小学		初中		九年一贯制学校		合计	
	数量/所	占比/(%)	数量/所	占比/(%)	数量/所	占比/(%)	数量/所	占比/(%)
基本没有	15	4.1	3	2.9	0	0	18	3.6
每月1次	45	12.3	22	21.6	4	11.4	71	14.1
每两周1次	89	24.3	17	16.7	6	17.1	112	22.2
每周1次	218	59.4	60	58.8	25	71.4	303	60.1

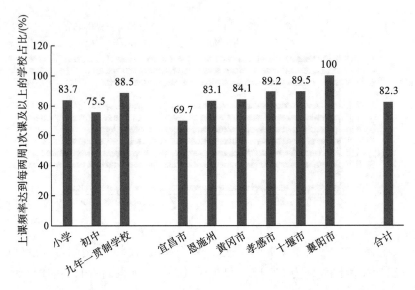

图 2-4-6　2015 年"学生营养改善计划"监测学校健康教育课上课频率达到每两周 1
次课及以上的学校占比

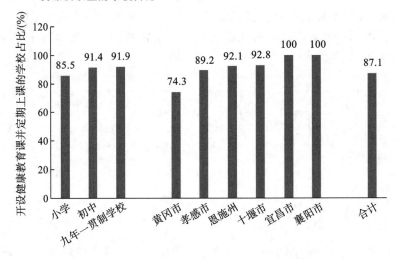

图 2-4-7　2015 年"学生营养改善计划"监测学校开设健康教育课情况并定期上课的学校占比

表 2-4-8　2015 年"学生营养改善计划"监测学校健康教育课授课老师来源分布

授课老师来源	小学		初中		九年一贯制学校		合计	
	数量/所	占比/(%)	数量/所	占比/(%)	数量/所	占比/(%)	数量/所	占比/(%)
专职健康教育老师	11	3.4	8	9.4	4	16.7	23	5.4
班主任	223	69.9	38	44.7	15	62.5	276	64.5
体育老师	29	9.1	16	18.8	3	12.5	48	11.2
其他任课老师（体育老师除外）	56	17.6	23	27.1	2	8.3	81	18.9

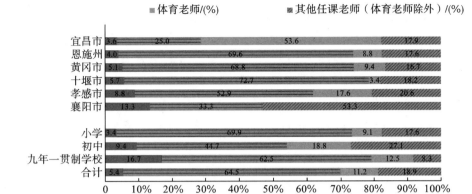

图 2-4-8　2015 年"学生营养改善计划"监测学校健康教育课授课老师来源分布

（2）营养知识水平：2015 年，"学生营养改善计划"恩施市重点监测学生营养知识平均得分为 3.1 分（总分 7 分），小学生（2.8）低于初中生（3.6 分）（表 2-4-9、图 2-4-9）。

表 2-4-9　2015 年"学生营养改善计划"恩施市重点监测学生营养知识得分情况

类型	男生		女生		合计	
	均值/分	标准差	均值/分	标准差	均值/分	标准差
小学生	2.8	1.6	2.8	1.5	2.8	1.6
初中生	3.3	1.6	3.9	1.5	3.6	1.6
合计	3.0	1.7	3.2	1.6	3.1	1.6

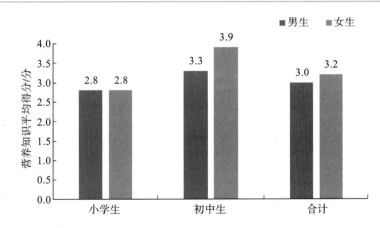

图 2-4-9　2015 年"学生营养改善计划"恩施市重点监测学生营养知识得分情况

4. 膳食摄入

（1）食物摄入情况：2015 年，"学生营养改善计划"重点监测学生每天摄入肉类（包括猪肉、牛肉、羊肉、鸡肉、鱼、虾等）的学生人数占比为 21.9％，小学生（22.2％）与初中生（21.2％）基本相当，男生（22.6％）高于女生（21.0％）；每天摄入蛋类的学生人数占比为 9.4％，小学生（9.2％）与初中生（9.7％）基本相当，男生（9.1％）与女生（9.7％）基本相当；每天摄入奶类的学生人数占比为 7.2％，小学生（8.1％）高于初中生（5.5％），男生（7.3％）与女生（7.2％）基本相当；每天摄入豆类的学生人数占比为 6.5％，小学生（7.7％）高于初中生

(4.2%),男生(7.3%)高于女生(5.6%);有97.1%的重点监测学生每天摄入新鲜蔬菜,其中每天摄入3种及以上新鲜蔬菜的学生人数占比为37.0%,小学生(43.1%)高于初中生(25.4%),男生(33.9%)低于女生(40.8%);重点监测学生每天摄入水果的学生人数占比为21.1%,小学生(24.4%)高于初中生(14.8%),男生(18.3%)低于女生(24.5%)(表2-4-10、图2-4-10)。

表2-4-10 2015年"学生营养改善计划"重点监测学生食物摄入情况分布

食物摄入情况	小学生		初中生		男生		女生		合计	
	数量/人	占比/(%)	数量/人	占比/(%)	数量/人	占比/(%)	数量/人	占比/(%)	数量/人	占比/(%)
肉类										
基本不摄入	45	9.9	14	5.9	31	8.3	28	8.8	59	8.5
每周1~3次	192	42.2	111	47.0	162	43.5	141	44.2	303	43.8
每周4~6次	117	25.7	61	25.8	95	25.5	83	26.0	178	25.8
每天1次及以上	101	22.2	50	21.2	84	22.6	67	21.0	151	21.9
蛋类										
基本不摄入	85	18.7	48	20.3	64	17.2	69	21.6	133	19.2
每周1~3个	273	60.0	120	50.8	205	55.1	188	58.9	393	56.9
每周4~6个	55	12.1	45	19.1	69	18.5	31	9.7	100	14.5
每天1个及以上	42	9.2	23	9.7	34	9.1	31	9.7	65	9.4
奶类										
基本不摄入	135	29.7	100	42.4	130	34.9	105	32.9	235	34.0
每周1~3包	225	49.5	96	40.7	169	45.4	152	47.6	321	46.5
每周4~6包	58	12.7	27	11.4	46	12.4	39	12.2	85	12.3
每天1包及以上	37	8.1	13	5.5	27	7.3	23	7.2	50	7.2
豆类										
基本不摄入	75	16.5	68	28.8	79	21.2	64	20.1	143	20.7
每周1~3次	280	61.5	141	59.7	214	57.5	207	64.9	421	60.9
每周4~6次	65	14.3	17	7.2	52	14.0	30	9.4	82	11.9
每天1次及以上	35	7.7	10	4.2	27	7.3	18	5.6	45	6.5
新鲜蔬菜										
基本不摄入	10	2.2	10	4.2	12	3.2	8	2.5	20	2.9
每天1种	59	13.0	42	17.8	54	14.5	47	14.7	101	14.6
每天2种	190	41.8	124	52.5	180	48.4	134	42.0	314	45.4
每天3种及以上	196	43.1	60	25.4	126	33.9	130	40.8	256	37.0
水果										
基本不摄入	34	7.5	23	9.7	33	8.9	24	7.5	57	8.2
每周1~3次	210	46.2	128	54.2	194	52.2	144	45.1	338	48.9

续表

食物摄入情况	小学生 数量/人	小学生 占比/(%)	初中生 数量/人	初中生 占比/(%)	男生 数量/人	男生 占比/(%)	女生 数量/人	女生 占比/(%)	合计 数量/人	合计 占比/(%)
每周4~6次	100	22.0	50	21.2	77	20.7	73	22.9	150	21.7
每天1次及以上	111	24.4	35	14.8	68	18.3	78	24.5	146	21.1

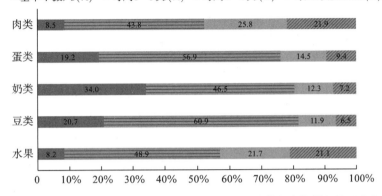

图2-4-10 2015年"学生营养改善计划"重点监测学生食物摄入情况分布

(2)零食及饮料：2015年，"学生营养改善计划"重点监测学生每天摄入2次及以上零食的学生人数占比为10.4%，小学生(11.2%)高于初中生(8.9%)，男生(9.9%)与女生(11.0%)基本相当(表2-4-11、图2-4-11)。

2015年，"学生营养改善计划"重点监测学生每天花3元及以上购买零食的学生人数占比为33.1%，小学生(21.8%)低于初中生(55.1%)，男生(35.2%)高于女生(30.7%)(表2-4-12、图2-4-12)。

2015年，"学生营养改善计划"重点监测学生每天摄入1次及以上饮料的学生人数占比为20.0%，小学生(22.6%)高于初中生(14.8%)，男生(20.4%)与女生(19.4%)基本相当。最常摄入的饮料前四位依次是真果粒等含乳饮料(42.8%)、橙汁等果蔬饮料(34.6%)、杏仁露等植物蛋白饮料(29.5%)和冰红茶等茶饮料(28.5%)(表2-4-13、图2-4-13)。

表2-4-11 2015年"学生营养改善计划"重点监测学生零食摄入情况分布

零食摄入情况	小学生 数量/人	小学生 占比/(%)	初中生 数量/人	初中生 占比/(%)	男生 数量/人	男生 占比/(%)	女生 数量/人	女生 占比/(%)	合计 数量/人	合计 占比/(%)
摄入零食次数										
每周不到3次	231	50.8	124	52.5	182	48.9	173	54.2	355	51.4
每周4~6次	98	21.5	66	28.0	99	26.6	65	20.4	164	23.7
每天1次	75	16.5	25	10.6	54	14.5	46	14.4	100	14.5
每天2次及以上	51	11.2	21	8.9	37	9.9	35	11.0	72	10.4

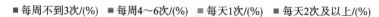

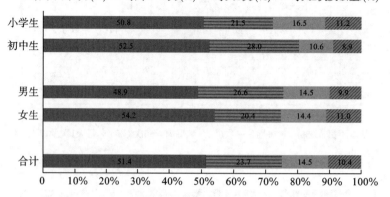

图 2-4-11　2015 年"学生营养改善计划"重点监测学生零食摄入情况分布

表 2-4-12　2015 年"学生营养改善计划"重点监测学生购买零食费用分布

购买零食费用	小学生		初中生		男生		女生		合计	
	数量/人	占比/(%)	数量/人	占比/(%)	数量/人	占比/(%)	数量/人	占比/(%)	数量/人	占比/(%)
不到 0.5 元	28	6.2	19	8.1	22	5.9	25	7.8	47	6.8
0.5 元到小于 1 元	38	8.4	6	2.5	28	7.5	16	5.0	44	6.4
1 元到小于 2 元	179	39.3	22	9.3	96	25.8	105	32.9	201	29.1
2 元到小于 3 元	111	24.4	59	25.0	95	25.5	75	23.5	170	24.6
3 元及以上	99	21.8	130	55.1	131	35.2	98	30.7	229	33.1

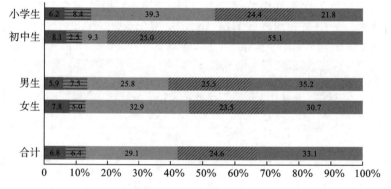

图 2-4-12　2015 年"学生营养改善计划"重点监测学生购买零食费用分布

表 2-4-13 2015 年"学生营养改善计划"重点监测学生饮料摄入情况分布

饮料摄入情况	小学生		初中生		男生		女生		合计	
	数量/人	占比/(%)	数量/人	占比/(%)	数量/人	占比/(%)	数量/人	占比/(%)	数量/人	占比/(%)
摄入饮料次数										
每周不到 3 次	290	63.7	150	63.6	226	60.8	214	67.1	440	63.7
每周 4~6 次	62	13.6	51	21.6	70	18.8	43	13.5	113	16.4
每天 1 次及以上	103	22.6	35	14.8	76	20.4	62	19.4	138	20.0
摄入饮料种类										
含乳饮料	169	37.1	127	53.8	144	38.7	152	47.6	296	42.8
果蔬饮料	138	30.3	101	42.8	131	35.2	108	33.9	239	34.6
植物蛋白饮料	135	29.7	69	29.2	96	25.8	108	33.9	204	29.5
茶饮料	100	22.0	97	41.1	124	33.3	73	22.9	197	28.5
固体饮料	97	21.3	87	36.9	93	25.0	91	28.5	184	26.6
碳酸饮料	87	19.1	93	39.4	127	34.1	53	16.6	180	26.0
简装彩色果味水	62	13.6	33	14.0	51	13.7	44	13.8	95	13.7
特殊功能饮料	41	9.0	46	19.5	62	16.7	25	7.8	87	12.6

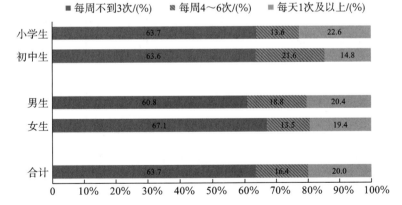

图 2-4-13 2015 年"学生营养改善计划"重点监测学生饮料摄入情况分布

（3）就餐情况：2015 年，94.2%的"学生营养改善计划"重点监测学生每天就餐次数达到 3 顿及以上，小学生（93.0%）低于初中生（96.6%），男生（93.5%）低于女生（95.0%）（表 2-4-14、图 2-4-14）。

2015 年，81.9%的"学生营养改善计划"重点监测学生能做到每天吃早餐，小学生

(84.2%)高于初中生(77.5%)，男生(79.6%)低于女生(84.6%)(表2-4-15、图2-4-15)。

　　《中国学龄儿童膳食指南(2016)》建议学龄儿童的早餐要做到营养均衡,达到包括谷薯类、蔬菜水果类、鱼禽肉蛋类、奶豆类及坚果4种食物中的3种及以上。2015年,"学生营养改善计划"重点监测学生早餐种类达到3种及以上的人数占比为26.6%,初中生(27.6%)高于小学生(26.1%),男生(28.8%)高于女生(24.1%)(表2-4-16、图2-4-16)。

表2-4-14　2015年"学生营养改善计划"重点监测学生每天就餐次数分布

每天就餐次数	小学生		初中生		男生		女生		合计	
	数量/人	占比/(%)	数量/人	占比/(%)	数量/人	占比/(%)	数量/人	占比/(%)	数量/人	占比/(%)
1	9	2.0	0	0	6	1.6	3	0.9	9	1.3
2	23	5.1	8	3.4	18	4.8	13	4.1	31	4.5
≥3	423	93.0	228	96.6	348	93.5	303	95.0	651	94.2

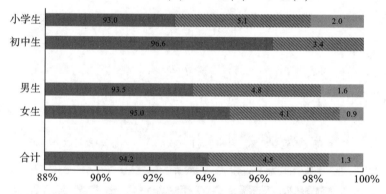

图2-4-14　2015年"学生营养改善计划"重点监测学生每天就餐次数分布

表2-4-15　2015年"学生营养改善计划"重点监测学生早餐就餐情况分布

早餐就餐情况	小学生		初中生		男生		女生		合计	
	数量/人	占比/(%)	数量/人	占比/(%)	数量/人	占比/(%)	数量/人	占比/(%)	数量/人	占比/(%)
基本不吃	8	1.8	2	0.8	7	1.9	3	0.9	10	1.4
每周1~2天吃	18	4.0	11	4.7	21	5.6	8	2.5	29	4.2
每周3~4天吃	18	4.0	16	6.8	21	5.6	13	4.1	34	4.9
每周5~6天吃	28	6.2	24	10.2	27	7.3	25	7.8	52	7.5
每天吃	383	84.2	183	77.5	296	79.6	270	84.6	566	81.9

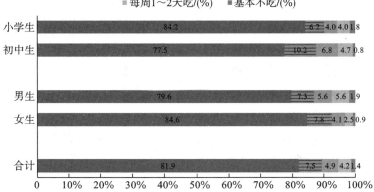

图 2-4-15　2015 年"学生营养改善计划"重点监测学生早餐就餐情况分布

表 2-4-16　2015 年"学生营养改善计划"重点监测学生早餐摄入食物种类分布

早餐摄入食物种类	小学生		初中生		男生		女生		合计	
	数量/人	占比/(%)	数量/人	占比/(%)	数量/人	占比/(%)	数量/人	占比/(%)	数量/人	占比/(%)
0 种	0	0	0	0	0	0	0	0	0	0
1 种	189	41.5	108	45.8	148	39.8	149	46.7	297	43.0
2 种	147	32.3	63	26.7	117	31.5	93	29.2	210	30.4
3 种	87	19.1	41	17.4	75	20.2	53	16.6	128	18.5
4 种	32	7.0	24	10.2	32	8.6	24	7.5	56	8.1

5. 体格及营养状况

(1)身高和体重:2015 年,"学生营养改善计划"监测地区 6～17 岁男生平均身高为119.3～162.6 cm,女生平均身高为 118.3～158.7 cm;男生平均体重为 22.6～50.8 kg,女生平均体重为 21.8～49.4 kg,多数年龄段男生平均身高、体重高于同年龄段女生(表 2-4-17、表2-4-18)。

除 6 岁、8 岁男生外,监测地区男生各年龄段的平均身高均低于 2010 年全国学生体质与健康状况调研中农村男生相应年龄段的平均水平;除 6 岁、7 岁、8 岁、9 岁、14 岁、16～17 岁女生外,监测地区女生各年龄段的平均身高均低于 2010 年全国学生体质与健康状况调研中农村女生相应年龄段的平均水平(图 2-4-17、图 2-4-18)。除 6 岁、7 岁、8 岁男生外,监测地区男生各年龄段的平均体重均低于 2010 年全国学生体质与健康状况调研中农村男生相应年

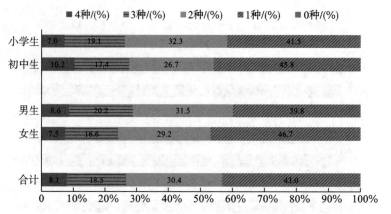

图 2-4-16 2015 年"学生营养改善计划"重点监测学生早餐摄入食物种类分布

龄段的平均水平;除 6 岁、7 岁、8 岁、9 岁、10 岁、11 岁、13 岁、14 岁女生外,监测地区女生各年龄段的平均体重均低于 2010 年全国学生体质与健康状况调研中农村女生相应年龄段的平均水平(图 2-4-19、图 2-4-20)。

表 2-4-17 2015 年"学生营养改善计划"监测学生的平均身高分布

年龄/岁	体检人数	男生身高		女生身高		合计	
		均值/cm	标准差	均值/cm	标准差	均值/cm	标准差
6	10277	119.3	6.0	118.3	5.9	118.8	5.9
7	12622	123.8	6.7	122.9	6.7	123.4	6.7
8	12596	129.4	6.8	128.7	6.9	129.0	6.8
9	12302	134.0	6.7	134.0	6.8	134.0	6.8
10	10863	139.0	7.1	139.5	7.4	139.2	7.2
11	10297	143.6	7.6	144.9	7.8	144.2	7.7
12	6278	149.8	8.7	150.1	7.8	149.9	8.3
13	4686	156.6	9.2	154.7	7.1	155.7	8.3
14	4059	161.4	8.0	156.9	6.3	159.3	7.6
15	1574	162.9	8.0	157.7	6.2	160.7	7.8
16~17	300	162.6	7.4	158.7	7.2	161.1	7.6

表 2-4-18　2015 年"学生营养改善计划"监测学生的平均体重分布

年龄/岁	体检人数	男生体重		女生体重		合计	
		均值/kg	标准差	均值/kg	标准差	均值/kg	标准差
6	10277	22.6	3.4	21.8	3.3	22.2	3.4
7	12622	24.5	3.9	23.7	3.7	24.1	3.8
8	12596	27.3	4.7	26.3	4.3	26.8	4.5
9	12302	29.9	5.2	29.2	5.1	29.6	5.2
10	10863	33.3	6.3	32.8	6.2	33.1	6.3
11	10297	36.6	7.3	36.5	6.9	36.5	7.1
12	6278	40.8	8.2	40.6	7.5	40.7	7.9
13	4686	45.6	8.9	45.1	7.7	45.4	8.4
14	4059	49.4	8.3	47.4	7.3	48.5	7.9
15	1574	50.7	7.9	48.6	7.0	49.8	7.6
16～17	300	50.8	7.7	49.4	7.2	50.2	7.5

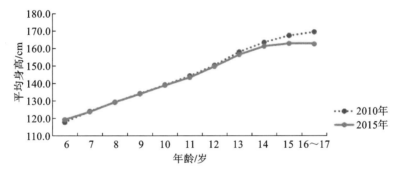

图 2-4-17　2015 年"学生营养改善计划"监测学生中男生平均身高
（与 2010 年全国学生体质与健康状况调研中农村男生相应年龄段的平均身高比较）

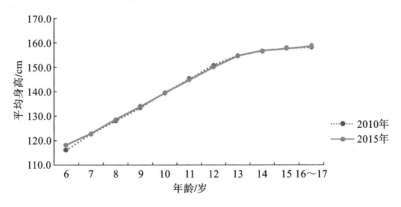

图 2-4-18　2015 年"学生营养改善计划"监测学生中女生平均身高
（与 2010 年全国学生体质与健康状况调研中农村女生相应年龄段的平均身高比较）

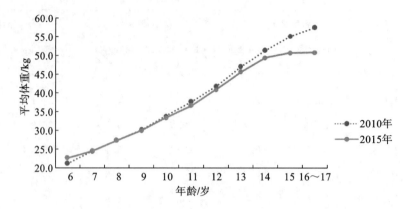

图 2-4-19　2015 年"学生营养改善计划"监测学生中男生平均体重
（与 2010 年全国学生体质与健康状况调研中农村男生相应年龄段的平均体重比较）

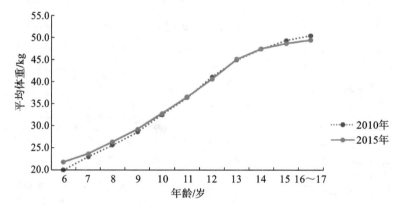

图 2-4-20　2015 年"学生营养改善计划"监测学生中女生平均体重
（与 2010 年全国学生体质与健康状况调研中农村女生相应年龄段的平均体重比较）

（2）营养不良与超重/肥胖：2015 年，"学生营养改善计划"监测地区学生的生长迟缓率和消瘦率分别为 3.2％和 10.5％；男生营养不良率（15.1％）高于女生（11.4％），小学生（13.4％）高于初中生（13.2％）；恩施市重点监测学生的营养不良率为 9.7％（表 2-4-19 至表 2-4-21、图 2-4-21、图 2-4-22）。

"学生营养改善计划"监测学生同时还存在超重/肥胖现象，其中超重率和肥胖率分别为 9.4％和 4.5％；男生超重/肥胖率（16.0％）高于女生（11.5％），小学生（14.7％）高于初中生（9.5％）；恩施市重点监测学生的超重/肥胖率为 9.8％（表 2-4-20 至表 2-4-22、图 2-4-21、图 2-4-22）。

2015 年，监测地区的学生营养状况有一定差别，但营养不良率均低于 15.0％。另外，宜昌市、孝感市、十堰市超重/肥胖率均超过 15％（表 2-4-20、图 2-4-21）。

表 2-4-19 2015年"学生营养改善计划"监测学生营养不良的情况分布

年龄/岁	男生 生长迟缓 例数	占比/(%)	男生 消瘦 轻度消瘦 例数	占比/(%)	中重度消瘦 例数	占比/(%)	女生 生长迟缓 例数	占比/(%)	女生 消瘦 轻度消瘦 例数	占比/(%)	中重度消瘦 例数	占比/(%)	合计 生长迟缓 例数	占比/(%)	合计 消瘦 轻度消瘦 例数	占比/(%)	中重度消瘦 例数	占比/(%)
6	151	2.8	160	3.0	324	6.1	133	2.7	123	2.5	226	4.6	284	2.8	283	2.8	550	5.4
7	270	4.1	348	5.3	513	7.8	224	3.7	236	3.9	295	4.9	494	3.9	581	4.6	808	6.4
8	212	3.2	303	4.6	430	6.5	161	2.7	330	5.5	295	4.9	373	3.0	633	5.0	725	5.8
9	243	3.8	256	4.0	419	6.5	114	1.9	303	5.1	279	4.7	357	2.9	559	4.5	698	5.7
10	209	3.8	298	5.3	310	5.6	98	1.9	257	4.9	192	3.6	307	2.8	555	5.1	502	4.6
11	162	3.0	380	7.0	310	5.7	147	3.0	220	4.5	179	3.7	309	3.0	600	5.8	489	4.7
12	122	3.6	309	9.2	173	5.1	96	3.3	112	3.9	112	3.9	218	3.5	421	6.7	285	4.5
13	63	2.5	240	9.5	126	5.0	72	3.3	78	3.6	98	4.5	135	2.9	318	6.8	224	4.8
14	42	2.0	218	10.2	99	4.6	49	2.6	83	4.3	98	5.1	91	2.2	301	7.4	197	4.9
15	77	8.6	87	9.8	64	7.2	18	2.6	30	4.4	44	6.4	95	6.0	117	7.4	108	6.9
16~17	35	19.3	22	12.2	17	9.4	8	6.7	10	8.4	6	5.0	43	14.3	32	10.7	23	7.7
合计	1586	3.5	2621	5.8	2785	6.2	1120	2.7	1782	4.4	1824	4.5	2706	3.2	4403	5.1	4609	5.4

表 2-4-20　2015 年"学生营养改善计划"监测学生营养状况的分布

项目		体检人数	营养不良		正常		超重/肥胖	
			例数	占比/（%）	例数	占比/（%）	例数	占比/（%）
性别	男	45037	6823	15.1	31405	69.7	7224	16.0
	女	40817	4633	11.4	31824	78.0	4688	11.5
类型	小学	71676	9589	13.4	52218	72.9	10568	14.7
	初中	14178	1867	13.2	11011	77.7	1344	9.5
地区	宜昌市	3972	435	11.0	2953	74.3	603	15.2
	孝感市	7997	1024	12.8	5720	71.5	1363	17.0
	襄阳市	3175	399	12.6	2375	74.8	414	13.0
	恩施州	22171	2883	13.0	16765	75.6	2655	12.0
	黄冈市	26333	3489	13.2	19532	74.2	3489	13.2
	十堰市	22206	3226	14.5	15884	71.5	3388	15.3
合计		85854	11456	13.3	63229	73.6	11912	13.9

表 2-4-21　2015 年"学生营养改善计划"重点监测学生营养状况的分布

项目		体检人数	营养不良		正常		超重/肥胖	
			例数	占比/（%）	例数	占比/（%）	例数	占比/（%）
性别	男	476	54	11.3	375	78.8	47	9.9
	女	412	32	7.8	341	82.8	40	9.7
类型	小学	652	67	10.3	523	80.2	62	9.5
	初中	236	19	8.1	193	81.8	25	10.6
地区	恩施市	888	86	9.7	716	80.6	87	9.8
合计		888	86	9.7	716	80.6	87	9.8

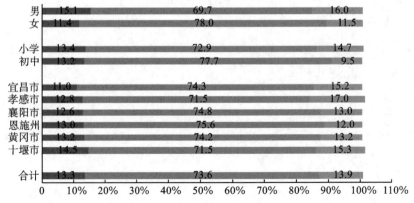

图 2-4-21　2015 年"学生营养改善计划"监测学生营养状况的分布

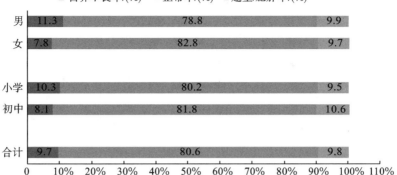

图 2-4-22　2015 年"农村营养改善计划"恩施市重点监测学生营养状况的分布

表 2-4-22　2015 年"学生营养改善计划"监测学生超重/肥胖的情况分布

年龄/岁	男生				女生				合计			
	超重		肥胖		超重		肥胖		超重		肥胖	
	例数	占比/(%)	例数	占比/(%)	例数	占比/(%)	例数	占比/(%)	例数	占比/(%)	例数	占比/(%)
6	721	13.5	546	10.3	586	11.8	284	5.7	1307	12.7	830	8.1
7	761	11.6	508	7.7	609	10.1	414	6.8	1370	10.9	922	7.3
8	749	11.3	360	5.4	434	7.2	301	5.0	1183	9.4	661	5.2
9	659	10.3	288	4.5	402	6.8	218	3.7	1061	8.6	506	4.1
10	647	11.6	233	4.2	318	6.0	174	3.3	965	8.9	407	3.7
11	622	11.5	192	3.5	255	5.2	110	2.3	877	8.5	302	2.9
12	394	11.7	80	2.4	160	5.5	47	1.6	554	8.8	127	2.0
13	216	8.5	37	1.5	135	6.3	35	1.6	351	7.5	72	1.5
14	146	6.8	17	0.8	128	6.7	28	1.5	274	6.8	45	1.1
15	40	4.5	2	0.2	37	5.4	8	1.2	77	4.9	10	0.6
16～17	5	2.8	1	0.6	5	4.2	0	0	10	3.3	1	0.3
合计	4960	11.0	2264	5.0	3069	7.5	1619	4.0	8029	9.4	3883	4.5

(3)贫血:2015 年,重点监测学生血红蛋白平均水平为 141.2 g/L,其中男生为 142.0 g/L,女生为 140.2 g/L,小学生为 139.6 g/L,初中生为 146.7 g/L;恩施市重点监测学生血红蛋白平均水平为 145.2 g/L,而长阳土家族自治县为 138.2 g/L(表 2-4-23 至表 2-4-25)。

　　2015年,重点监测学生贫血率为4.5%,男生(4.7%)高于女生(4.4%),初中生(4.8%)高于小学生(4.4%),长阳土家族自治县(6.8%)高于恩施市(1.5%)(表2-4-26至表2-4-28)。

表2-4-23　2015年"学生营养改善计划"重点监测学生血红蛋白水平

类型	检测人数	男生		女生		合计	
		均值/(g/L)	标准差	均值/(g/L)	标准差	均值/(g/L)	标准差
小学生	1618	139.8	10.9	139.3	10.7	139.6	10.8
初中生	475	149.6	14.4	143.3	11.6	146.7	13.6
合计	2093	142.0	12.5	140.2	11.0	141.2	11.9

表2-4-24　2015年"学生营养改善计划"恩施市重点监测学生血红蛋白水平

类型	检测人数	男生		女生		合计	
		均值/(g/L)	标准差	均值/(g/L)	标准差	均值/(g/L)	标准差
小学生	655	143.6	10.3	142.1	10.8	142.8	10.6
初中生	233	154.3	13.7	148.3	10.3	151.9	12.8
合计	888	146.7	12.4	143.5	11.0	145.2	11.9

表2-4-25　2015年"学生营养改善计划"长阳土家族自治县重点监测学生血红蛋白水平

类型	检测人数	男生		女生		合计	
		均值/(g/L)	标准差	均值/(g/L)	标准差	均值/(g/L)	标准差
小学生	963	137.3	10.6	137.4	10.3	137.3	10.5
初中生	242	144.0	13.3	139.4	11.0	141.7	12.4
合计	1205	138.6	11.5	137.8	10.5	138.2	11.0

表2-4-26　2015年"学生营养改善计划"重点监测学生贫血情况

类型	检测人数	男生		女生		合计	
		检出人数	检出率/(%)	检出人数	检出率/(%)	检出人数	检出率/(%)
小学生	1618	43	5.0	29	3.8	72	4.4
初中生	475	9	3.5	14	6.4	23	4.8
合计	2093	52	4.7	43	4.4	95	4.5

表 2-4-27　2015 年"学生营养改善计划"恩施市重点监测学生贫血情况

类型	检测人数	男生		女生		合计	
		检出人数	检出率/(%)	检出人数	检出率/(%)	检出人数	检出率/(%)
小学生	655	9	2.7	2	0.6	11	1.7
初中生	233	1	0.7	1	1.1	2	0.9
合计	888	10	2.1	3	0.7	13	1.5

表 2-4-28　2015 年"学生营养改善计划"长阳土家族自治县重点监测学生贫血情况

类型	检测人数	男生		女生		合计	
		检出人数	检出率/(%)	检出人数	检出率/(%)	检出人数	检出率/(%)
小学生	963	34	6.5	27	6.1	61	6.3
初中生	242	8	6.8	13	10.5	21	8.7
合计	1205	42	6.6	40	7.1	82	6.8

(4)维生素 A 缺乏情况:2015 年,"学生营养改善计划"重点监测学生血清维生素 A 平均浓度为 311.8 μg/L,男生为 307.0 μg/L,女生为 318.0 μg/L,小学生为 293.0 μg/L,初中生为 348.7 μg/L(表 2-4-29)。

2015 年,"学生营养改善计划"重点监测学生维生素 A 缺乏率为 3.8%,男生(4.6%)高于女生(2.6%),小学生(4.8%)高于初中生(1.7%);维生素 A 亚临床缺乏率为 37.3%,女生(37.5%)高于男生(37.1%),小学生(45.4%)高于初中生(21.4%)(表 2-4-30、表 2-4-31)。

表 2-4-29　2015 年"学生营养改善计划"重点监测学生血清维生素 A 平均浓度

类型	检测人数	男生		女生		合计	
		均值/(μg/L)	标准差	均值/(μg/L)	标准差	均值/(μg/L)	标准差
小学生	229	288.9	64.7	297.5	64.0	293.0	64.4
初中生	117	336.4	80.7	370.0	97.9	348.7	88.5
合计	346	307.0	74.7	318.0	81.7	311.8	77.9

表 2-4-30　2015 年"学生营养改善计划"重点监测学生维生素 A 缺乏情况

类型	检测人数	男生		女生		合计	
		检出人数	检出率/(%)	检出人数	检出率/(%)	检出人数	检出率/(%)
小学生	229	7	5.8	4	3.7	11	4.8
初中生	117	2	2.7	0	0	2	1.7
合计	346	9	4.6	4	2.6	13	3.8

表 2-4-31　2015 年"学生营养改善计划"重点监测学生维生素 A 亚临床缺乏情况

类型	检测人数	男生		女生		合计	
		检出人数	检出率/(%)	检出人数	检出率/(%)	检出人数	检出率/(%)
小学生	229	55	45.8	49	45.0	104	45.4
初中生	117	17	23.0	8	18.6	25	21.4
合计	346	72	37.1	57	37.5	129	37.3

(5)维生素 D 缺乏情况:2015 年,"学生营养改善计划"重点监测学生血清 25-OH-D$_3$ 平均浓度为 16.3 ng/mL,男生为 17.2 ng/mL,女生为 15.1 ng/mL,小学生为 16.6 ng/mL,初中生为 15.6 ng/mL(表 2-4-32)。

2015 年,"学生营养改善计划"重点监测学生维生素 D 缺乏率为 9.8%,女生(13.2%)高于男生(7.2%),初中生(10.3%)高于小学生(9.6%);维生素 D 亚临床缺乏率为 67.9%,女生(71.7%)高于男生(64.9%),初中生(70.9%)高于小学生(66.4%)(表 2-4-33、表 2-4-34)。

表 2-4-32　2015 年"学生营养改善计划"重点监测学生血清 25-OH-D$_3$ 平均浓度

类型	检测人数	男生		女生		合计	
		均值/(ng/mL)	标准差	均值/(ng/mL)	标准差	均值/(ng/mL)	标准差
小学生	229	17.6	5.0	15.5	4.8	16.6	5.0
初中生	117	16.6	5.2	13.9	3.8	15.6	4.9
合计	346	17.2	5.1	15.1	4.6	16.3	5.0

表 2-4-33　2015 年"学生营养改善计划"重点监测学生维生素 D 缺乏情况

类型	检测人数	男生		女生		合计	
		检出人数	检出率/(%)	检出人数	检出率/(%)	检出人数	检出率/(%)
小学生	229	7	5.8	15	13.8	22	9.6
初中生	117	7	9.5	5	11.6	12	10.3
合计	346	14	7.2	20	13.2	34	9.8

表 2-4-34　2015 年"学生营养改善计划"重点监测学生维生素 D 亚临床缺乏情况

类型	检测人数	男生		女生		合计	
		检出人数	检出率/(%)	检出人数	检出率/(%)	检出人数	检出率/(%)
小学生	229	78	65.0	74	67.9	152	66.4
初中生	117	48	64.9	35	81.4	83	70.9
合计	346	126	64.9	109	71.7	235	67.9

6.学生缺勤情况

2015年,"学生营养改善计划"监测学校的学生病假缺勤率为9.9人日/万人日,其中初中生病假缺勤率最高(13.6人日/万人日),学校所在地为县城的学生病假缺勤率高于学校所在地为村庄和乡镇的学生病假缺勤率,食堂供餐的学生病假缺勤率高于企业供餐和混合供餐的学生病假缺勤率(表2-4-35)。所监测的4个月中,12月的学生病假缺勤率(16.1人日/万人日)高于其他月份;学生12月呼吸系统疾病和其他疾病导致的病假缺勤率高于其他月份,分别为7.1人日/万人日和7.4人日/万人日(表2-4-36)。

表2-4-35 2015年"学生营养改善计划"监测不同学校学生的缺勤率比较

组别		学校数量/所	事假缺勤率/(人日/万人日)	病假缺勤率/(人日/万人日)				合计(人日/万人日)
				消化系统疾病	呼吸系统疾病	其他疾病	小计	
类型	小学	253	4.3	1.3	4.1	3.7	9.1	13.4
	初中	76	10.9	0.6	3.3	9.7	13.6	24.5
	九年一贯制	31	3.6	0.3	2.4	3.4	6.1	9.7
所在地	村庄	131	7.7	0.9	3.9	6.9	11.7	19.4
	乡镇	224	5.6	1.1	3.7	4.7	9.5	15.1
	县城	5	5.9	0	5.5	13.2	18.8	24.6
供餐模式	食堂供餐	224	7.9	1.2	5.0	5.6	11.8	19.7
	企业供餐	88	1.9	0.8	0.9	3.0	4.7	6.6
	混合供餐	48	3.5	0.7	2.9	6.7	10.3	13.8
地区	十堰市	110	2.8	0.6	1.1	4.8	6.5	9.3
	宜昌市	32	5.4	0.8	2.0	6.7	9.5	14.9
	襄阳市	15	5.4	0.8	0.6	22.5	23.9	29.3
	孝感市	26	2.4	1.0	1.4	1.3	3.7	6.1
	黄冈市	98	4.1	0.6	1.3	1.6	3.5	7.6
	恩施州	79	10.9	1.8	9.3	7.9	19.0	29.9
合计		360	5.9	1.0	3.7	5.2	9.9	15.8

表2-4-36 2015年"学生营养改善计划"监测不同月份学生的缺勤率比较

组别		学校数量/所	事假缺勤率/(人日/万人日)	病假缺勤率/(人日/万人日)				合计(人日/万人日)
				消化系统疾病	呼吸系统疾病	其他疾病	小计	
月份	9月	311	7.1	0.8	1.5	3.7	6.0	13.1
	10月	296	4.7	0.6	1.6	4.9	7.1	11.8
	11月	277	5.9	1.1	4.5	4.8	10.4	16.3
	12月	245	5.0	1.6	7.1	7.4	16.1	21.1

第五节　2016 年度监测结果

1. 基本情况

（1）监测范围：2016 年监测范围覆盖 26 个地区，共计 413 所学校，其中重点监测范围覆盖 2 个地区（恩施市、长阳土家族自治县），共计 11 所学校（7 所小学、4 所初中），共收集到监测地区问卷 26 份，监测学校问卷 353 份。监测学校中以小学占比最高，达 69.0%；九年一贯制学校占比最低，为 9.7%；初中占比为 21.3%。监测学校主要集中在乡镇地区，占比达 67.4%；其次是村庄，占比为 30.0%；县城仅占 2.5%。

2016 年"学生营养改善计划"收集到 6~17 岁学生体检数据 65070 份，其中包括重点监测学生体检数据 2188 份；收集到重点监测学生调查问卷数据 1583 份，血红蛋白数据 2182 份，维生素 A 数据 357 份，维生素 D 数据 357 份。

（2）营养改善主要形式：26 个监测地区中，参加"学生营养改善计划"的学校共计 2926 所，占监测地区中小学总数的 94.4%；享受"学生营养改善计划"的学生有 742220 人，寄宿制学生有 369013 人，享受"家庭经济困难寄宿生补助生活费"（简称"一补"）的学生有 158347 人，分别占监测地区中小学生总数的 78.8%、39.2% 和 16.8%。

除"学生营养改善计划"和"一补"经费外，监测地区中有 6 个监测地区受社会组织或企业资助开展了其他形式的学生营养改善工作，开展方式为举办营养与健康培训讲座（33.4%）、改善学校食堂设施（33.4%）及资助学校种植蔬菜水果或饲养牲畜（18.2%）等。

26 个监测地区中，有 17 个监测地区为"学生营养改善计划"提供了地方经费，经费主要用于食堂工作人员工资发放及煤、水、电等费用，其次是食堂建设和营养及食品安全宣教培训。有 3 个监测地区有用于"学生营养改善计划"的地方性膳食营养补助，补助金额分别是利川市每天 4 元/人、鹤峰县每天 0.5 元/人、英山县每天 0.3 元/人。

参加"学生营养改善计划"的学校中，采取学校食堂供餐、企业供餐和混合供餐（既有食堂供餐又有企业供餐）的学校分别有 1542 所、1211 所和 173 所，占比分别为 52.7%、41.4%、5.9%。

参加"学生营养改善计划"的学校中，4 元经费用于提供早餐、中餐或晚餐、部分食物、课间加餐和既提供正餐又提供课间加餐的学校分别有 145 所、1133 所、406 所、1179 所和 213 所，占比分别为 5.0%、38.7%、13.9%、40.3% 和 7.3%（图 2-5-1）。

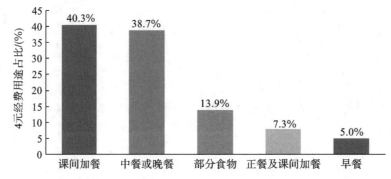

图 2-5-1　2016 年参加"学生营养改善计划"的学校 4 元经费用途情况

26 个监测地区中,参加"学生营养改善计划"的全部学校供奶、约 75%的学校供奶、约50%的学校供奶、约 25%的学校供奶及均不供奶的占比分别为 26.9%、19.2%、15.4%、23.1%和 15.4%(图 2-5-2)。在供奶的学校中,84.6%提供的是学生奶。

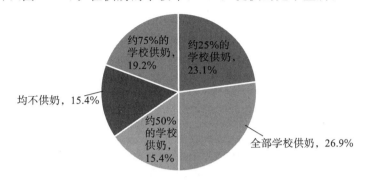

图 2-5-2 2016 年参加"学生营养改善计划"的学校供奶情况分布占比图

2016 年,监测地区在执行"学生营养改善计划"时面临的困难主要有食品安全问题、资金不足、食堂设施设备不够、食谱设计和食物搭配困难等(图 2-5-3)。

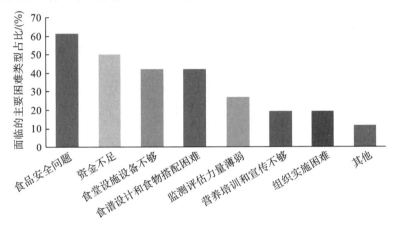

图 2-5-3 2016 年监测地区在执行"学生营养改善计划"时面临的主要困难类型

2.学校供餐

(1)供餐模式:2016 年,43.1%的"学生营养改善计划"监测学校采用学校食堂供餐,29.5%为企业供餐,27.5%为混合供餐(表 2-5-1)。小学食堂供餐的学校占比(40.2%)低于初中(50.0%),而企业供餐的小学占比(34.1%)高于初中(21.1%)。襄阳市、恩施州、黄冈市、十堰市监测学校采用食堂供餐的学校占比分别为 100%、61.2%、43.2%、33.8%,孝感市以企业供餐为主(80.0%),宜昌市以混合供餐为主(89.7%)(图 2-5-4)。

食堂供餐学校中,69.1%的学校食堂每天供应 3 顿正餐,其中以九年一贯制学校占比最高(92.9%),初中次之(90.8%),小学最低(59.8%);12.5%的学校每天不供应正餐,其中以小学占比最高(15.7%),初中次之(6.6%),九年一贯制学校每天供应正餐(表 2-5-2)。

食堂供餐学校中,学校食堂提供早、中、晚餐的学校占比分别为 77.6%、87.0%和69.1%。不同类型的学校食堂提供早、中、晚餐的占比存在差异,其中小学提供早、中、晚餐的占比均低于初中和九年一贯制学校(表 2-5-3)。

表 2-5-1　2016 年"学生营养改善计划"监测学校供餐模式分布

供餐模式	监测学校		监测学校的学生	
	数量/所	占比/（%）	数量/人	占比/（%）
食堂供餐	152	43.1	96757	43.0
企业供餐	104	29.5	63368	28.2
混合供餐	97	27.5	64975	28.9

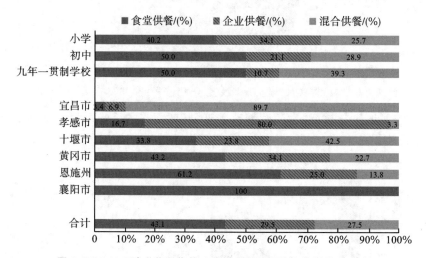

图 2-5-4　2016 年"学生营养改善计划"监测学校供餐模式分布

表 2-5-2　2016 年"学生营养改善计划"监测学校食堂每天供应餐次分布

餐次/顿	小学		初中		九年一贯制学校		合计	
	数量/所	占比/（%）	数量/所	占比/（%）	数量/所	占比/（%）	数量/所	占比/（%）
0	39	15.7	5	6.6	0	0	44	12.5
1	37	14.9	0	0	0	0	37	10.5
2	24	9.6	2	2.6	2	7.1	28	7.9
3	149	59.8	69	90.8	26	92.9	244	69.1

表 2-5-3　2016 年"学生营养改善计划"学校食堂每天供应早、中、晚三餐情况分布

每天供应早、中、晚三餐情况	小学		初中		九年一贯制学校		合计	
	数量/所	占比/（%）	数量/所	占比/（%）	数量/所	占比/（%）	数量/所	占比/（%）
供应早餐	175	70.3	71	93.4	28	100	274	77.6
供应中餐	208	83.5	71	93.4	28	100	307	87.0
供应晚餐	149	59.8	69	90.8	26	92.9	244	69.1

(2)食堂建设:2016年,86.7%的"学生营养改善计划"监测学校配备食堂,食堂有餐厅的学校占比为95.1%,餐厅有桌椅的学校占比为98.3%(表2-5-4)。初中配备食堂的占比较高,达到93.4%,几乎所有食堂都有餐厅和桌椅;而小学配备食堂的占比仅为83.1%,餐厅和桌椅的配备占比均低于初中。6个市(州)中,孝感市监测学校配备食堂的占比最低(43.3%),其次为黄冈市(87.5%),其他市(州)配备食堂的占比均达到90%以上(图2-5-5)。

2016年,"学生营养改善计划"监测学校的学生在餐厅就餐的人数占比为93.5%,还有6.5%的监测学校学生主要在教室就餐。小学生在餐厅就餐的占比(91.4%)低于初中生(100%),小学和九年一贯制学校均存在学生在教室用餐的情况。宜昌市、襄阳市、黄冈市监测学生在餐厅就餐的占比分别为100%、100%和94.9%(表2-5-5、图2-5-6)。

表 2-5-4 2016 年"学生营养改善计划"监测学校食堂使用及餐厅设施配套情况

食堂使用及餐厅设施配套情况	监测学校	
	占比/(%)	数量/所
食堂使用情况		
配备食堂,且在使用	306	86.7
配备食堂,尚未投入使用	3	0.8
不配备食堂	44	12.5
食堂有餐厅	294	95.1
餐厅是否有桌椅		
没有	5	1.7
只有桌子	0	0.0
只有椅子	0	0.0
有桌椅	289	98.3

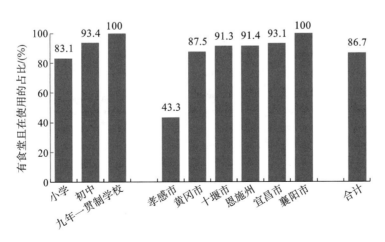

图 2-5-5 2016 年"学生营养改善计划"监测学校有食堂且在使用占比情况

表 2-5-5　2016 年"学生营养改善计划"监测学生就餐地点分布

就餐地点	小学		初中		九年一贯制学校		合计	
	数量/所	占比/(%)	数量/所	占比/(%)	数量/所	占比/(%)	数量/所	占比/(%)
餐厅	192	91.4	71	100	26	92.9	289	93.5
教室	18	8.6	0	0	2	7.1	20	6.5
宿舍	0	0	0	0	0	0	0	0
操场	0	0	0	0	0	0	0	0

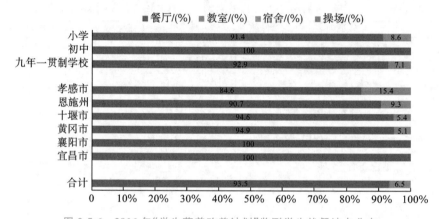

图 2-5-6　2016 年"学生营养改善计划"监测学生就餐地点分布

（3）供餐食谱：2016 年，"学生营养改善计划"监测地区，80.5％的学校由学校工作人员自定食谱，15.9％的学校采用教育局统一提供的食谱，由疾控中心或其他部门提供食谱的占比为 3.6％；小学和初中食谱来源差别不大；6 个市（州）监测学校均主要由学校工作人员自定食谱（表 2-5-6、图 2-5-7）。

2016 年，"学生营养改善计划"监测学校仅有 13.9％使用配餐软件设计食谱，小学（14.3％）略高于初中（14.1％）（表 2-5-7）。

表 2-5-6　2016 年"学生营养改善计划"监测学校食堂食谱制订来源分布

食谱来源	小学		初中		九年一贯制学校		合计	
	数量/所	占比/(%)	数量/所	占比/(%)	数量/所	占比/(%)	数量/所	占比/(%)
学校工作人员自定	178	78.8	66	85.7	25	80.6	269	80.5
教育局统一提供	40	17.7	8	10.4	5	16.1	53	15.9
疾控中心或其他部门提供	8	3.5	3	3.9	1	3.2	12	3.6

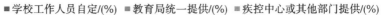

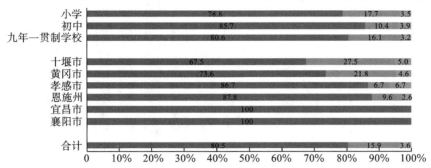

图 2-5-7　2016 年"学生营养改善计划"监测学校食堂食谱制订来源分布

表 2-5-7　2016 年"学生营养改善计划"监测学校配餐软件使用情况分布

配餐软件使用情况	小学		初中		九年一贯制学校		合计	
	数量/所	占比/(%)	数量/所	占比/(%)	数量/所	占比/(%)	数量/所	占比/(%)
使用配餐软件	30	14.3	10	14.1	3	10.7	43	13.9
使用频率								
仅用过 2~3 次	10	33.3	2	20.0	1	33.3	13	30.2
约每月使用 1 次	14	46.7	3	30.0	2	66.7	19	44.2
约每周使用 1 次	6	20.0	4	40.0	0	0	10	23.3
基本每天使用	0	0	1	10.0	0	0	1	2.3

　　(4)供奶情况:2016 年,有 60.9% 的"学生营养改善计划"监测学校供奶,其中小学供奶占比较高。6 个监测市(州)中,襄阳市、孝感市、宜昌市学校供奶的占比分别为 100%、100% 和 96.6%。在供奶的学校中,96.3% 提供的是学生奶(表 2-5-8、图 2-5-8)。

表 2-5-8　2016 年"学生营养改善计划"监测学校供奶情况

供奶情况	小学		初中		九年一贯制学校		合计	
	数量/所	占比/(%)	数量/所	占比/(%)	数量/所	占比/(%)	数量/所	占比/(%)
学校供奶	159	63.9	42	55.3	14	50.0	215	60.9
牛奶类型								
市场销售的鲜奶	7	4.4	1	2.4	0	0	8	3.7
带标志的学生奶	152	95.6	41	97.6	14	100	207	96.3

3. 膳食摄入

　　(1)食物摄入情况:2016 年,"学生营养改善计划"重点监测学生每天摄入肉类(包括猪肉、牛肉、羊肉、鸡肉、鱼、虾等)的学生占比为 15.7%,小学生(15.7%)与初中生(15.8%)基

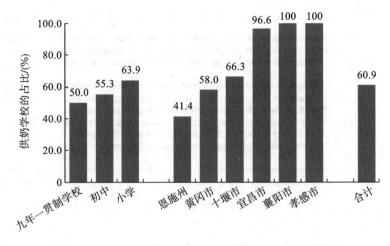

图 2-5-8 2016 年"学生营养改善计划"监测学校供奶情况

本相当,男生(15.6%)与女生(15.9%)基本相当,恩施市(18.0%)高于长阳土家族自治县(13.9%);每天摄入蛋类的学生占比为 9.1%,小学生(10.2%)高于初中生(6.7%),男生(9.7%)高于女生(8.4%),恩施市(10.1%)高于长阳土家族自治县(8.3%);每天摄入豆类的学生占比仅为 1.8%,小学生(2.1%)与初中生(1.0%)基本相当,男生(2.2%)与女生(1.3%)基本相当,恩施市(3.3%)高于长阳土家族自治县(0.6%);每天摄入奶的学生占比为 15.3%,小学生(15.4%)与初中生(15.0%)基本相当,男生(15.7%)与女生(14.8%)基本相当,恩施市(9.6%)低于长阳土家族自治县(19.8%);每天摄入水果 1 次及以上的学生占比为 26.3%,小学生(31.4%)高于初中生(14.8%),男生(26.0%)与女生(26.7%)基本相当,恩施市(26.9%)与长阳土家族自治县(25.9%)基本相当(表 2-5-9、图 2-5-9、图 2-5-10)。

有 63.6%的"学生营养改善计划"重点监测学生每天摄入蔬菜,无学生每天摄入蔬菜的种类达到 3 种及以上(表 2-5-9)。

恩施市和长阳土家族自治县监测重点学生每天摄入蔬菜的学生占比分别为 46.6%和 77.1%,均无学生每天摄入蔬菜的种类达到 3 种及以上。

表 2-5-9 2016 年"学生营养改善计划"重点监测学生食物摄入情况分布

食物摄入情况	小学生		初中生		男生		女生		合计	
	数量/人	占比/(%)	数量/人	占比/(%)	数量/人	占比/(%)	数量/人	占比/(%)	数量/人	占比/(%)
肉类										
基本不摄入	111	10.1	25	5.2	70	8.7	66	8.4	136	8.6
每周 1~3 次	626	56.8	247	51.5	426	53.2	447	57.2	873	55.1
每周 4~6 次	193	17.5	132	27.5	180	22.5	145	18.5	325	20.5
每天 1 次及以上	173	15.7	76	15.8	125	15.6	124	15.9	249	15.7
蛋类										
基本不摄入	226	20.5	127	26.5	154	19.2	199	25.4	353	22.3

续表

食物摄入情况	小学生		初中生		男生		女生		合计	
	数量/人	占比/(%)	数量/人	占比/(%)	数量/人	占比/(%)	数量/人	占比/(%)	数量/人	占比/(%)
每周1~3个	637	57.8	260	54.2	460	57.4	437	55.9	897	56.7
每周4~6个	128	11.6	61	12.7	109	13.6	80	10.2	189	11.9
每天1个及以上	112	10.2	32	6.7	78	9.7	66	8.4	144	9.1
奶类										
每周不到1包	240	21.8	95	19.8	171	21.3	164	21.0	335	21.2
每周1~3包	478	43.3	171	35.6	327	40.8	322	41.2	649	41.0
每周4~6包	215	19.5	142	29.6	177	22.1	180	23.0	357	22.6
每天1包及以上	170	15.4	72	15.0	126	15.7	116	14.8	242	15.3
豆类										
基本不摄入	6	0.5	1	0.2	2	0.2	5	0.6	7	0.4
每周1~3次	43	3.9	18	3.8	37	4.6	24	3.1	61	3.9
每周4~6次	1031	93.5	456	95.0	744	92.9	743	95.0	1487	93.9
每天1次及以上	23	2.1	5	1.0	18	2.2	10	1.3	28	1.8
新鲜蔬菜										
基本不摄入	547	49.6	29	6.0	294	36.7	282	36.1	576	36.4
每天1种	172	15.6	78	16.3	123	15.4	127	16.2	250	15.8
每天2种	384	34.8	373	77.7	384	47.9	373	47.7	757	47.8
每天3种及以上	0	0	0	0	0	0	0	0	0	0
水果										
基本不摄入	95	8.6	77	16.0	85	10.6	87	11.1	172	10.9
每周1~3次	402	36.4	237	49.4	334	41.7	305	39.0	639	40.4
每周4~6次	260	23.6	95	19.8	174	21.7	181	23.1	355	22.4
每天1次及以上	346	31.4	71	14.8	208	26.0	209	26.7	417	26.3

(2)零食及饮料:2016年,"学生营养改善计划"重点监测地区学生每天摄入2次及以上零食的学生占比为11.0%,小学生(10.6%)低于初中生(12.1%),男生(10.4%)低于女生(11.8%),恩施市(7.6%)低于长阳土家族自治县(13.8%)。最常摄入的零食前四位依次是饼干、面包等(56.2%),蔬菜水果(51.2%),纯牛奶、酸奶等(43.7%)和干脆面、方便面等(36.9%)(表2-5-10、图2-5-11)。

2016年,"学生营养改善计划"重点监测学生每天花3元及以上买零食的学生占比为31.4%,小学生(22.9%)低于初中生(50.8%),男生(30.7%)与女生(32.1%)基本相当,恩施市(37.4%)高于长阳土家族自治县(26.6%)(表2-5-11、图2-5-12)。

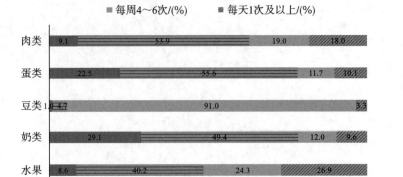

图 2-5-9　2016 年"学生营养改善计划"恩施市重点监测学生食物摄入情况分布

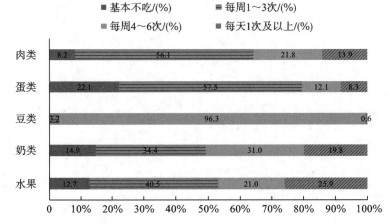

图 2-5-10　2016 年"学生营养改善计划"长阳土家族自治县重点监测学生食物摄入情况分布

　　2016 年,"学生营养改善计划"重点监测学生摄入饮料每天 1 次及以上的学生占比为 20.1%,小学生(23.8%)高于初中生(11.5%),男生(18.9%)低于女生(21.3%),恩施市(24.5%)高于长阳土家族自治县(16.6%);最常摄入的饮料前四位依次是冰红茶等茶饮料(45.9%)、杏仁露等植物蛋白饮料(35.9%)、橙汁等果蔬饮料(35.4%)和真果粒等含乳饮料(30.3%)(表 2-5-12、图2-5-13)。

表 2-5-10　2016 年"学生营养改善计划"重点监测学生零食摄入情况分布

零食摄入情况	小学生		初中生		男生		女生		合计	
	数量/人	占比/(%)	数量/人	占比/(%)	数量/人	占比/(%)	数量/人	占比/(%)	数量/人	占比/(%)
摄入零食次数										
每周不到 3 次	548	49.7	208	43.3	387	48.3	369	47.2	756	47.8
每周 4～6 次	194	17.6	133	27.7	176	22.0	151	19.3	327	20.7

续表

零食摄入情况	小学生 数量/人	小学生 占比/（%）	初中生 数量/人	初中生 占比/（%）	男生 数量/人	男生 占比/（%）	女生 数量/人	女生 占比/（%）	合计 数量/人	合计 占比/（%）
每天 1 次	244	22.1	81	16.9	155	19.4	170	21.7	325	20.5
每天 2 次及以上	117	10.6	58	12.1	83	10.4	92	11.8	175	11.0
摄入零食种类										
饼干、面包等	560	50.8	329	68.5	435	54.3	454	58.1	889	56.2
蔬菜水果	587	53.2	223	46.5	374	46.7	436	55.8	810	51.2
纯牛奶、酸奶等	473	42.9	219	45.6	339	42.3	353	45.1	692	43.7
干脆面、方便面等	357	32.4	227	47.3	311	38.8	273	34.9	584	36.9
糖果、巧克力等	361	32.7	206	42.9	272	34.0	295	37.7	567	35.8
膨化食品	357	32.4	205	42.7	292	36.5	270	34.5	562	35.5
坚果	318	28.8	166	34.6	245	30.6	239	30.6	484	30.6
牛肉干、鱼片等	207	18.8	102	21.3	163	20.3	146	18.7	309	19.5
果脯、话梅等水果制品	182	16.5	103	21.5	131	16.4	154	19.7	285	18.0
雪糕、冰棍等冷饮	172	15.6	95	19.8	123	15.4	144	18.4	267	16.9
辣条等面制小食品	123	11.2	121	25.2	122	15.2	122	15.6	244	15.4
豆腐干等豆制品	96	8.7	83	17.3	91	11.4	88	11.3	178	11.3

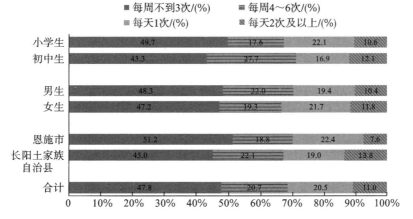

图 2-5-11 2016 年"学生营养改善计划"重点监测学生零食摄入情况分布

表 2-5-11　2016 年"学生营养改善计划"重点监测学生购买零食费用分布

购买零食费用	小学生		初中生		男生		女生		合计	
	数量/人	占比/(%)	数量/人	占比/(%)	数量/人	占比/(%)	数量/人	占比/(%)	数量/人	占比/(%)
不到 0.5 元	136	12.3	29	6.0	85	10.6	80	10.2	165	10.4
0.5 元到小于 1 元	62	5.6	6	1.3	29	3.6	39	5.0	68	4.3
1 元到小于 2 元	360	32.6	57	11.9	214	26.7	203	26.0	417	26.3
2 元到小于 3 元	292	26.5	144	30.0	227	28.3	209	26.7	436	27.5
3 元及以上	253	22.9	244	50.8	246	30.7	251	32.1	497	31.4

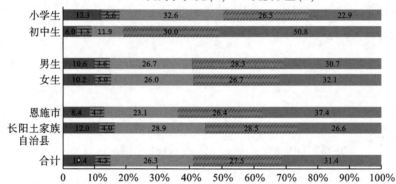

图 2-5-12　2016 年"学生营养改善计划"重点监测学生购买零食费用分布

表 2-5-12　2016 年"学生营养改善计划"重点监测学生饮料摄入情况分布

饮料摄入情况	小学生		初中生		男生		女生		合计	
	数量/人	占比/(%)	数量/人	占比/(%)	数量/人	占比/(%)	数量/人	占比/(%)	数量/人	占比/(%)
摄入饮料次数										
每周不到 3 次	726	65.8	367	76.5	550	68.7	543	69.4	1093	69.0
每周 4~6 次	114	10.3	58	12.1	100	12.5	72	9.2	172	10.9
每天 1 次及以上	263	23.8	55	11.5	151	18.9	167	21.3	318	20.1
摄入饮料种类										
茶饮料	466	42.2	260	54.2	340	42.4	386	49.4	726	45.9
植物蛋白饮料	389	35.3	179	37.3	279	34.8	289	37.0	568	35.9
果蔬饮料	356	32.3	204	42.5	293	36.6	267	34.1	560	35.4
含乳饮料	272	24.7	208	43.3	286	35.7	194	24.8	480	30.3
简装彩色果味水	356	32.3	97	20.2	202	25.2	251	32.1	453	28.6

续表

饮料摄入情况	小学生		初中生		男生		女生		合计	
	数量/人	占比/(%)	数量/人	占比/(%)	数量/人	占比/(%)	数量/人	占比/(%)	数量/人	占比/(%)
特殊功能饮料	336	30.5	112	23.3	201	25.1	247	31.6	448	28.3
固体饮料	130	11.8	107	22.3	132	16.5	105	13.4	237	15.0
碳酸饮料	106	9.6	53	11.0	82	10.2	77	9.8	159	10.0

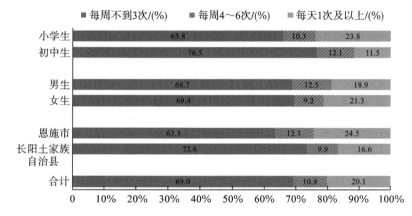

图 2-5-13　2016 年"学生营养改善计划"重点监测学生饮料摄入情况分布

（3）就餐情况：2016 年，95.8％的"学生营养改善计划"重点监测学生每天就餐次数达到 3 顿及以上，小学生（95.7％）和初中生（96.2％）基本相当，男生（95.4％）和女生（96.3％）基本相当，恩施市（94.6％）低于长阳土家族自治县（96.8％）（表 2-5-13、图 2-5-14）。

2016 年，80.2％的"学生营养改善计划"重点监测学生能做到每天吃早餐，小学生（80.3％）高于初中生（74.0％），男生（77.8％）低于女生（82.7％），恩施市（83.2％）高于长阳土家族自治县（77.9％）（表2-5-14、图 2-5-15）。

《中国学龄儿童膳食指南（2016）》建议学龄儿童的早餐要做到营养均衡，需包括谷薯类、蔬菜水果类、鱼禽肉蛋类、奶豆类及坚果四类食物中的 3 种及以上。2016 年，"学生营养改善计划"重点监测学生早餐种类达到 3 种及以上的占比为 32.7％，小学生（35.5％）高于初中生（26.3％），男生（32.4％）和女生（33.0％）基本相当，恩施市（29.3％）低于长阳土家族自治县（35.5％）（表 2-5-15、图 2-5-16）。

表 2-5-13　2016 年"学生营养改善计划"重点监测学生每天就餐次数分布

每天就餐次数	小学生		初中生		男生		女生		合计	
	数量/人	占比/(%)	数量/人	占比/(%)	数量/人	占比/(%)	数量/人	占比/(%)	数量/人	占比/(%)
1	5	0.5	0	0	0	0	5	0.6	5	0.3
2	43	3.9	18	3.8	37	4.6	24	3.1	61	3.9
≥3	1055	95.7	462	96.2	764	95.4	753	96.3	1517	95.8

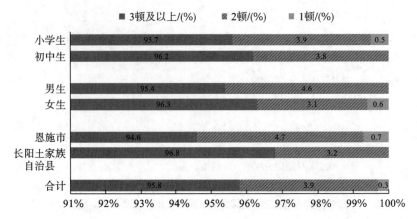

图 2-5-14　2016 年"学生营养改善计划"重点监测学生每天就餐次数分布

表 2-5-14　2016 年"学生营养改善计划"重点监测学生早餐就餐情况分布

早餐就餐情况	小学生		初中生		男生		女生		合计	
	数量/人	占比/(%)	数量/人	占比/(%)	数量/人	占比/(%)	数量/人	占比/(%)	数量/人	占比/(%)
基本不吃	18	1.6	8	1.7	11	1.4	15	1.9	26	1.6
每周 1～2 天吃	58	5.3	31	6.5	54	6.7	35	4.5	89	5.6
每周 3～4 天吃	58	5.3	30	6.3	53	6.6	35	4.5	88	5.6
每周 5～6 天吃	54	4.9	56	11.7	60	7.5	50	6.4	110	6.9
每天吃	915	83.0	355	74.0	623	77.8	647	82.7	1270	80.2

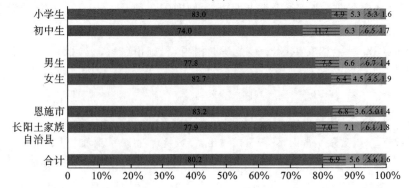

图 2-5-15　2016 年"学生营养改善计划"重点监测学生早餐就餐情况分布

表 2-5-15　2016 年"学生营养改善计划"重点监测学生早餐摄入食物种类分布

早餐摄入食物种类/种	小学生		初中生		男生		女生		合计	
	数量/人	占比/(%)	数量/人	占比/(%)	数量/人	占比/(%)	数量/人	占比/(%)	数量/人	占比/(%)
0	16	1.4	26	5.2	25	3.0	17	2.1	42	2.6
1	410	36.8	210	41.8	339	41.3	281	35.4	620	38.4
2	291	26.1	134	26.7	191	23.3	234	29.5	425	26.3
3	232	20.8	83	16.5	149	18.1	166	20.9	315	19.5
4	164	14.7	49	9.8	117	14.3	96	12.1	213	13.2

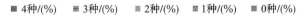

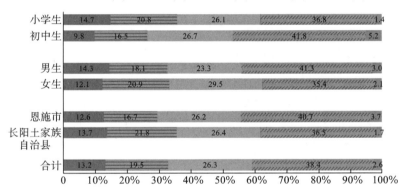

图 2-5-16　2016 年"学生营养改善计划"重点监测学生早餐摄入食物种类分布

4.体格及营养状况

（1）身高和体重：2016 年"学生营养改善计划"监测学生 6～17 岁男生平均身高为 120.3～161.9 cm,女生平均身高为 119.3～156.9 cm;男生平均体重为 22.9～50.1 kg、女生平均体重为 21.9～48.7 kg,多数年龄段男生平均身高、体重高于同年龄段女生（表 2-5-16、表 2-5-17）。

除 6 岁、7 岁、8 岁、9 岁学生外,监测地区男生各年龄段的平均身高均低于 2010 年全国学生体质与健康状况调研中农村男生相应年龄段的平均水平;除 6 岁、7 岁、8 岁、9 岁、13 岁、14 岁学生外,监测地区女生各年龄段的平均身高均低于 2010 年全国学生体质与健康状况调研中农村女生相应年龄段的平均水平（图 2-5-17、图 2-5-18）。除 6 岁、7 岁、8 岁、9 岁学生外,监测地区男生各年龄段的平均体重均低于 2010 年全国学生体质与健康状况调研中农村男生相应年龄段的平均水平;除 6 岁、7 岁、8 岁、9 岁、10 岁、11 岁、13 岁、14 岁学生外,监测地区女生各年龄段的平均体重均低于 2010 年全国学生体质与健康状况调研中农村女生相应年龄段的平均水平（图 2-5-19、图 2-5-20）。

表 2-5-16 2016 年"学生营养改善计划"监测学生平均身高分布

年龄/岁	体检人数	男生		女生		合计	
		均值/cm	标准差	均值/cm	标准差	均值/cm	标准差
6	7504	120.3	6.9	119.3	7.1	119.8	7.0
7	9123	124.5	7.5	123.8	7.5	124.2	7.5
8	9315	129.5	7.5	129.0	7.4	129.2	7.5
9	9158	134.2	7.6	133.9	7.5	134.1	7.5
10	8893	139.0	7.8	139.5	8.2	139.2	8.0
11	7540	144.0	8.4	145.1	8.4	144.5	8.4
12	5290	149.7	8.8	150.6	7.6	150.2	8.3
13	3754	157.3	9.0	155.0	6.8	156.2	8.1
14	3071	161.9	8.7	157.4	6.5	159.8	8.1
15	1243	163.9	8.2	157.6	6.9	161.3	8.3
16~17	179	161.9	9.3	156.9	8.2	160.0	9.2

表 2-5-17 2016 年"学生营养改善计划"监测学生体重分布

年龄/岁	体检人数	男生		女生		合计	
		均值/kg	标准差	均值/kg	标准差	均值/kg	标准差
6	7504	22.9	4.1	21.9	3.8	22.4	4.0
7	9123	24.9	5.1	24.2	4.8	24.5	4.9
8	9315	27.5	5.7	26.7	5.4	27.1	5.6
9	9158	30.5	6.7	29.6	6.3	30.1	6.5
10	8893	33.5	7.6	33.0	7.1	33.3	7.4
11	7540	36.9	8.6	36.9	7.9	36.9	8.3
12	5290	40.6	9.3	40.9	8.0	40.8	8.7
13	3754	46.7	9.9	45.2	7.9	46.0	9.0
14	3071	49.9	9.4	48.1	7.4	49.0	8.6
15	1243	51.9	9.3	48.9	7.1	50.6	8.5
16~17	179	50.1	9.5	48.7	8.0	49.5	9.0

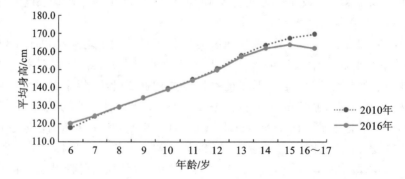

图 2-5-17 2016 年"学生营养改善计划"监测学生男生平均身高
（与 2010 年全国学生体质与健康状况调研中农村男生相应年龄段的平均身高比较）

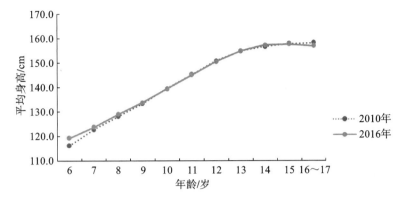

图 2-5-18 2016 年"学生营养改善计划"监测学生女生平均身高

（与 2010 年全国学生体质与健康状况调研中农村女生相应年龄段的平均身高比较）

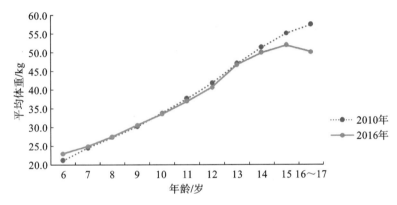

图 2-5-19 2016 年"学生营养改善计划"监测学生男生平均体重

（与 2010 年全国学生体质与健康状况调研中农村男生相应年龄段的平均体重比较）

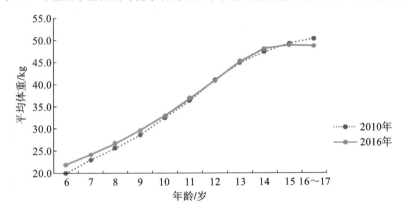

图 2-5-20 2016 年"学生营养改善计划"监测学生女生平均体重

（与 2010 年全国学生体质与健康状况调研中农村女生相应年龄段的平均体重比较）

（2）营养不良与超重/肥胖：2016 年，"学生营养改善计划"监测学生的生长迟缓率和消瘦率分别为 3.3％ 和 11.6％；男生营养不良率（16.3％）高于女生（12.6％），小学生（15.1％）高于初中生（12.0％）。重点监测学生的营养不良率为 7.7％，其中恩施市为 8.6％，长阳土家族自治县为 7.1％（表 2-5-18 至表2-5-20、图 2-5-21、图 2-5-22）。

表2-5-18 2016年"学生营养改善计划"监测学生营养不良情况分布

年龄/岁	男生						女生						合计					
	生长迟缓		消瘦				生长迟缓		消瘦				生长迟缓		消瘦			
			轻度消瘦		中重度消瘦				轻度消瘦		中重度消瘦				轻度消瘦		中重度消瘦	
	例数	占比/(%)	例数	占比/(%)	例数	占比/(%)	例数	占比/(%)	例数	占比/(%)	例数	占比/(%)	例数	占比/(%)	例数	占比/(%)	例数	占比/(%)
6	101	2.6	111	2.8	292	7.5	83	2.3	125	3.5	241	6.7	184	2.5	236	3.1	533	7.1
7	168	3.5	275	5.7	422	8.7	133	3.1	196	4.6	259	6.0	301	3.3	471	5.2	681	7.5
8	164	3.4	227	4.7	364	7.5	139	3.1	228	5.1	264	5.9	303	3.3	455	4.9	628	6.7
9	218	4.5	177	3.7	356	7.4	152	3.5	266	6.1	216	5.0	370	4.0	443	4.8	572	6.2
10	213	4.6	252	5.4	292	6.3	129	3.0	245	5.7	178	4.2	342	3.8	497	5.6	470	5.3
11	152	3.9	303	7.7	325	8.3	127	3.5	149	4.1	173	4.8	279	3.7	452	6.0	498	6.6
12	83	3.0	292	10.5	188	6.7	56	2.2	84	3.4	126	5.0	139	2.6	376	7.1	314	5.9
13	28	1.4	198	10.2	72	3.7	45	2.5	72	4.0	52	2.9	73	1.9	270	7.2	124	3.3
14	29	1.8	173	10.8	78	4.9	28	1.9	58	3.9	58	3.9	57	1.9	231	7.5	136	4.4
15	44	6.1	65	8.9	40	5.5	28	5.4	22	4.3	28	5.4	72	5.8	87	7.0	68	5.5
16~17	26	23.6	19	17.3	12	10.9	5	7.2	3	4.3	6	8.7	31	17.3	22	12.3	18	10.1
合计	1226	3.6	2092	6.1	2441	7.2	925	3.0	1448	4.7	1601	5.2	2151	3.3	3540	5.4	4042	6.2

"学生营养改善计划"监测学生同时还存在超重/肥胖现象,其中超重率和肥胖率分别为 9.2% 和 5.6%;男生超重/肥胖率(16.9%)高于女生(12.5%),小学生(15.7%)高于初中生(10.9%);重点监测学生的超重/肥胖率为 17.3%,其中恩施市为 17.5%,长阳土家族自治县为 17.1%(表 2-5-19 至表 2-5-21、图 2-5-21、图 2-5-22)。

2016 年,试点地区的监测学生营养状况有一定差别,孝感市和黄冈市的营养不良率均高于 15.0%,分别为 21.2% 和 15.8%。另外,宜昌市、黄冈市、十堰市的超重/肥胖率分别达到 16.9%、15.5%、15.0%(图 2-5-21)。

表 2-5-19　2016 年"学生营养改善计划"监测学生营养状况分布

项目		体检人数	营养不良		正常		超重/肥胖	
			例数	占比/(%)	例数	占比/(%)	例数	占比/(%)
性别	女	30938	3883	12.6	23380	75.6	3882	12.5
	男	34132	5572	16.3	23039	67.5	5764	16.9
类型	初中	11560	1389	12.0	8929	77.2	1260	10.9
	小学	53510	8066	15.1	37490	70.1	8386	15.7
地区	襄阳市	2969	269	9.1	2268	76.4	435	14.7
	宜昌市	6862	864	12.6	4871	71.0	1157	16.9
	恩施州	19157	2525	13.2	14055	73.4	2679	14.0
	十堰市	14341	2117	14.8	10267	71.6	2145	15.0
	黄冈市	17025	2682	15.8	11791	69.3	2632	15.5
	孝感市	4716	998	21.2	3167	67.2	598	12.7
合计		65070	9455	14.5	46419	71.3	9646	14.8

表 2-5-20　2016 年"学生营养改善计划"重点监测学生营养状况分布

项目		体检人数	营养不良		正常		超重/肥胖	
			例数	占比/(%)	例数	占比/(%)	例数	占比/(%)
性别	女	1126	67	6.4	830	78.9	157	14.9
	男	1052	101	9.0	808	71.8	219	19.4
类型	小学	1701	130	7.6	1257	73.9	317	18.6
	初中	477	38	8.0	381	79.9	59	12.4

续表

项目		体检人数	营养不良		正常		超重/肥胖	
			例数	占比/(%)	例数	占比/(%)	例数	占比/(%)
地区	恩施市	934	80	8.6	693	74.2	163	17.5
	长阳土家族自治县	1244	88	7.1	945	76.0	213	17.1
合计		2178	168	7.7	1638	75.2	376	17.3

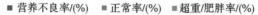

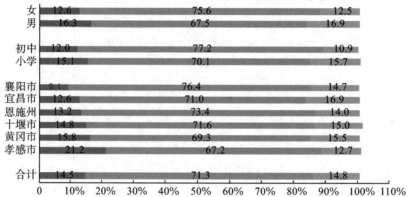

图 2-5-21   2016 年"学生营养改善计划"监测学生营养状况分布

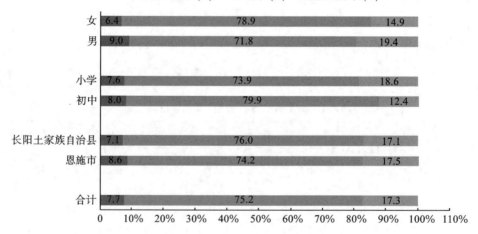

图 2-5-22   2016 年"学生营养改善计划"重点监测学生营养状况分布

表 2-5-21 2016 年"学生营养改善计划"监测学生超重/肥胖情况分布

年龄/岁	男生				女生				合计			
	超重		肥胖		超重		肥胖		超重		肥胖	
	例数	占比/(%)	例数	占比/(%)	例数	占比/(%)	例数	占比/(%)	例数	占比/(%)	例数	占比/(%)
6	562	14.4	350	9.0	438	12.2	142	3.9	1000	13.3	492	6.6
7	508	10.5	423	8.7	431	10.1	351	8.2	939	10.3	774	8.5
8	452	9.3	367	7.6	342	7.7	282	6.3	794	8.5	649	7.0
9	519	10.8	325	6.8	321	7.4	245	5.6	840	9.2	570	6.2
10	439	9.5	300	6.5	287	6.7	185	4.3	726	8.2	485	5.5
11	464	11.8	204	5.2	193	5.4	129	3.6	657	8.7	333	4.4
12	299	10.7	98	3.5	153	6.1	55	2.2	452	8.5	153	2.9
13	178	9.1	71	3.6	119	6.6	41	2.3	297	7.9	112	3.0
14	116	7.2	31	1.9	98	6.7	23	1.6	214	7.0	54	1.8
15	37	5.1	15	2.1	38	7.4	5	1.0	75	6.0	20	1.6
16~17	4	3.6	2	1.8	4	5.8	0	0	8	4.5	2	1.1
合计	3578	10.5	2186	6.4	2424	7.8	1458	4.7	6002	9.2	3644	5.6

(3)贫血:2016 年,"学生营养改善计划"重点监测学生血红蛋白平均水平为 136.4 g/L,其中男生为 136.7 g/L,女生为 136.0 g/L,小学生为 134.8 g/L,初中生为 141.7 g/L,恩施市为 136.7 g/L,长阳土家族自治县为 136.1 g/L(表 2-5-22 至表 2-5-24)。

2016 年,"学生营养改善计划"重点监测学生贫血率为 7.6%,女生(7.8%)高于男生(7.3%),初中生(12.6%)高于小学生(6.1%),长阳土家族自治县(9.3%)高于恩施市(5.3%)(表 2-5-25 至表 2-5-27)。

表 2-5-22 2016 年"学生营养改善计划"重点监测学生血红蛋白平均水平

类型	检测人数	男生		女生		合计	
		均值/(g/L)	标准差	均值/(g/L)	标准差	均值/(g/L)	标准差
小学生	1688	134.9	9.7	134.7	10.1	134.8	9.9
初中生	494	143.0	12.7	140.4	11.3	141.7	12.1
合计	2182	136.7	11.0	136.0	10.6	136.4	10.8

表 2-5-23　2016 年"学生营养改善计划"恩施市重点监测学生血红蛋白平均水平

类型	检测人数	男生		女生		合计	
		均值/(g/L)	标准差	均值/(g/L)	标准差	均值/(g/L)	标准差
小学生	684	133.8	9.8	133.0	10.1	133.4	10.0
初中生	248	149.9	11.0	141.8	10.3	145.9	11.4
合计	932	137.9	12.3	135.4	10.9	136.7	11.7

表 2-5-24　2016 年"学生营养改善计划"长阳土家族自治县重点监测学生血红蛋白平均水平

类型	检测人数	男生		女生		合计	
		均值/(g/L)	标准差	均值/(g/L)	标准差	均值/(g/L)	标准差
小学生	1004	135.7	9.6	135.8	9.9	135.8	9.8
初中生	246	136.5	10.5	138.8	12.1	137.6	11.3
合计	1250	135.9	9.8	136.4	10.4	136.1	10.1

表 2-5-25　2016 年"学生营养改善计划"重点监测学生贫血情况

类型	检测人数	男生		女生		合计	
		检出人数	检出率/(%)	检出人数	检出率/(%)	检出人数	检出率/(%)
小学生	1688	48	5.5	55	6.8	103	6.1
初中生	494	35	13.7	27	11.3	62	12.6
合计	2182	83	7.3	82	7.8	165	7.6

表 2-5-26　2016 年"学生营养改善计划"恩施市重点监测学生贫血情况

类型	检测人数	男生		女生		合计	
		检出人数	检出率/(%)	检出人数	检出率/(%)	检出人数	检出率/(%)
小学生	684	18	5.1	23	7.0	41	6.0
初中生	248	3	2.4	5	4.0	8	3.2
合计	932	21	4.4	28	6.2	49	5.3

表 2-5-27　2016 年"学生营养改善计划"长阳土家族自治县重点监测学生贫血情况

类型	检测人数	男生		女生		合计	
		检出人数	检出率/(%)	检出人数	检出率/(%)	检出人数	检出率/(%)
小学生	1004	30	5.7	32	6.7	62	6.2
初中生	246	32	24.4	22	19.1	54	22.0
合计	1250	62	9.5	54	9.1	116	9.3

（4）维生素 A 缺乏情况：2016 年，"学生营养改善计划"重点监测学生血清维生素 A 平均浓度为 337.3 μg/L，男生为 329.9 μg/L，女生为 345.3 μg/L，小学生为 320.0 μg/L，初中生为

367.4 μg/L(表 2-5-28)。

2016 年,重点监测学生维生素 A 缺乏率为 2.2%,男生(3.8%)高于女生(0.6%),小学生(3.5%)高于初中生(0);维生素 A 亚临床缺乏率为 27.7%,男生(33.3%)高于女生(21.6%),小学生(33.9%)高于初中生(16.9%)(表 2-5-29、表 2-5-30)。

表 2-5-28 2016 年"学生营养改善计划"重点监测学生血清维生素 A 平均浓度

类型	检测人数	男生		女生		合计	
		均值/(μg/L)	标准差	均值/(μg/L)	标准差	均值/(μg/L)	标准差
小学生	227	310.3	72.5	331.3	66.9	320.0	70.6
初中生	130	367.2	80.5	367.6	68.7	367.4	74.4
合计	357	329.9	79.9	345.3	69.7	337.3	75.5

表 2-5-29 2016 年"学生营养改善计划"重点监测学生维生素 A 缺乏情况

类型	检测人数	男生		女生		合计	
		检出人数	检出率/(%)	检出人数	检出率/(%)	检出人数	检出率/(%)
小学生	227	7	5.7	1	1.0	8	3.5
初中生	130	0	0	0	0	0	0
合计	357	7	3.8	1	0.6	8	2.2

表 2-5-30 2016 年"学生营养改善计划"重点监测学生维生素 A 亚临床缺乏情况

类型	检测人数	男生		女生		合计	
		检出人数	检出率/(%)	检出人数	检出率/(%)	检出人数	检出率/(%)
小学生	227	49	40.2	28	26.7	77	33.9
初中生	130	13	20.3	9	13.6	22	16.9
合计	357	62	33.3	37	21.6	99	27.7

(5)维生素 D 缺乏情况:2016 年,重点监测学生血清 25-OH-D_3 平均浓度为18.3 ng/mL,男生为 19.6 ng/mL,女生为 17.0 ng/mL,小学生为 19.3 ng/mL,初中生为 16.6 ng/mL(表2-5-31)。

2016 年,重点监测学生维生素 D 缺乏率为 2.8%,女生(4.7%)高于男生(1.1%),初中生(5.4%)高于小学生(1.3%);维生素 D 亚临床缺乏率为 61.6%,女生(71.9%)高于男生(52.2%),初中生(71.5%)高于小学生(55.9%)(表 2-5-32、表 2-5-33)。

表 2-5-31 2016 年"学生营养改善计划"重点监测学生血清 25-OH-D_3平均浓度

类型	检测人数	男生		女生		合计	
		均值/(ng/mL)	标准差	均值/(ng/mL)	标准差	均值/(ng/mL)	标准差
小学生	227	20.3	5.1	18.1	4.6	19.3	5.0
初中生	130	18.2	5.8	15.2	3.9	16.6	5.1
合计	357	19.6	5.4	17.0	4.5	18.3	5.2

表 2-5-32　2016 年"学生营养改善计划"重点监测学生维生素 D 缺乏率

类型	检测人数	男生		女生		合计	
		检出人数	检出率/(%)	检出人数	检出率/(%)	检出人数	检出率/(%)
小学生	227	0	0	3	2.9	3	1.3
初中生	130	2	3.1	5	7.6	7	5.4
合计	357	2	1.1	8	4.7	10	2.8

表 2-5-33　2016 年"学生营养改善计划"重点监测学生维生素 D 亚临床缺乏率

类型	检测人数	男生		女生		合计	
		检出人数	检出率/(%)	检出人数	检出率/(%)	检出人数	检出率/(%)
小学生	227	58	47.5	69	65.7	127	55.9
初中生	130	39	60.9	54	81.8	93	71.5
合计	357	97	52.2	123	71.9	220	61.6

6.学生缺勤情况

2016 年度,"学生营养改善计划"监测学校的学生病假缺勤率为 12.9 人日/万人日,其中 2016 年 9 月、10 月、11 月、12 月和 2017 年 3 月、4 月学生的病假缺勤率分别为 8.5 人日/万人日、10.4 人日/万人日、13.7 人日/万人日、14.9 人日/万人日、19.4 人日/万人日、22.0 人日/万人日。除了 2016 年 9 月、11 月外,各月均为病假缺勤率略高于事假缺勤率。值得注意的是,2016 年 11 月由呼吸系统疾病引起的病假缺勤率在所有月份中最高(表 2-5-34,表 2-5-35)。

表 2-5-34　2016 年"学生营养改善计划"监测学生不同组别的缺勤率比较

组别		学校数/所	事假缺勤率/(人日/万人日)	病假缺勤率/(人日/万人日)				合计(人日/万人日)
				消化系统疾病	呼吸系统疾病	其他疾病	小计	
类型	小学	213	8.1	2.5	6.0	4.8	13.3	21.4
	初中	62	31.5	1.1	2.3	8.5	11.9	43.4
	九年一贯制学校	36	5.8	1.2	5.2	3.4	9.8	15.6
所在地	村庄	88	11.4	1.3	5.7	6.3	13.3	24.7
	乡镇	215	13.2	2.3	5.3	5.9	13.5	26.7
	县城	8	2.0	1.8	3.4	1.0	6.2	8.2
供餐模式	食堂供餐	142	19.8	2.9	7.7	8.7	19.3	39.1
	企业供餐	85	4.9	1.9	3.4	1.7	7.0	11.9
	混合供餐	84	5.3	0.9	2.4	3.5	6.8	12.1

组别		学校数/所	事假缺勤率/(人日/万人日)	病假缺勤率/(人日/万人日)				合计(人日/万人日)
				消化系统疾病	呼吸系统疾病	其他疾病	小计	
地区	十堰市	76	6.4	1.1	1.6	2.4	5.1	11.5
	宜昌市	27	3.0	0.8	2.7	6.0	9.5	12.5
	襄阳市	10	3.3	0.8	0.7	2.5	4.0	7.3
	孝感市	30	1.5	0.4	1.2	0.6	2.2	3.7
	黄冈市	84	5.0	1.2	2.3	1.0	4.5	9.5
	恩施州	84	26.7	4.3	11.6	12.3	28.2	54.9
合计		335	11.8	2.1	5.1	5.7	12.9	24.7

表 2-5-35　2016 年"学生营养改善计划"监测学生不同月份的缺勤率比较

组别		学校数/所	事假缺勤率/(人日/万人日)	病假缺勤率/(人日/万人日)				合计(人日/万人日)
				消化系统疾病	呼吸系统疾病	其他疾病	小计	
月份	3 月	125	15.6	3.5	5.5	10.4	19.4	35.0
	4 月	78	16.8	4.5	6.8	10.7	22.0	38.8
	9 月	325	12.1	1.7	3.0	3.8	8.5	20.6
	10 月	317	8.0	1.7	3.9	4.8	10.4	18.4
	11 月	302	14.4	1.8	7.1	4.8	13.7	28.1
	12 月	276	9.7	2.0	6.0	6.9	14.9	24.6

第六节　2017 年度监测结果

1. 基本情况

(1)监测范围:2017 年"学生营养改善计划"监测范围覆盖 26 个地区共计 413 所学校,其中重点监测范围覆盖 2 个地区(恩施市、长阳土家族自治县)共计 11 所学校(7 所小学、4 所初中),共收集到监测地区问卷 26 份,监测学校问卷 317 份。监测学校中以小学占比最高,达 72.7%;九年一贯制学校占比最低,为 5.8%;初中占比为 21.5%。监测学校主要集中在乡镇,占比达 66.2%;其次是村庄,占比为 31.2%;县城仅占 2.5%。

2017 年"学生营养改善计划"收集到 6～17 岁学生体检数据 66334 份,其中包括重点监测学生体检数据 2148 份;收集到重点监测学生调查问卷数据 707 份,血红蛋白数据 2140 份,维生素 A 数据 726 份,维生素 D 数据 726 份。

(2)营养改善主要形式:26 个监测地区中,参加"学生营养改善计划"的学校共计 2926 所,占监测地区中小学学校总数的 94.8%;享受"学生营养改善计划"的学生有 755512 人,寄宿制学生有 387731 人,享受"家庭经济困难寄宿生补助生活费"(简称"一补")的学生有 142530 人,分别占监测地区中小学生总数的 78.0%、40.0%和 14.7%。

　　除"学生营养改善计划"和"一补"经费外,监测地区中有 2 个监测地区受社会组织或企业资助开展了其他形式的学生营养改善工作,开展方式为举办营养与健康培训讲座(33.3%)、为学生提供食物(33.3%)及水、电、燃料、运输费的补贴(33.3%)。

　　26 个监测地区中,有 18 个监测地区为"学生营养改善计划"提供了地方经费,经费主要用于食堂工作人员工资的发放及煤、水、电等费用,其次是食堂建设和营养及食品安全宣教培训。有 3 个监测地区有用于"学生营养改善计划"的地方性膳食营养补助,补助金额分别是利川市每天 4 元/人、长阳土家族自治县每天 0.7 元/人、鹤峰县每天 0.5 元/人。

　　参加"学生营养改善计划"的学校中,采取学校食堂供餐、企业供餐和混合供餐(既有食堂又有企业混合供餐)的学校分别有 1604 所、1161 所和 161 所,占比分别为 54.8%、39.7%、5.5%。

　　参加"学生营养改善计划"的学校中,4 元经费用于提供早餐、中餐或晚餐、部分食物、课间加餐和既提供正餐又提供课间加餐的学校分别有 90 所、1135 所、446 所、1161 所和 135 所,占比分别为 3.1%、38.8%、15.2%、39.7%和 4.6%(图 2-6-1)。

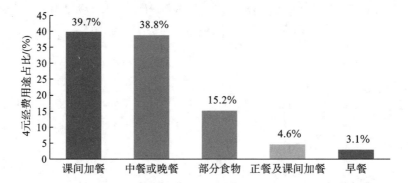

图 2-6-1　2017 年参加"学生营养改善计划"学校的 4 元经费用途情况

　　26 个监测地区中,参加"学生营养改善计划"的全部学校供奶、约 75%的学校供奶、约50%的学校供奶、约 25%的学校供奶及均不供奶的占比分别为 26.9%、15.4%、15.4%、30.8%和 15.4%(图 2-6-2)。在供奶的学校中,84.6%提供的是学生奶。

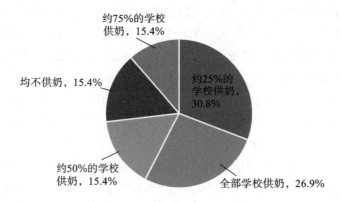

图 2-6-2　2017 年参加"学生营养改善计划"学校供奶占比情况分布

2017 年，监测地区在执行"学生营养改善计划"时面临的困难主要有食品安全问题（69.2%）、食谱设计和食物搭配有困难（65.4%）、食堂设施设备不够（57.7%）、资金不足（50.0%）等（图 2-6-3）。

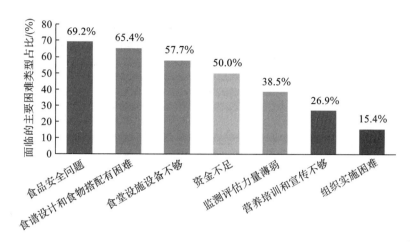

图 2-6-3 2017 年参加"学生营养改善计划"学校面临的主要困难类型

2. 学校供餐

（1）供餐模式：2017 年，51.4% 的"学生营养改善计划"监测学校采用学校食堂供餐，26.5% 为企业供餐，22.1% 为混合供餐（表 2-6-1）。小学食堂供餐的占比（49.8%）低于初中（56.1%），而企业供餐（33.0%）高于初中（13.6%）。襄阳市、恩施州、黄冈市、十堰市监测学校采用食堂供餐的占比分别为 77.8%、76.0%、56.3%、38.1%，孝感市监测学校以企业供餐为主（80.0%），宜昌市监测学校以混合供餐为主（82.6%）（图 2-6-4）。

食堂供餐学校中，62.8% 的学校食堂每天供应 3 顿正餐，其中初中占比最高（92.4%），九年一贯制学校次之（90.0%），小学占比最低（50.2%）；12.9% 的学校每天不供应正餐，其中小学占比最高（17.2%），初中次之（4.5%），九年一贯制学校每天供应正餐（表 2-6-2）。

食堂供餐学校中，学校食堂提供早、中、晚餐的占比分别为 72.9%、86.4% 和 63.4%。不同类型的学校食堂提供三餐的占比存在差异，其中小学提供三餐的占比均低于初中和九年一贯制学校（表 2-6-3）。

表 2-6-1 2017 年"学生营养改善计划"监测学校供餐模式分布

供餐模式	监测学校		监测学校的学生	
	数量/所	占比/（%）	数量/人	占比/（%）
食堂供餐	163	51.4	103984	50.6
企业供餐	84	26.5	59953	29.1
混合供餐	70	22.1	41755	20.3

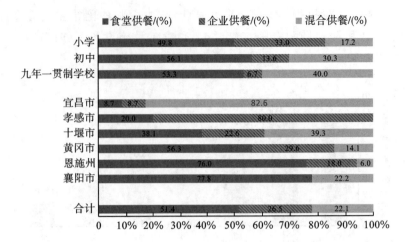

图 2-6-4　2017 年"学生营养改善计划"监测学校供餐模式分布

表 2-6-2　2017 年"学生营养改善计划"监测学校食堂每天供应餐次分布

每天供应 餐次/顿	小学		初中		九年一贯制学校		合计	
	数量/所	占比/(%)	数量/所	占比/(%)	数量/所	占比/(%)	数量/所	占比/(%)
0	38	17.2	3	4.5	0	0	41	12.9
1	43	19.5	2	3.0	0	0	45	14.2
2	29	13.1	0	0	3	10.0	32	10.1
3	111	50.2	61	92.4	27	90.0	199	62.8

表 2-6-3　2017 年"学生营养改善计划"监测学校食堂每天供应早、中、晚三餐情况分布

项目	小学		初中		九年一贯制学校		合计	
	数量/所	占比/(%)	数量/所	占比/(%)	数量/所	占比/(%)	数量/所	占比/(%)
供应早餐	140	63.3	61	92.4	30	100	231	72.9
供应中餐	182	82.4	63	95.5	29	96.7	274	86.4
供应晚餐	112	50.7	61	92.4	28	93.3	201	63.4

　　(2)食堂建设:2017 年,87.1%的"学生营养改善计划"监测学校配备食堂,食堂有餐厅的占比为 97.8%,餐厅有桌和(或)椅的占比为 97.4%。初中配备食堂的占比较高,达95.5%,几乎所有食堂都有餐厅和桌椅;而小学配备食堂的占比仅为 82.8%,餐厅和桌椅的配备占比均低于初中。监测学校中,仅 46.7%的食堂餐厅能同时容纳全部学生就餐。6 个监测市(州)中,孝感市的监测学校配备食堂的占比最低(40.0%),其他市(州)配备占比均达到 90%以上(表 2-6-4、图 2-6-5)。

　　2017 年,"学生营养改善计划"监测学校的学生主要在餐厅就餐的学校占比为 92.8%;另外,有 5.8%的学校学生主要在教室就餐,还有 1.4%的学校学生主要在操场就餐。小学生主要在餐厅就餐的学校占比(90.2%)低于初中生(98.4%),小学、初中和九年一贯制学校均存在学生在教室或操场用餐的情况(表 2-6-5)。宜昌市、襄阳市、黄冈市监测学生主要在餐厅就餐的学校占比分别为100%、100%和95.5%(图 2-6-6)。

表 2-6-4 2017 年"学生营养改善计划"监测学校食堂使用及餐厅设施配套情况

食堂使用及餐厅设施配套	监测学校	
	数量/所	占比/(%)
食堂使用情况		
配备食堂,且在使用	276	87.1
配备食堂,尚未投入使用	0	0
不配备食堂	41	12.9
食堂有餐厅	270	97.8
餐厅是否有桌椅		
没有	7	2.6
只有桌子	0	0
只有椅子	1	0.4
有桌椅	262	97.0
餐厅是否能容纳全部学生就餐		
能	126	46.7
不能	144	53.3
食堂工作人员		
≤5 人	136	49.3
6～10 人	108	39.1
≥11 人	32	11.6

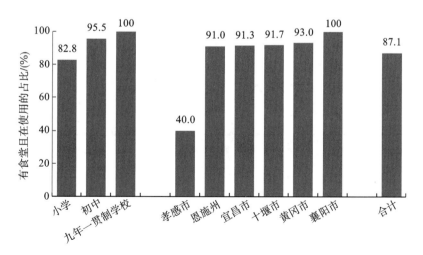

图 2-6-5 2017 年"学生营养改善计划"监测学校有食堂且在使用占比情况

表 2-6-5　2017 年"学生营养改善计划"监测学生就餐地点分布

就餐地点	小学		初中		九年一贯制学校		合计	
	数量/所	占比/(%)	数量/所	占比/(%)	数量/所	占比/(%)	数量/所	占比/(%)
餐厅	165	90.2	62	98.4	29	96.7	256	92.8
教室	14	7.7	1	1.6	1	3.3	16	5.8
宿舍	0	0	0	0	0	0	0	0
操场	4	2.2	0	0	0	0	4	1.4

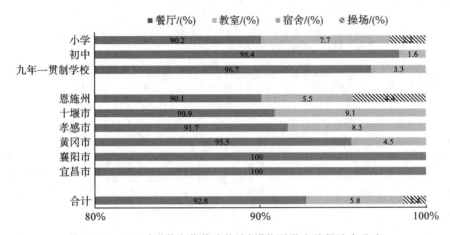

图 2-6-6　2017 年"学生营养改善计划"监测学生就餐地点分布

（3）供餐食谱：2017 年，"学生营养改善计划"监测市（州），87.7%的监测学校由学校工作人员自定食谱，11.2%采用教育局统一提供的食谱，由疾控中心或其他部门协助提供食谱的学校占比为 1.1%（表 2-6-6）。小学和初中食谱来源差别不大，6 个监测市（州）学校均主要由学校工作人员自定食谱（图 2-6-7）。

2017 年，仅有 13.0%的"学生营养改善计划"监测学校使用配餐软件设计食谱，小学使用频率（14.2%）高于初中（9.5%）（表 2-6-7）。

表 2-6-6　2017 年"学生营养改善计划"监测学校食堂食谱制订来源分布

食堂食谱来源	小学		初中		九年一贯制学校		合计	
	数量/所	占比/(%)	数量/所	占比/(%)	数量/所	占比/(%)	数量/所	占比/(%)
学校工作人员自定	157	85.8	59	93.7	26	86.7	242	87.7
教育局统一提供	23	12.6	4	6.3	4	13.3	31	11.2
疾控中心或 其他部门提供	3	1.6	0	0	0	0	3	1.1

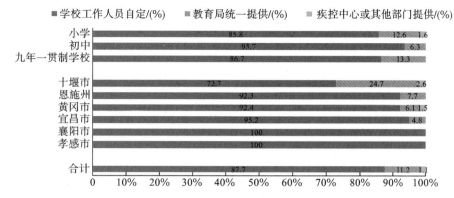

图 2-6-7　2017 年"学生营养改善计划"监测学校食堂食谱制订来源分布

表 2-6-7　2017 年"学生营养改善计划"监测学校配餐软件使用情况分布

配餐软件使用情况	小学		初中		九年一贯制学校		合计	
	数量/所	占比/（%）	数量/所	占比/（%）	数量/所	占比/（%）	数量/所	占比/（%）
使用配餐软件	26	14.2	6	9.5	4	13.3	36	13.0
使用频率								
仅用过 2～3 次	6	23.1	2	33.3	2	50.0	10	27.8
约每月使用 1 次	13	50.0	0	0	2	50.0	15	41.7
约每周使用 1 次	5	19.2	3	50.0	0	0	8	22.2
基本每天使用	2	7.7	1	16.7	0	0	3	8.3

　　(4)供奶情况:2017 年,有 57.1% 的学校供奶,其中小学每周供奶占比较高。6 个监测市(州)中,宜昌市、孝感市、十堰市学校供奶的占比分别为 95.7%、80.0% 和 69.0%。在供奶的学校中,97.2% 提供的是带标志的学生奶(图 2-6-8、表 2-6-8)。

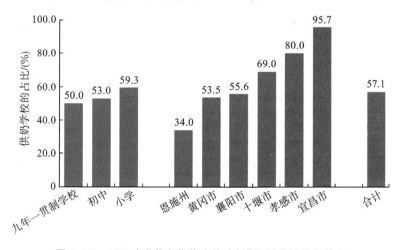

图 2-6-8　2017 年"学生营养改善计划"监测学校供奶情况

表 2-6-8　2017 年"学生营养改善计划"监测学校供奶情况

供奶情况	小学		初中		九年一贯制学校		合计	
	数量/所	占比/（%）	数量/所	占比/（%）	数量/所	占比/（%）	数量/所	占比/（%）
学校提供牛奶	131	59.3	35	53.0	15	50.0	181	57.1
牛奶类型								
市场销售的鲜奶	4	3.1	1	2.9	0	0	5	2.8
带标志的学生奶	127	96.9	34	97.1	15	100	176	97.2

3.健康教育

（1）健康教育课情况：2017 年，"学生营养改善计划"监测学校开设健康教育课并定期上课的占比为 91.2%，其中 80.2% 的上课频率能达到教育部要求的每两周 1 次及以上。6 个监测市（州）中，宜昌市、十堰市、恩施州和襄阳市开设健康教育课并定期上课的监测学校占比分别为 91.3%、94.0%、94.0% 和 100%，但孝感市这一占比仅为 80.0%（表 2-6-9、表 2-6-10、图 2-6-9、图 2-6-10）。

2017 年，"学生营养改善计划"监测学校健康教育课主要是班主任授课（66.7%），其次是其他任课老师（不包括体育老师，后同）授课（18.1%），仅有 7.8% 的监测学校由专职健康教育老师授课。初中由专职健康教育老师和体育老师授课的占比均高于小学，由班主任授课的占比低于小学（表 2-6-11、图 2-6-11）。

表 2-6-9　2017 年"学生营养改善计划"监测学校开设健康教育课情况分布

开设健康教育课情况	小学		初中		九年一贯制学校		合计	
	数量/所	占比/（%）	数量/所	占比/（%）	数量/所	占比/（%）	数量/所	占比/（%）
没开设	3	1.4	3	4.5	0	0	6	1.9
开设,但没上课	2	0.9	0	0	0	0	2	0.6
开设,但没定期上课	14	6.3	5	7.6	1	3.3	20	6.3
开设,并定期上课	202	91.4	58	87.9	29	96.7	289	91.2

表 2-6-10　2017 年"学生营养改善计划"监测学校健康教育课上课频率分布

健康教育课上课频率	小学		初中		九年一贯制学校		合计	
	数量/所	占比/（%）	数量/所	占比/（%）	数量/所	占比/（%）	数量/所	占比/（%）
每月不到 1 次	7	3.2	2	3.2	0	0	9	2.9
每月 1 次	28	13.0	18	28.6	6	20.0	52	16.8
每两周 1 次	57	26.4	15	23.8	9	30.0	81	26.2
每周 1 次	124	57.4	28	44.4	15	50.0	167	54.0

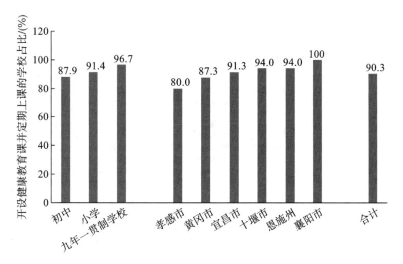

图 2-6-9 2017 年"学生营养改善计划"监测学校开设健康教育课情况并定期上课占比分布

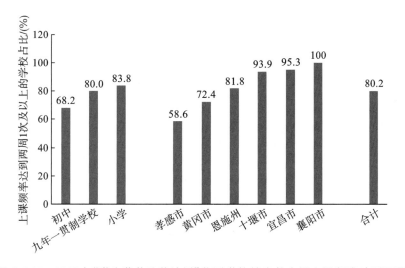

图 2-6-10 2017 年"学生营养改善计划"监测学校健康教育课上课频率达到两周
1 次及以上分布

表 2-6-11 2017 年"学生营养改善计划"监测学校健康教育课授课老师来源分布

授课老师来源	小学		初中		九年一贯制学校		合计	
	数量/所	占比/(%)	数量/所	占比/(%)	数量/所	占比/(%)	数量/所	占比/(%)
专职健康教育老师	13	6.0	11	17.5	0	0	24	7.8
班主任	153	70.8	36	57.1	17	56.7	206	66.7
体育老师	12	5.6	7	11.1	4	13.3	23	7.4
其他任课老师（体育老师除外）	38	17.6	9	14.3	9	30.0	56	18.1

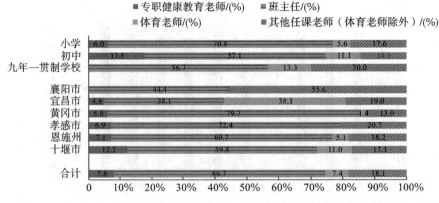

图 2-6-11　2017 年"学生营养改善计划"监测学校健康教育课授课老师来源分布

（2）营养知识水平：2017 年，"学生营养改善计划"恩施市重点监测学生营养知识平均得分为 2.5 分（总分 7 分），小学生（2.2 分）低于初中生（3.2 分）（表 2-6-12、图 2-6-12）。

表 2-6-12　2017 年"学生营养改善计划"恩施市重点监测学生营养知识平均得分情况

类型	男生		女生		合计	
	均值/分	标准差	均值/分	标准差	均值/分	标准差
小学生	2.0	1.2	2.3	1.3	2.2	1.3
初中生	3.2	1.3	3.2	1.3	3.2	1.3
合计	2.4	1.4	2.6	1.4	2.5	1.4

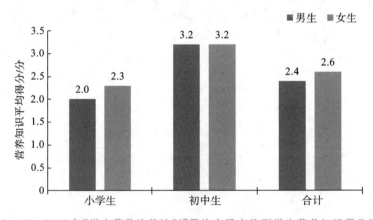

图 2-6-12　2017 年"学生营养改善计划"恩施市重点监测学生营养知识得分情况

4. 膳食摄入

（1）食物摄入情况：2017 年，"学生营养改善计划"恩施市重点监测学生每天摄入肉类（包括猪肉、牛肉、羊肉、鸡肉、鱼、虾等）的学生占比为 21.8%，小学生（15.6%）低于初中生（33.9%），男生（22.3%）与女生（21.3%）基本相当；每天摄入蛋类的学生占比为 9.6%，小学生（10.3%）高于初中生（8.4%），男生（10.7%）高于女生（8.5%）；每天摄入奶的学生占比为

12.0%,小学生(12.2%)与初中生(11.7%)基本相当,男生(13.0%)高于女生(11.1%);每天摄入豆类的学生占比为5.8%,小学生(5.8%)与初中生(5.9%)基本相当,男生(6.8%)高于女生(4.8%)(表2-6-13、图2-6-13)。

每天摄入新鲜蔬菜的学生占比为96.2%,其中每天摄入3种及以上蔬菜的学生占比为43.4%,小学生(46.8%)高于初中生(36.8%),男生(39.4%)低于女生(47.4%);摄入水果每天1次及以上的学生占比为15.8%,小学生(18.2%)高于初中生(11.3%),男生(14.4%)低于女生(17.3%)(表2-6-13、图2-6-13)。

表 2-6-13　2017 年"学生营养改善计划"恩施市重点监测学生食物摄入情况分布

食物摄入情况	小学生		初中生		男生		女生		合计	
	数量/人	占比/(%)	数量/人	占比/(%)	数量/人	占比/(%)	数量/人	占比/(%)	数量/人	占比/(%)
肉类										
基本不摄入	64	13.7	14	5.9	39	11.0	39	11.1	78	11.0
每周 1~3 次	236	50.4	82	34.3	141	39.7	177	50.3	318	45.0
每周 4~6 次	95	20.3	62	25.9	96	27.0	61	17.3	157	22.2
每天 1 次及以上	73	15.6	81	33.9	79	22.3	75	21.3	154	21.8
蛋类										
基本不摄入	83	17.7	48	20.1	70	19.7	61	17.3	131	18.5
每周 1~3 个	267	57.1	126	52.7	178	50.1	215	61.1	393	55.6
每周 4~6 个	70	15.0	45	18.8	69	19.4	46	13.1	115	16.3
每天 1 个及以上	48	10.3	20	8.4	38	10.7	30	8.5	68	9.6
奶类										
每周不到 1 包	119	25.4	58	24.3	100	28.2	77	21.9	177	25.0
每周 1~3 包	220	47.0	112	46.9	153	43.1	179	50.9	332	47.0
每周 4~6 包	72	15.4	41	17.2	56	15.8	57	16.2	113	16.0
每天 1 包及以上	57	12.2	28	11.7	46	13.0	39	11.1	85	12.0
豆类										
基本不摄入	90	19.2	47	19.7	65	18.3	72	20.5	137	19.4
每周 1~3 次	278	59.4	151	63.2	212	59.7	217	61.6	429	60.7
每周 4~6 次	73	15.6	27	11.3	54	15.2	46	13.1	100	14.1
每天 1 次及以上	27	5.8	14	5.9	24	6.8	17	4.8	41	5.8

食物摄入情况	小学生		初中生		男生		女生		合计	
	数量/人	占比/(%)	数量/人	占比/(%)	数量/人	占比/(%)	数量/人	占比/(%)	数量/人	占比/(%)
新鲜蔬菜										
基本不摄入	19	4.1	8	3.3	14	3.9	13	3.7	27	3.8
每天 1 种	73	15.6	40	16.7	66	18.6	47	13.4	113	16.0
每天 2 种	157	33.5	103	43.1	135	38.0	125	35.5	260	36.8
每天 3 种及以上	219	46.8	88	36.8	140	39.4	167	47.4	307	43.4
水果										
基本不摄入	32	6.8	29	12.1	33	9.3	28	8.0	61	8.6
每周 1~3 次	207	44.2	123	51.5	175	49.3	155	44.0	330	46.7
每周 4~6 次	144	30.8	60	25.1	96	27.0	108	30.7	204	28.9
每天 1 次及以上	85	18.2	27	11.3	51	14.4	61	17.3	112	15.8

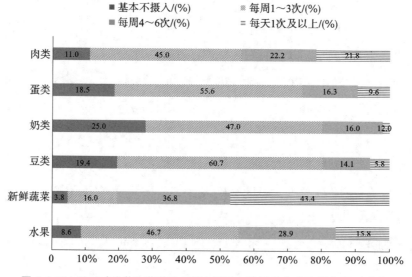

图 2-6-13 2017 年"学生营养改善计划"重点监测学生食物摄入情况分布

(2)零食及饮料:2017 年,"学生营养改善计划"重点监测学生每天摄入 2 次及以上零食的学生占比为 12.2%,小学生(14.5%)高于初中生(7.5%),男生(9.6%)低于女生(14.8%)。最常摄入的零食前四位依次是蔬菜水果(59.8%),饼干、面包等(57.6%),纯牛奶、酸奶等(49.8%)和膨化食品(47.0%)(表 2-6-14、图 2-6-14)。

2017 年,"学生营养改善计划"重点监测学生每天花 3 元及以上买零食的学生人数占比为 39.2%,小学生(31.8%)低于初中生(53.6%),男生(42.5%)高于女生(35.8%)(表2-6-15、图 2-6-15)。

2017 年,"学生营养改善计划"重点监测学生每天摄入 1 次及以上饮料的学生人数占比为19.5%,小学生(23.5%)高于初中生(11.7%),男生(19.7%)与女生(19.3%)基本相当;重点监测学生最常摄入的饮料前四位依次是真果粒等含乳饮料(57.6%)、橙汁等果蔬饮料(34.7%)、可乐等碳酸饮料(30.7%)和杏仁露等植物蛋白饮料(30.4%)(表 2-6-16、图 2-6-16)。

表 2-6-14 2017 年"学生营养改善计划"重点监测学生零食摄入情况分布

零食摄入情况	小学生		初中生		男生		女生		合计	
	数量/人	占比/(%)	数量/人	占比/(%)	数量/人	占比/(%)	数量/人	占比/(%)	数量/人	占比/(%)
摄入零食次数										
每周不到 3 次	137	29.3	99	41.4	118	33.2	118	33.5	236	33.4
每周 4~6 次	163	34.8	91	38.1	138	38.9	116	33.0	254	35.9
每天 1 次	100	21.4	31	13.0	65	18.3	66	18.8	131	18.5
每天 2 次及以上	68	14.5	18	7.5	34	9.6	52	14.8	86	12.2
摄入零食种类										
蔬菜水果	273	58.3	150	62.8	189	53.2	234	66.5	423	59.8
饼干、面包等	237	50.6	170	71.1	189	53.2	218	61.9	407	57.6
纯牛奶、酸奶等	208	44.4	144	60.3	160	45.1	192	54.5	352	49.8
膨化食品	191	40.8	141	59.0	173	48.7	159	45.2	332	47.0
糖果、巧克力等	136	29.1	142	59.4	116	32.7	162	46.0	278	39.3
坚果	150	32.1	91	38.1	125	35.2	116	33.0	241	34.1
干脆面、方便面等	110	23.5	96	40.2	109	30.7	97	27.6	206	29.1
牛肉干、鱼片等	100	21.4	70	29.3	100	28.2	70	19.9	170	24.0
果脯、话梅等水果制品	82	17.5	69	28.9	72	20.3	79	22.4	151	21.4
辣条等面制小食品	56	12.0	67	28.0	61	17.2	62	17.6	123	17.4
豆腐干等豆制品	29	6.2	42	17.6	31	8.7	40	11.4	71	10.0
雪糕、冰棍等冷饮	41	8.8	24	10.0	30	8.5	35	9.9	65	9.2

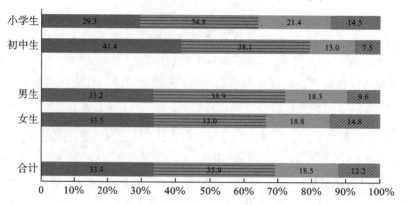

图 2-6-14　2017 年"学生营养改善计划"重点监测学生零食摄入情况分布

表 2-6-15　2017 年"学生营养改善计划"重点监测学生购买零食费用分布

购买零食费用	小学生		初中生		男生		女生		合计	
	数量/人	占比/(%)	数量/人	占比/(%)	数量/人	占比/(%)	数量/人	占比/(%)	数量/人	占比/(%)
不到 0.5 元	39	8.3	20	8.4	31	8.7	28	8.0	59	8.3
0.5 元到小于 1 元	49	10.5	12	5.0	33	9.3	28	8.0	61	8.6
1 元到小于 2 元	143	30.6	34	14.2	82	23.1	95	27.0	177	25.0
2 元到小于 3 元	88	18.8	45	18.8	58	16.3	75	21.3	133	18.8
3 元及以上	149	31.8	128	53.6	151	42.5	126	35.8	277	39.2

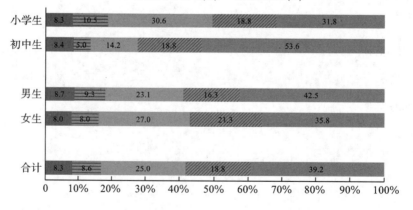

图 2-6-15　2017 年"学生营养改善计划"重点监测学生购买零食费用分布

表 2-6-16 2017 年"学生营养改善计划"重点监测学生摄入饮料情况分布

饮用饮料情况	小学生		初中生		男生		女生		合计	
	数量/人	占比/(%)	数量/人	占比/(%)	数量/人	占比/(%)	数量/人	占比/(%)	数量/人	占比/(%)
摄入饮料次数										
每周不到 3 次	284	60.7	164	68.6	217	61.1	231	65.6	448	63.4
每周 4~6 次	74	15.8	47	19.7	68	19.2	53	15.1	121	17.1
每天 1 次及以上	110	23.5	28	11.7	70	19.7	68	19.3	138	19.5
摄入饮料种类										
含乳饮料	244	52.1	163	68.2	200	56.3	207	58.8	407	57.6
果蔬饮料	156	33.3	89	37.2	114	32.1	131	37.2	245	34.7
碳酸饮料	128	27.4	89	37.2	137	38.6	80	22.7	217	30.7
植物蛋白饮料	148	31.6	67	28.0	94	26.5	121	34.4	215	30.4
固体饮料	124	26.5	84	35.1	91	25.6	117	33.2	208	29.4
茶饮料	127	27.1	76	31.8	118	33.2	85	24.1	203	28.7
特殊功能饮料	40	8.5	38	15.9	52	14.6	26	7.4	78	11.0
简装彩色果味水	37	7.9	23	9.6	32	9.0	28	8.0	60	8.5

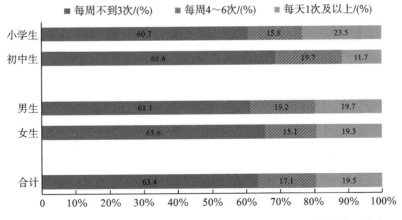

图 2-6-16 2017 年"学生营养改善计划"重点监测学生摄入饮料情况分布

(3)就餐情况:2017 年,95.9%的"学生营养改善计划"重点监测学生每天就餐次数达到 3 顿及以上,小学生(95.5%)和初中生(96.7%)基本相当,男生(96.3%)和女生(95.5%)基本相当(表 2-6-17、图 2-6-17)。

2017 年,82.7%的"学生营养改善计划"重点监测学生能做到每天吃早餐,小学生(85.3%)高于初中生(77.8%),男生(81.1%)低于女生(84.4%)(表 2-6-18、图 2-6-18)。

　　《中国学龄儿童膳食指南(2016)》建议学龄儿童的早餐要做到营养均衡,达到包括谷薯类、蔬菜水果类、鱼禽肉蛋类、奶豆类及坚果4种食物中的3种及以上。2017年,"学生营养改善计划"重点监测学生早餐摄入食物种类达到3种及以上的学生人数占比仅为13.4%,小学生(15.4%)高于初中生(9.6%),男生(13.5%)和女生(13.3%)基本相当(表2-6-19、图2-6-19)。

表 2-6-17　2017年"学生营养改善计划"重点监测学生每天就餐次数分布

每天就餐次数	小学生		初中生		男生		女生		合计	
	数量/人	占比/(%)	数量/人	占比/(%)	数量/人	占比/(%)	数量/人	占比/(%)	数量/人	占比/(%)
1	0	0	0	0	0	0	0	0	0	0
2	21	4.5	8	3.3	13	3.7	16	4.5	29	4.1
≥3	447	95.5	231	96.7	342	96.3	336	95.5	678	95.9

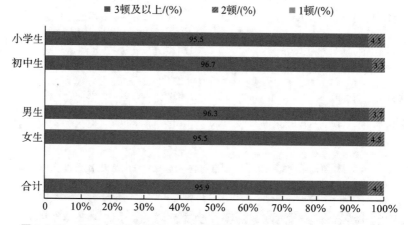

图 2-6-17　2017年"学生营养改善计划"重点监测学生每天就餐次数分布

表 2-6-18　2017年"学生营养改善计划"重点监测学生早餐就餐情况分布

早餐就餐情况	小学生		初中生		男生		女生		合计	
	数量/人	占比/(%)	数量/人	占比/(%)	数量/人	占比/(%)	数量/人	占比/(%)	数量/人	占比/(%)
基本不吃	8	1.7	4	1.7	7	2.0	5	1.4	12	1.7
每周1~2天	17	3.6	9	3.8	13	3.7	13	3.7	26	3.7
每周3~4天	25	5.3	13	5.4	18	5.1	20	5.7	38	5.4
每周5~6天	19	4.1	27	11.3	29	8.2	17	4.8	46	6.5
每天吃	399	85.3	186	77.8	288	81.1	297	84.4	585	82.7

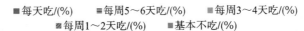

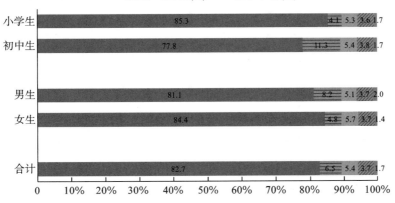

图 2-6-18　2017 年"学生营养改善计划"重点监测学生早餐就餐情况分布

表 2-6-19　2017 年"学生营养改善计划"重点监测学生早餐摄入食物种类分布

早餐摄入食物种类/种	小学生		初中生		男生		女生		合计	
	数量/人	占比/(%)	数量/人	占比/(%)	数量/人	占比/(%)	数量/人	占比/(%)	数量/人	占比/(%)
0	8	1.7	2	0.8	7	2.0	3	0.9	10	1.4
1	211	45.1	70	29.3	139	39.2	142	40.3	281	39.7
2	177	37.8	144	60.3	161	45.4	160	45.5	321	45.4
3	59	12.6	19	7.9	37	10.4	41	11.6	78	11.0
4	13	2.8	4	1.7	11	3.1	6	1.7	17	2.4

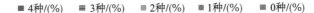

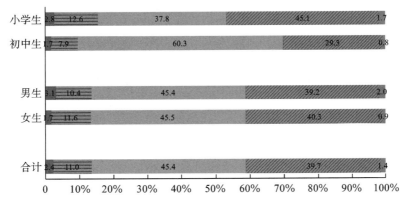

图 2-6-19　2017 年"学生营养改善计划"重点监测学生早餐摄入食物种类分布

5.体格及营养状况

(1)身高和体重:2017年,"学生营养改善计划"监测学生6~16岁男生平均身高为119.7~163.5 cm,女生平均身高为118.7~157.5 cm;男生平均体重为22.8~52.1 kg,女生平均体重为21.9~49.4 kg,多数年龄段男生平均身高、体重高于同年龄段女生(表2-6-20、表2-6-21)。

除6岁、7岁学生外,监测地区男生各年龄段的平均身高均低于2010年全国学生体质与健康状况调研中农村男生相应年龄段的平均水平;除6岁、7岁、8岁、9岁、14岁、15岁学生外,监测地区女生各年龄段的平均身高均低于2010年全国学生体质与健康状况调研中农村女生相应年龄段的平均水平(图2-6-20、图2-6-21)。除6岁、7岁、8岁、9岁、10岁学生外,监测地区男生各年龄段的平均体重均低于2010年全国学生体质与健康状况调研中农村男生相应年龄段的平均水平;除16岁学生外,监测地区女生各年龄段的平均体重均高于2010年全国学生体质与健康状况调研中农村女生相应年龄段的平均水平(图2-6-22、图2-6-23)。

表 2-6-20　2017 年"学生营养改善计划"监测学生平均身高分布

年龄/岁	体检人数	男生		女生		合计	
		均值/cm	标准差	均值/cm	标准差	均值/cm	标准差
6	6497	119.7	6.3	118.7	6.4	119.2	6.4
7	8588	124.2	6.9	123.1	6.6	123.7	6.8
8	9152	129.0	7.4	128.5	7.2	128.8	7.3
9	9039	133.9	8.1	133.8	8.2	133.9	8.1
10	8628	138.8	8.0	139.2	8.2	139.0	8.1
11	7464	144.0	8.1	145.2	8.2	144.6	8.2
12	6089	149.6	8.8	150.5	7.8	150.0	8.4
13	5554	156.2	9.1	154.4	7.1	155.3	8.2
14	4516	162.4	8.4	157.0	6.5	159.8	8.0
15	1599	163.9	8.3	157.8	6.0	161.2	8.0
16~17	208	163.5	7.9	157.5	7.4	161.3	8.2

表 2-6-21 2017 年"学生营养改善计划"监测学生体重分布

年龄/岁	体检人数	男生		女生		合计	
		均值/kg	标准差	均值/kg	标准差	均值/kg	标准差
6	6497	22.8	3.8	21.9	3.3	22.4	3.6
7	8588	25.0	4.8	24.0	4.2	24.5	4.5
8	9152	27.5	5.8	26.6	5.2	27.1	5.5
9	9039	30.4	6.5	29.7	6.3	30.1	6.4
10	8628	33.8	7.8	33.0	7.0	33.4	7.4
11	7464	37.1	8.5	36.8	7.7	37.0	8.1
12	6089	41.1	9.3	41.6	8.4	41.3	8.9
13	5554	46.1	9.9	45.6	8.2	45.9	9.1
14	4516	51.1	9.8	48.5	8.2	49.8	9.1
15	1599	52.2	9.6	49.5	7.6	51.1	8.9
16～17	208	52.1	9.9	49.4	8.4	51.1	9.4

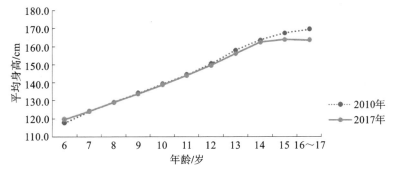

图 2-6-20 2017 年"学生营养改善计划"监测学生男生平均身高
(与 2010 年全国学生体质与健康状况调研中农村男生相应年龄段的平均身高比较)

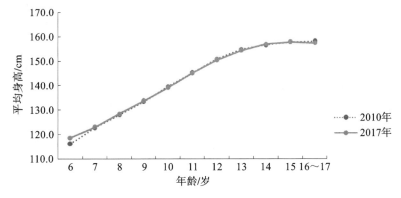

图 2-6-21 2017 年"学生营养改善计划"监测学生女生平均身高
(与 2010 年全国学生体质与健康状况调研中农村女生相应年龄段的平均身高比较)

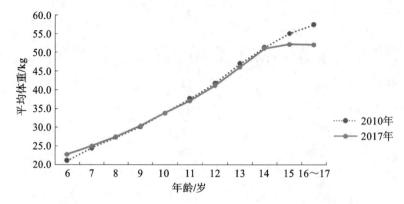

图 2-6-22　2017 年"学生营养改善计划"监测学生男生平均体重
（与 2010 年全国学生体质与健康状况调研中农村男生相应年龄段的平均体重比较）

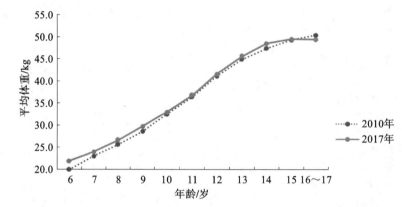

图 2-6-23　2017 年"学生营养改善计划"监测学生女生平均体重
（与 2010 年全国学生体质与健康状况调研中农村女生相应年龄段的平均体重比较）

（2）营养不良与超重/肥胖：2017 年，"学生营养改善计划"监测地区 6～17 岁学生的生长迟缓率和消瘦率分别为 3.8% 和 10.8%。男生营养不良率（16.7%）高于女生（12.1%），小学生（15.3%）高于初中生（10.8%）。"学生营养改善计划"重点监测学生的营养不良率为 7.5%，其中恩施市为 9.3%，长阳土家族自治县为 6.2%（表 2-6-22 至表 2-6-24、图 2-6-24、图 2-6-25）。

"学生营养改善计划"监测学生同时还存在超重/肥胖现象，其中超重率和肥胖率分别为 9.7% 和 6.1%。男生超重/肥胖率（18.1%）高于女生（13.3%），小学生（16.8%）高于初中生（12.6%）。"学生营养改善计划"重点监测学生的超重/肥胖率为 15.2%，其中恩施市为 12.8%，长阳土家族自治县为 17.1%（表 2-6-23 至表 2-6-25、图 2-6-24、图 2-6-25）。

2017 年度，"学生营养改善计划"监测学生的营养状况有一定差别，孝感市和黄冈市的营养不良率均高于 15.0%，分别为 20.8% 和 16.6%。另外，孝感市、黄冈市、十堰市超重/肥胖率分别达到 18.6%、15.8%、15.6%（表 2-6-24、图 2-6-24）。

表2-6-22 2017年"学生营养改善计划"监测学生营养不良情况分布

年龄/岁	男生						女生						合计					
	生长迟缓		消瘦				生长迟缓		消瘦				生长迟缓		消瘦			
			轻度消瘦		中重度消瘦				轻度消瘦		中重度消瘦				轻度消瘦		中重度消瘦	
	例数	占比/(%)	例数	占比/(%)	例数	占比/(%)	例数	占比/(%)	例数	占比/(%)	例数	占比/(%)	例数	占比/(%)	例数	占比/(%)	例数	占比/(%)
6	111	3.3	99	3.0	287	8.6	107	3.4	86	2.7	208	6.6	218	3.4	185	2.8	495	7.6
7	178	4.0	185	4.1	328	7.4	144	3.5	130	3.1	234	5.7	322	3.7	315	3.7	562	6.5
8	202	4.2	208	4.4	369	7.7	143	3.3	186	4.3	282	6.4	345	3.8	394	4.3	651	7.1
9	304	6.5	147	3.2	380	8.2	221	5.0	219	5.0	236	5.4	525	5.8	366	4.0	616	6.8
10	233	5.3	226	5.1	322	7.3	146	3.5	191	4.6	185	4.4	379	4.4	417	4.8	507	5.9
11	136	3.5	289	7.5	242	6.2	124	3.5	158	4.4	182	5.1	260	3.5	447	6.0	424	5.7
12	116	3.7	270	8.5	161	5.1	83	2.8	76	2.6	135	4.6	199	3.3	346	5.7	296	4.9
13	48	1.7	267	9.3	143	5.0	72	2.7	88	3.3	77	2.9	120	2.2	355	6.4	220	4.0
14	25	1.1	230	9.9	86	3.7	40	1.8	72	3.3	92	4.2	65	1.4	302	6.7	178	3.9
15	70	7.8	82	9.1	40	4.5	15	2.1	22	3.1	30	4.3	85	5.3	104	6.5	70	4.4
16~17	22	16.9	15	11.5	12	9.2	6	7.7	3	3.8	5	6.4	28	13.5	18	8.7	17	8.2
合计	1445	4.1	2018	5.8	2370	6.8	1101	3.4	1231	3.8	1666	5.1	2456	3.8	3249	4.8	4036	6.0

表 2-6-23 2017 年"学生营养改善计划"监测学生营养状况分布

项目		体检人数	营养不良		正常		超重/肥胖	
			例数	占比/(%)	例数	占比/(%)	例数	占比/(%)
性别	女	32423	3917	12.1	24569	75.8	4322	13.3
	男	34911	5659	16.2	23397	67.0	6318	18.1
类型	初中	16010	1733	10.8	12308	76.9	2020	12.6
	小学	51324	7843	15.3	35658	69.5	8620	16.8
地区	宜昌市	5321	451	8.5	4065	76.4	811	15.2
	襄阳市	2737	279	10.2	2040	74.5	419	15.3
	十堰市	14058	1538	10.9	10389	73.9	2190	15.6
	恩施州	25803	3817	14.8	18513	71.7	3978	15.4
	黄冈市	12932	2141	16.6	8839	68.3	2039	15.8
	孝感市	6483	1350	20.8	4120	63.6	1203	18.6
合计		67334	9576	14.2	47966	71.2	10640	15.8

表 2-6-24 2017 年"学生营养改善计划"重点监测学生营养状况分布

项目		例数	营养不良		正常		超重/肥胖	
			例数	占比/(%)	例数	占比/(%)	例数	占比/(%)
性别	女	1072	62	5.8	883	82.4	127	11.8
	男	1076	100	9.3	780	72.5	199	18.5
类型	初中	482	30	6.2	397	82.4	55	11.4
	小学	1666	132	7.9	1266	76.0	271	16.3
地区	长阳土家族自治县	1201	74	6.2	923	76.9	205	17.1
	恩施市	947	88	9.3	740	78.1	121	12.8
合计		2148	162	7.5	1663	77.4	326	15.2

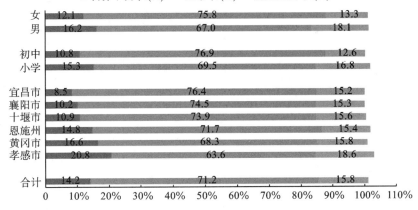

图 2-6-24 2017 年"学生营养改善计划"监测学生营养状况分布

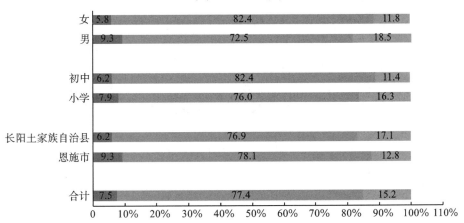

图 2-6-25 2017 年"学生营养改善计划"重点监测学生营养状况分布

表 2-6-25 2017 年"学生营养改善计划"监测学生超重/肥胖情况分布

年龄/岁	男生				女生				合计			
	超重		肥胖		超重		肥胖		超重		肥胖	
	例数	占比/(%)	例数	占比/(%)	例数	占比/(%)	例数	占比/(%)	例数	占比/(%)	例数	占比/(%)
6	501	15.0	360	10.8	340	10.8	201	6.4	841	12.9	561	8.6
7	522	11.7	431	9.7	449	10.9	317	7.7	971	11.3	748	8.7
8	503	10.5	413	8.6	356	8.1	317	7.2	859	9.4	730	8.0
9	533	11.5	351	7.6	363	8.3	276	6.3	896	9.9	627	6.9
10	539	12.1	315	7.1	251	6.0	210	5.0	790	9.2	525	6.1
11	435	11.2	200	5.2	210	5.8	99	2.8	645	8.6	299	4.0

年龄/岁	男生				女生				合计			
	超重		肥胖		超重		肥胖		超重		肥胖	
	例数	占比/(%)	例数	占比/(%)	例数	占比/(%)	例数	占比/(%)	例数	占比/(%)	例数	占比/(%)
12	335	10.6	129	4.1	190	6.5	108	3.7	525	8.6	237	3.9
13	298	10.4	105	3.7	228	8.5	91	3.4	526	9.5	196	3.5
14	188	8.1	67	2.9	187	8.5	61	2.8	375	8.3	128	2.8
15	66	7.3	18	2.0	55	7.8	8	1.1	121	7.6	26	1.6
16~17	7	5.4	2	1.5	4	5.1	1	1.3	11	5.3	3	1.4
合计	3927	11.2	2391	6.8	2633	8.1	1689	5.2	6560	9.7	4080	6.1

（3）贫血：2017 年，"学生营养改善计划"重点监测学生血红蛋白平均水平为 135.1 g/L，其中男生为 136.4 g/L，女生为 133.9 g/L，小学生为 133.4 g/L，初中生为 141.2 g/L，恩施市为 138.4 g/L，长阳土家族自治县为 132.6 g/L（表 2-6-26 至表 2-6-28）。

2017 年，"学生营养改善计划"重点监测学生贫血率为 11.2%，女生（13.2%）高于男生（9.1%），小学生（12.5%）高于初中生（6.5%），恩施市（4.3%）低于长阳土家族自治县（16.5%）（表 2-6-29 至表 2-6-31）。

表 2-6-26　2017 年"学生营养改善计划"重点监测学生血红蛋白水平

类型	检测人数	男生		女生		合计	
		均值/(g/L)	标准差	均值/(g/L)	标准差	均值/(g/L)	标准差
小学生	1660	134.4	10.9	132.4	11.2	133.4	11.1
初中生	480	143.3	9.7	139.0	10.2	141.2	10.1
合计	2140	136.4	11.3	133.9	11.3	135.1	11.4

表 2-6-27　2017 年"学生营养改善计划"恩施市重点监测学生血红蛋白水平

类型	检测人数	男生		女生		合计	
		均值/(g/L)	标准差	均值/(g/L)	标准差	均值/(g/L)	标准差
小学生	701	138.5	11.0	135.7	11.1	137.1	11.1
初中生	236	146.2	10.3	138.5	11.1	142.4	11.4
合计	937	140.4	11.4	136.4	11.1	138.4	11.4

表 2-6-28　2017 年"学生营养改善计划"长阳土家族自治县重点监测学生血红蛋白水平

类型	检测人数	男生		女生		合计	
		均值/(g/L)	标准差	均值/(g/L)	标准差	均值/(g/L)	标准差
小学生	959	131.3	9.8	130.1	10.7	130.7	10.3

类型	检测人数	男生		女生		合计	
		均值/(g/L)	标准差	均值/(g/L)	标准差	均值/(g/L)	标准差
初中生	244	140.5	8.2	139.5	9.2	140.0	8.7
合计	1203	133.3	10.2	131.9	11.0	132.6	10.6

表 2-6-29　2017 年"学生营养改善计划"重点监测学生贫血情况

类型	检测人数	男生		女生		合计	
		检出人数	检出率/(%)	检出人数	检出率/(%)	检出人数	检出率/(%)
小学生	1660	86	10.4	122	14.7	208	12.5
初中生	480	12	4.9	19	8.1	31	6.5
合计	2140	98	9.1	141	13.2	239	11.2

表 2-6-30　2017 年"学生营养改善计划"恩施市重点监测学生贫血情况

类型	检测人数	男生		女生		合计	
		检出人数	检出率/(%)	检出人数	检出率/(%)	检出人数	检出率/(%)
小学生	701	12	3.4	17	4.9	29	4.1
初中生	236	2	1.7	9	7.6	11	4.7
合计	937	14	3.0	26	5.6	40	4.3

表 2-6-31　2017 年"学生营养改善计划"长阳土家族自治县重点监测学生贫血情况

类型	检测人数	男生		女生		合计	
		检出人数	检出率/(%)	检出人数	检出率/(%)	检出人数	检出率/(%)
小学生	959	74	15.5	105	21.8	179	18.7
初中生	244	10	7.9	10	8.5	20	8.2
合计	1203	84	13.9	115	19.2	199	16.5

　　(4)维生素 A 缺乏情况:2017 年,"学生营养改善计划"重点监测学生血清维生素 A 平均浓度为 311.3 μg/L,男生为 306.4 μg/L,女生为 316.3 μg/L,小学生为 305.7 μg/L,初中生为 322.6 μg/L,"学生营养改善计划"恩施市重点监测学生血清维生素 A 平均浓度为 319.4 μg/L,长阳土家族自治县为 303.3 μg/L(表 2-6-32 至表 2-6-34)。

　　2017 年,"学生营养改善计划"重点监测学生维生素 A 缺乏率为 3.0%,男生(2.7%)低于女生(3.4%),小学生(4.1%)高于初中生(0.8%),"学生营养改善计划"长阳土家族自治县重点监测学生维生素 A 缺乏率(3.8%)高于恩施市(2.2%)(表 2-6-35 至表 2-6-37);维生素 A 亚临床缺乏率为 42.0%,男生(44.2%)高于女生(39.8%),小学生(44.8%)高于初中生(36.4%),长阳土家族自治县学生维生素 A 亚临床缺乏率(44.7%)高于恩施市(39.2%)(表 2-6-38 至表 2-6-40)。

表 2-6-32　2017 年"学生营养改善计划"重点监测学生血清维生素 A 平均浓度

类型	检测人数	男生		女生		合计	
		均值/(μg/L)	标准差	均值/(μg/L)	标准差	均值/(μg/L)	标准差
小学生	487	302.0	65.1	309.4	73.8	305.7	69.6
初中生	239	315.1	64.3	330.6	65.4	322.6	65.2
合计	726	306.4	65.0	316.3	71.8	311.3	68.6

表 2-6-33　2017 年"学生营养改善计划"恩施市重点监测学生血清维生素 A 平均浓度

类型	检测人数	男生		女生		合计	
		均值/(μg/L)	标准差	均值/(μg/L)	标准差	均值/(μg/L)	标准差
小学生	240	309.2	66.0	318.2	75.9	313.6	71.0
初中生	117	324.7	67.1	338.3	64.7	331.5	66.0
合计	357	314.2	66.6	324.9	72.8	319.4	69.8

表 2-6-34　2017 年"学生营养改善计划"长阳土家族自治县重点监测学生血清维生素 A 平均浓度

类型	检测人数	男生		女生		合计	
		均值/(μg/L)	标准差	均值/(μg/L)	标准差	均值/(μg/L)	标准差
小学生	247	294.8	63.6	301.1	71.1	298.0	67.4
初中生	122	306.3	60.6	322.9	65.8	314.2	63.4
合计	369	298.7	62.7	308.1	70.0	303.3	66.5

表 2-6-35　2017 年"学生营养改善计划"重点监测学生维生素 A 缺乏情况

类型	检测人数	男生		女生		合计	
		检出人数	检出率/(%)	检出人数	检出率/(%)	检出人数	检出率/(%)
小学生	487	9	3.7	11	4.6	20	4.1
初中生	239	1	0.8	1	0.9	2	0.8
合计	726	10	2.7	12	3.4	22	3.0

表 2-6-36　2017 年"学生营养改善计划"恩施市重点监测学生维生素 A 缺乏情况

类型	检测人数	男生		女生		合计	
		检出人数	检出率/(%)	检出人数	检出率/(%)	检出人数	检出率/(%)
小学生	240	3	2.4	4	3.4	7	2.9
初中生	117	0	0	1	1.7	1	0.9
合计	357	3	1.6	5	2.9	8	2.2

表 2-6-37 2017 年"学生营养改善计划"长阳土家族自治县重点监测学生维生素 A 缺乏情况

类型	检测人数	男生		女生		合计	
		检出人数	检出率/(%)	检出人数	检出率/(%)	检出人数	检出率/(%)
小学生	247	6	4.9	7	5.6	13	5.3
初中生	122	1	1.6	0	0	1	0.8
合计	369	7	3.7	7	3.8	14	3.8

表 2-6-38 2017 年"学生营养改善计划"重点监测学生维生素 A 亚临床缺乏情况

类型	检测人数	男生		女生		合计	
		检出人数	检出率/(%)	检出人数	检出率/(%)	检出人数	检出率/(%)
小学生	487	110	44.7	108	44.8	218	44.8
初中生	239	53	43.1	34	29.3	87	36.4
合计	726	163	44.2	142	39.8	305	42.0

表 2-6-39 2017 年"学生营养改善计划"恩施市重点监测学生维生素 A 亚临床缺乏情况

类型	检测人数	男生		女生		合计	
		检出人数	检出率/(%)	检出人数	检出率/(%)	检出人数	检出率/(%)
小学生	240	51	41.5	52	44.4	103	42.9
初中生	117	25	42.4	12	20.7	37	31.6
合计	357	76	41.8	64	36.6	140	39.2

表 2-6-40 2017 年"学生营养改善计划"长阳土家族自治县重点监测学生维生素 A 亚临床缺乏情况

类型	检测人数	男生		女生		合计	
		检出人数	检出率/(%)	检出人数	检出率/(%)	检出人数	检出率/(%)
小学生	247	59	48.0	56	45.2	115	46.6
初中生	122	28	43.8	22	37.9	50	41.0
合计	369	87	46.5	78	42.9	165	44.7

(5)维生素 D 缺乏情况:2017 年,"学生营养改善计划"重点监测学生血清 25-OH-D$_3$ 平均浓度为 18.4 ng/mL,男生为 20.1 ng/mL,女生为 16.7 ng/mL,小学生为 19.7 ng/mL,初中生为 15.9 ng/mL,"学生营养改善计划"恩施市重点监测学生血清 25-OH-D$_3$ 浓度为 19.9 ng/mL,长阳土家族自治县为 17.0 ng/mL(表 2-6-41 至表 2-6-43)。

2017 年,"学生营养改善计划"重点监测学生维生素 D 缺乏率为 5.0%,男生(1.9%)低于女生(8.1%),初中生(9.6%)高于小学生(2.7%),"学生营养改善计划"长阳土家族自治县重点监测学生维生素 D 缺乏率(7.9%)高于恩施市(2.0%)(表 2-6-44 至表 2-6-46);维生素 D 亚临床缺乏率为 57.9%,女生(67.8%)高于男生(48.2%),初中生(71.1%)高于小学生(51.3%),长阳土家族自治县重点监测学生维生素 D 亚临床缺乏率(62.3%)高于恩施市(53.2%)(表 2-6-47 至表 2-6-49)。

表 2-6-41　2017 年"学生营养改善计划"重点监测学生血清 25-OH-D$_3$平均浓度

类型	检测人数	男生		女生		合计	
		均值/(ng/mL)	标准差	均值/(ng/mL)	标准差	均值/(ng/mL)	标准差
小学生	487	21.6	5.6	17.8	5.2	19.7	5.8
初中生	239	17.1	5.2	14.6	4.1	15.9	4.9
合计	726	20.1	5.9	16.7	5.1	18.4	5.8

表 2-6-42　2017 年"学生营养改善计划"恩施市重点监测学生血清 25-OH-D$_3$平均浓度

类型	检测人数	男生		女生		合计	
		均值/(ng/mL)	标准差	均值/(ng/mL)	标准差	均值/(ng/mL)	标准差
小学生	240	22.6	5.6	19.3	5.3	21.0	5.7
初中生	117	18.7	5.1	16.5	4.3	17.6	4.8
合计	357	21.4	5.7	18.4	5.1	19.9	5.6

表 2-6-43　2017 年"学生营养改善计划"长阳土家族自治县重点监测学生血清 25-OH-D$_3$平均浓度

类型	检测人数	男生		女生		合计	
		均值/(ng/mL)	标准差	均值/(ng/mL)	标准差	均值/(ng/mL)	标准差
小学生	247	20.6	5.5	16.3	4.7	18.4	5.5
初中生	122	15.7	4.9	12.7	2.9	14.2	4.3
合计	369	18.9	5.8	15.1	4.6	17.0	5.5

表 2-6-44　2017 年"学生营养改善计划"重点监测学生维生素 D 缺乏情况

类型	检测人数	男生		女生		合计	
		检出人数	检出率/(%)	检出人数	检出率/(%)	检出人数	检出率/(%)
小学生	487	0	0	13	5.4	13	2.7
初中生	239	7	5.7	16	13.8	23	9.6
合计	726	7	1.9	29	8.1	36	5.0

表 2-6-45　2017 年"学生营养改善计划"恩施市重点监测学生维生素 D 缺乏情况

类型	检测人数	男生		女生		合计	
		检出人数	检出率/(%)	检出人数	检出率/(%)	检出人数	检出率/(%)
小学生	240	0	0	3	2.6	3	1.3
初中生	117	1	1.7	3	5.2	4	3.4
合计	357	1	0.5	6	3.4	7	2.0

表 2-6-46 2017 年"学生营养改善计划"长阳土家自治县重点监测学生维生素 D 缺乏情况

类型	检测人数	男生		女生		合计	
		检出人数	检出率/(%)	检出人数	检出率/(%)	检出人数	检出率/(%)
小学生	247	0	0	10	8.1	10	4.0
初中生	122	6	9.4	13	22.4	19	15.6
合计	369	6	3.2	23	12.6	29	7.9

表 2-6-47 2017 年"学生营养改善计划"重点监测学生维生素 D 亚临床缺乏情况

类型	检测人数	男生		女生		合计	
		检出人数	检出率/(%)	检出人数	检出率/(%)	检出人数	检出率/(%)
小学生	487	97	39.4	153	63.5	250	51.3
初中生	239	81	65.9	89	76.7	170	71.1
合计	726	178	48.2	242	67.8	420	57.9

表 2-6-48 2017 年"学生营养改善计划"恩施市重点监测学生维生素 D 亚临床缺乏情况

类型	检测人数	男生		女生		合计	
		检出人数	检出率/(%)	检出人数	检出率/(%)	检出人数	检出率/(%)
小学生	240	40	32.5	67	57.3	107	44.6
初中生	117	38	64.4	45	77.6	83	70.9
合计	357	78	42.9	112	64.0	190	53.2

表 2-6-49 2017 年"学生营养改善计划"长阳土家自治县重点监测学生维生素 D 亚临床缺乏情况

类型	检测人数	男生		女生		合计	
		检出人数	检出率/(%)	检出人数	检出率/(%)	检出人数	检出率/(%)
小学生	247	57	46.3	86	69.4	143	57.9
初中生	122	43	67.2	44	75.9	87	71.3
合计	369	100	53.5	130	71.4	230	62.3

6.学生缺勤情况

2017 年,"学生营养改善计划"监测学校的学生病假缺勤率为 21.7 人日/万人日,其中九年一贯制学校的学生病假缺勤率最高(24.7 人日/万人日),学校所在地为村庄的学生病假缺勤率高于学校所在地为乡镇和县城的学生病假缺勤率,食堂供餐的学生病假缺勤率高于企业供餐和混合供餐的学生病假缺勤率(表 2-6-50)。所监测的 6 个月中,12 月的学生病假缺勤率(37.6 人日/万人日)高于其他月份。学生 12 月因呼吸系统疾病和其他疾病导致的病假缺勤率高于其他月份,分别为 19.5 人日/万人日和 14.9 人日/万人日(表 2-6-51)。

表 2-6-50 2017 年"学生营养改善计划"监测不同学校学生的缺勤率比较

组别		学校数量/所	事假缺勤率/(人日/万人日)	病假缺勤率/(人日/万人日)				合计(人日/万人日)
				消化系统疾病	呼吸系统疾病	其他疾病	小计	
类型	小学	201	8.3	2.9	10.1	9.0	22.0	30.3
	初中	60	24.6	1.0	6.9	11.3	19.2	43.8
	九年一贯制	28	9.7	1.7	13.1	9.9	24.7	34.5
所在地	村庄	92	15.9	1.5	10.3	12.5	24.3	40.2
	乡镇	189	12.2	2.6	9.2	9.5	21.3	33.5
	县城	8	2.4	1.9	15.3	4.8	22.0	24.4
供餐模式	食堂供餐	156	16.8	2.7	13.3	13.3	29.0	45.8
	企业供餐	78	6.2	2.3	5.3	4.2	11.8	18.0
	混合供餐	55	6.5	1.5	6.0	6.5	14.0	20.5
地区	十堰市	77	7.1	0.6	2.1	4.3	7.0	14.1
	宜昌市	13	3.9	2.0	2.8	29.4	34.2	38.1
	襄阳市	9	11.0	0.9	1.2	1.2	3.3	14.3
	孝感市	30	2.2	1.0	3.2	1.4	5.6	7.8
	黄冈市	63	4.7	0.9	4.2	1.8	6.9	11.6
	恩施州	97	21.2	4.4	18.7	16.3	39.4	60.6
合计		289	12.1	2.4	9.7	9.6	21.7	33.8

表 2-6-51 2017 年"学生营养改善计划"监测不同月份学生的缺勤率比较

组别		学校数量/所	事假缺勤率/(人日/万人日)	病假缺勤率/(人日/万人日)				合计(人日/万人日)
				消化系统疾病	呼吸系统疾病	其他疾病	小计	
月份	3 月	138	15.6	2.8	6.5	8.6	17.9	33.5
	4 月	115	16.5	3.3	4.3	8.4	16.0	32.5
	9 月	284	10.8	1.7	5.2	6.1	13.0	23.8
	10 月	284	9.8	1.8	7.0	8.1	16.9	26.7
	11 月	279	12.3	2.3	9.8	10.0	22.1	34.4
	12 月	275	12.1	3.2	19.5	14.9	37.6	49.7

第七节 2019 年度监测结果

1. 基本情况

(1)监测范围:2019 年,"学生营养改善计划"监测范围覆盖 26 个地区共计 337 所学校,其中重点监测范围覆盖恩施市、罗田县共计 12 所学校(7 所小学、5 所初中),共收集到监测地区问卷 26 份,监测学校问卷 337 份。监测学校中以小学占比最高,占71.8%;九年一贯制学校占比最低,占 8.9%;初中占比 19.3%。监测学校主要集中在乡镇地区,占(68.0%);其次是村庄,占30.6%;县城仅占 1.4%。

2019 年,"学生营养改善计划"收集到 6~17 岁学生体检数据 85710 份,其中包括重点监测学生体检数据 2106 份;收集到重点监测学生调查问卷数据 1599 份,血红蛋白数据 2130 份,维生素 A 数据 718 份,维生素 D 数据 718 份。

(2)营养改善主要形式:26 个监测地区中,参加"学生营养改善计划"的学校共计 2794 所,占监测地区中小学学校总数的 92.8%;享受"学生营养改善计划"的学生有 785157 人,寄宿制学生有 641432 人,享受"家庭经济困难寄宿生补助生活费"(简称"一补")的学生有 502018 人,分别占监测地区中小学生总数的 79.4%、64.9% 和 50.8%。

除"学生营养改善计划"和"一补"经费外,监测地区中有 4 个监测地区受社会组织或企业资助开展了其他形式的学生营养改善工作,方式为举办营养与健康培训讲座(50.0%)、改善学校食堂设施(50.0%)、为学生提供食物(25.0%)及为学生提供助学金、生活补助(25.0%)等。

26 个监测地区中,有 17 个监测地区为"学生营养改善计划"提供了地方经费,经费主要用于食堂工作人员工资的发放及煤、水、电等费用,其次是食堂建设和营养及食品安全宣教培训。2019 年,仅鹤峰县有用于"学生营养改善计划"的地方性膳食营养补助,补助金额为每天 2 元/人。

参加"学生营养改善计划"的学校中,采取学校食堂供餐、企业供餐和混合供餐的学校分别有 1848 所、882 所和 64 所,占比分别为 66.1%、31.6% 和 2.3%。26 个监测地区中,有 8 个地区的监测学校全部采用食堂供餐模式,占比达 30.8%。

参加"学生营养改善计划"的学校中,4 元经费用于提供早餐、中餐、晚餐和课间餐的学校分别有 239 所、1869 所、199 所和 963 所,占比分别为 8.5%、66.8%、7.1% 和 34.4%(图 2-7-1)。

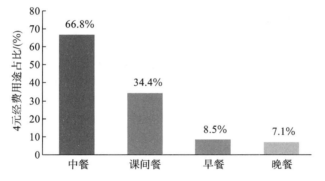

图 2-7-1　2019 年参加"学生营养改善计划"学校的 4 元经费用途情况

26 个监测地区中,参加"学生营养改善计划"的全部学校供奶、约 75% 学校供奶、约 50% 学校供奶、约 25% 学校供奶及均不供奶的占比分别为 23.1%、23.1%、3.8%、26.9% 和 23.1%。在供奶的学校中,95.0% 提供学生奶(图 2-7-2)。

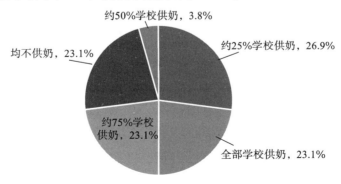

图 2-7-2　2019 年参加"学生营养改善计划"学校供奶占比情况分布

2019 年,监测地区在执行"学生营养改善计划"时面临的主要困难分别有人员不够(76.9%)、资金不足(65.4%)、食堂设施设备不够(57.7%)、食谱设计和食物搭配有困难(57.7%)和食品安全问题(50.0%)等(图 2-7-3)。

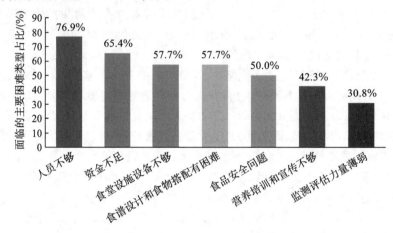

图 2-7-3 2019 年参加"学生营养改善计划"学校面临的主要困难类型

2.学校供餐

(1)供餐模式:2019 年,52.8%的"学生营养改善计划"监测学校采用食堂供餐,20.5%为企业供餐,26.7%为混合供餐(表 2-7-1)。小学食堂供餐的占比(50.3%)低于初中(62.1%),而企业供餐(25.5%)高于初中(7.1%)。黄冈市、恩施州、十堰市监测学校采用食堂供餐的占比分别为 66.8%、62.2%、32.8%,襄阳市全部采用食堂供餐,孝感市则仍以企业供餐为主(80.6%)(图 2-7-4)。

表 2-7-1 2019 年"学生营养改善计划"监测学校供餐模式分布

供餐模式	监测学校		监测学校的学生	
	数量/所	占比/(%)	数量/人	占比/(%)
食堂供餐	178	52.8	131069	54.3
企业供餐	69	20.5	48633	20.2
混合供餐	90	26.7	61587	25.5

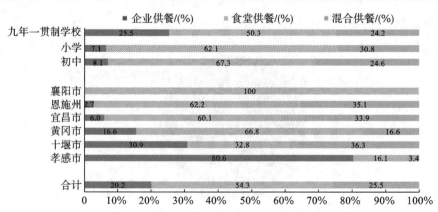

图 2-7-4 2019 年"学生营养改善计划"监测学校供餐模式分布

食堂供餐学校中,65.5%的学校食堂每天供应3顿正餐,其中初中占比最高(90.8%),九年一贯制学校次之(90.0%),小学最低(55.6%);9.5%的学校每天不供应正餐,其中小学占比最高(12.4%),九年一贯制学校次之(3.3%),初中最低(1.5%)(表2-7-2)。

食堂供餐学校中,学校食堂提供早、中、晚餐的占比分别为76.3%、88.4%和65.0%(表2-7-3)。不同类型的学校食堂提供早、中、晚餐的占比存在差异,其中小学提供早、中、晚餐的占比均低于初中和九年一贯制学校。

表2-7-2 2019年"学生营养改善计划"监测学校食堂每天供应餐次分布

每天供应 餐次/顿	小学		初中		九年一贯制学校		合计	
	数量/所	占比/(%)	数量/所	占比/(%)	数量/所	占比/(%)	数量/所	占比/(%)
0	30	12.4	1	1.5	1	3.3	32	9.5
1	49	20.3	2	3.1	0	0	51	15.2
2	28	11.6	3	4.6	2	6.7	33	9.8
3	134	55.6	59	90.8	27	90.0	220	65.5

表2-7-3 2019年"学生营养改善计划"监测学校食堂每天供应早、中、晚三餐情况分布

类别	小学		初中		九年一贯制学校		合计	
	数量/所	占比/(%)	数量/所	占比/(%)	数量/所	占比/(%)	数量/所	占比/(%)
早餐	164	67.8	64	98.5	29	96.7	257	76.3
中餐	208	86.0	61	93.8	29	96.7	298	88.4
晚餐	133	55.0	60	92.3	26	86.7	219	65.0

(2)食堂建设:2019年,88.1%的监测学校配备食堂,食堂有餐厅的占比为95.3%,餐厅有桌椅的占比为98.6%。初中学校配备食堂且在使用的占比较高,达到96.9%,几乎所有食堂都有餐厅和桌椅;而小学配备食堂且在使用的占比仅为84.3%,餐厅和桌椅的配备占比均低于初中。监测学校中,仅42.3%的食堂餐厅能同时容纳全部学生就餐。6个监测市(州)中,孝感市监测学校配备食堂的占比最低(43.3%),其他市(州)配备食堂的占比均达到90%以上(表2-7-4、图2-7-5)。

2019年,监测学校学生主要在餐厅就餐的占比为86.9%;另外,有11.0%监测学校学生主要在教室就餐,还有0.3%和1.7%的监测学校学生主要在宿舍和操场就餐。小学生在餐厅就餐的占比(81.8%)低于初中生(100%),仅有小学存在学生在宿舍、操场用餐的情况(表2-7-5)。黄冈市、恩施州、十堰市监测学生在餐厅就餐的占比分别为74.2%、85.3%和92.8%(图2-7-6)。

表2-7-4 2019年"学生营养改善计划"监测学校食堂使用及餐厅设施配套情况

食堂使用及餐厅设施配套情况	监测学校	
	数量/所	占比/(%)
食堂使用情况		
配备食堂,且在使用	297	88.1
配备食堂,尚未投入使用	3	0.9

食堂使用及餐厅设施配套情况	监测学校	
	数量/所	占比/(%)
不配备食堂	37	11.0
食堂有餐厅	284	95.3
餐厅是否有桌椅		
没有	4	1.4
只有桌子	0	0
只有椅子	0	0
有桌椅	277	98.6
餐厅是否能容纳全部学生就餐		
能	120	42.3
不能	164	57.7
食堂工作人员		
≤5 人	147	50.5
6~10 人	98	33.7
≥11 人	46	15.8

注:"餐厅是否有桌椅"项统计数据存在缺失。

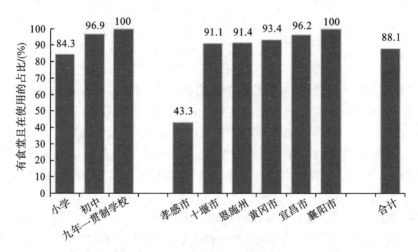

图 2-7-5　2019 年"学生营养改善计划"监测学校有食堂且在使用的占比情况

表 2-7-5　2019 年"学生营养改善计划"监测学生就餐地点分布

就餐地点	小学		初中		九年一贯制学校		合计	
	数量/所	占比/(%)	数量/所	占比/(%)	数量/所	占比/(%)	数量/所	占比/(%)
餐厅	166	81.8	60	100	27	96.4	253	86.9
教室	31	15.3	0	0	1	3.6	32	11.0
宿舍	1	0.5	0	0	0	0	1	0.3
操场	5	2.5	0	0	0	0	5	1.7

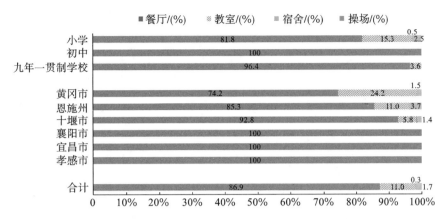

图 2-7-6 2019年"学生营养改善计划"监测学生就餐地点分布

（3）供餐食谱：2019年，"学生营养改善计划"监测学校，90.0％学校食堂由工作人员自定食谱，8.7％学校食堂采用教育局统一提供的食谱，由疾控中心或其他部门协助制订的占比为1.4％（表2-7-6）。小学和初中食谱来源差别不大。6个市（州）监测学校食堂均主要由学校工作人员自定食谱（图2-7-7）。

2019年，仅有8.9％的监测学校使用配餐软件设计食谱，小学（8.7％）低于初中（10.8％）（表2-7-7）。

表 2-7-6 2019年"学生营养改善计划"监测学校食堂食谱制订来源分布

食堂食谱来源	小学		初中		九年一贯制学校		合计	
	数量/所	占比/（％）	数量/所	占比/（％）	数量/所	占比/（％）	数量/所	占比/（％）
食堂工作人员自定	178	88.6	55	91.7	27	96.4	260	90.0
教育局统一提供	20	10.0	4	6.7	1	3.6	25	8.7
疾控中心或其他部门提供	3	1.5	1	1.7	0	0	4	1.4

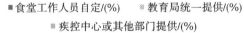
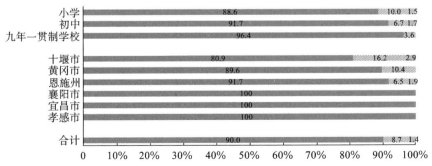

图 2-7-7 2019年"学生营养改善计划"监测学校食堂食谱来源分布

表2-7-7　2019年"学生营养改善计划"监测学校配餐软件使用情况分布

配餐软件使用情况	小学		初中		九年一贯制学校		合计	
	数量/所	占比/(%)	数量/所	占比/(%)	数量/所	占比/(%)	数量/所	占比/(%)
使用配餐软件	21	8.7	7	10.8	2	6.7	30	8.9
使用频率								
仅用过2~3次	4	19.0	0	0	1	50.0	5	16.7
约每月1次	11	52.4	4	57.1	1	50.0	16	53.3
约每周1次	5	23.8	3	42.9	0	0	8	26.7
基本每天都用	1	4.8	0	0	0	0	1	3.3

(4)供奶情况:2019年,有60.4%的学校供奶,其中小学供奶占比较高。6个市(州)中,十堰市、黄冈市、恩施州学校供奶的占比分别为82.3%、51.3%和44.0%(图2-7-8)。在供奶的学校中,96.1%提供的是学生奶(表2-7-8)。

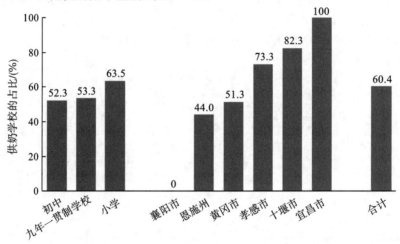

图2-7-8　2019年"学生营养改善计划"监测学校供奶情况

表2-7-8　2019年"学生营养改善计划"监测学校供奶情况

学校供奶情况	小学		初中		九年一贯制学校		合计	
	数量/所	占比/(%)	数量/所	占比/(%)	数量/所	占比/(%)	数量/所	占比/(%)
学校供奶	153	63.5	34	52.3	16	53.3	203	60.4
牛奶类型								
市场销售的鲜奶	4	2.6	1	2.9	0	0	5	2.5
带标志的学生奶	146	95.4	33	97.1	16	100	195	96.1

注:"牛奶类型"项中统计数据存在缺失。

3.健康教育

(1)健康教育课情况:2019年,"学生营养改善计划"监测学校开设健康教育课并定期上课的占比为 89.6%,其中 84.7% 能达到教育部要求的每两周 1 次课及以上。6 个市(州)中,黄冈市、恩施州、十堰市开设健康教育课并定期上课的监测学校占比分别为 80.3%、94.8% 和 92.4%,孝感市的这一占比仅为 75.9%(表 2-7-9、表 2-7-10、图 2-7-9、图 2-7-10)。

2019 年,"学生营养改善计划"监测学校健康教育课主要是班主任授课(63.4%),其次是其他任课老师(不包括体育老师)授课(19.8%)和体育老师授课(7.2%),仅有 9.3% 的监测学校由专职健康教育老师授课。初中由专职健康教育老师和体育老师授课的占比高于小学,由班主任授课的占比低于小学(表 2-7-11、图 2-7-11)。

表 2-7-9 2019 年"学生营养改善计划"监测学校开设健康教育课情况分布

开设健康教育课情况	小学		初中		九年一贯制学校		合计	
	数量/所	占比/(%)	数量/所	占比/(%)	数量/所	占比/(%)	数量/所	占比/(%)
没开设	2	0.8	0	0	0	0	2	0.6
开设,但没上课	1	0.4	0	0	0	0	1	0.3
开设,但没定期上课	24	10.0	5	7.7	3	10.0	32	9.5
开设,并定期上课	214	88.8	60	92.3	27	90.0	301	89.6

表 2-7-10 2019 年"学生营养改善计划"监测学校健康教育课上课频率分布

上课频率	小学		初中		九年一贯制学校		合计	
	数量/所	占比/(%)	数量/所	占比/(%)	数量/所	占比/(%)	数量/所	占比/(%)
每月不到 1 次	2	0.8	1	1.5	0	0	3	0.9
每月 1 次	29	12.2	12	18.5	7	23.3	48	14.4
每两周 1 次	57	23.9	12	18.5	9	30.0	78	23.4
每周 1 次	150	63.0	40	61.5	14	46.7	204	61.3

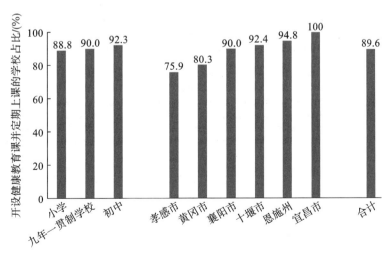

图 2-7-9 2019 年"学生营养改善计划"监测学校开设健康教育课并定期上课占比分布

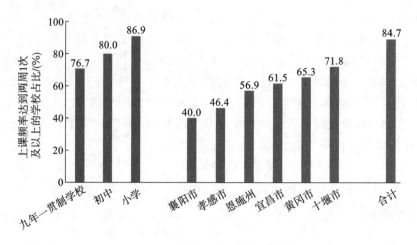

图 2-7-10 2019 年"学生营养改善计划"监测学校健康教育课达到每两周 1 次及以上
上课频率的分布

表 2-7-11 2019 年"学生营养改善计划"监测学校健康教育课授课老师来源分布

授课老师来源	小学		初中		九年一贯制学校		合计	
	数量/所	占比/(%)	数量/所	占比/(%)	数量/所	占比/(%)	数量/所	占比/(%)
专职健康教育老师	17	7.1	12	18.5	2	6.7	31	9.3
班主任	161	67.6	35	53.8	15	50.0	211	63.4
体育老师	13	5.5	9	13.8	2	6.7	24	7.2
卫生老师、校医	0	0	1	1.5	0	0	1	0.3
其他任课老师	47	19.7	8	12.3	11	36.7	66	19.8

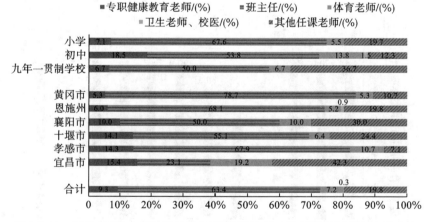

图 2-7-11 2019 年"学生营养改善计划"监测学校健康教育课授课老师来源分布

（2）营养知识水平：2019 年，"学生营养改善计划"监测学生营养知识平均得分为 3.0 分（总分 7 分），小学生（2.7 分）低于初中生（3.6 分），恩施市（2.7 分）低于罗田县（3.3 分）（表 2-7-12 至表 2-7-14、图 2-7-12）。

表 2-7-12　2019 年"学生营养改善计划"重点监测学生营养知识得分情况

类型	男生		女生		合计	
	均值/分	标准差	均值/分	标准差	均值/分	标准差
小学生	2.6	1.7	2.8	1.6	2.7	1.7
初中生	3.5	1.3	3.6	1.3	3.6	1.3
合计	3.0	1.6	3.1	1.6	3.0	1.6

表 2-7-13　2019 年"学生营养改善计划"恩施市重点监测学生营养知识得分情况

类型	男生		女生		合计	
	均值/分	标准差	均值/分	标准差	均值/分	标准差
小学生	2.3	1.5	2.4	1.4	2.3	1.4
初中生	3.5	1.2	3.6	1.2	3.5	1.2
合计	2.7	1.5	2.8	1.4	2.7	1.5

表 2-7-14　2019 年"学生营养改善计划"罗田县重点监测学生营养知识得分情况

类型	男生		女生		合计	
	均值/分	标准差	均值/分	标准差	均值/分	标准差
小学生	3.0	1.8	3.2	1.7	3.1	1.8
初中生	3.5	1.4	3.6	1.4	3.6	1.4
合计	3.2	1.6	3.4	1.6	3.3	1.6

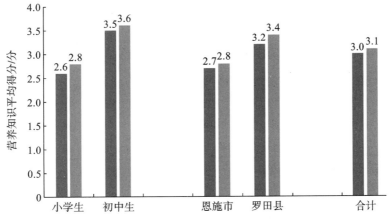

图 2-7-12　2019 年"学生营养改善计划"重点监测学生营养知识得分情况

4. 膳食摄入

(1)食物摄入情况:2019 年,"学生营养改善计划"重点监测学生每天摄入肉类(包括猪肉、牛肉、羊肉、鸡肉、鱼、虾等)的占比为 23.1%,小学生(21.1%)低于初中生(26.3%),男生(27.0%)高于女生(19.1%),恩施市(28.4%)高于罗田县(18.8%);每天摄入蛋类的占比为

12.4%,小学生(13.1%)高于初中生(11.2%),男生(13.6%)高于女生(11.2%),恩施市(12.1%)与罗田县(12.6%)占比相当;每天摄入奶类的占比为21.6%,小学生(23.8%)高于初中生(18.0%),男生(23.8%)高于女生(19.4%),恩施市(15.6%)低于罗田县(26.3%);每天摄入豆类的占比为8.3%,小学生(10.3%)高于初中生(4.9%),男生(8.5%)与女生(8.0%)基本相当,恩施市(7.5%)低于罗田县(8.8%)。

有95.9%的重点监测学生每天摄入蔬菜,其中每天摄入3种及以上蔬菜的占比为39.0%,小学生(46.4%)高于初中生(26.7%),男生(38.5%)与女生(39.6%)基本相当。恩施市和罗田县重点监测学生每天摄入蔬菜的占比分别为96.7%、95.2%,其中每天摄入3种及以上蔬菜的占比分别为41.6%和37.0%。

重点监测学生每天摄入水果的占比为19.3%,小学生(23.0%)高于初中生(13.1%),男生(19.6%)与女生(18.9%)基本相当,恩施市(20.7%)高于罗田县(18.1%)(表2-7-15、图2-7-13、图2-7-14)。

表2-7-15 2019年"学生营养改善计划"重点监测学生食物摄入情况分布

食物摄入情况	小学生		初中生		男生		女生		合计	
	数量/人	占比/(%)	数量/人	占比/(%)	数量/人	占比/(%)	数量/人	占比/(%)	数量/人	占比/(%)
肉类										
每周不到1次	80	8.0	25	4.2	50	6.3	55	6.9	105	6.6
每周1~3次	424	42.4	236	39.6	296	37.0	364	45.7	660	41.4
每周4~6次	285	28.5	178	29.9	238	29.8	225	28.3	463	29.0
每天1次及以上	211	21.1	157	26.3	216	27.0	152	19.1	368	23.1
蛋类										
每周不到1个	157	15.7	83	13.9	109	13.6	131	16.4	240	15.0
每周1~3个	510	50.9	312	52.3	415	51.9	407	51.0	822	51.4
每周4~6个	204	20.4	134	22.5	167	20.9	171	21.4	338	21.2
每天1个及以上	131	13.1	67	11.2	109	13.6	89	11.2	198	12.4
奶类										
每周不到1包	182	18.2	78	13.1	134	16.8	126	15.8	260	16.3
每周1~3包	396	39.5	219	36.8	282	35.3	333	41.8	615	38.5
每周4~6包	186	18.6	191	32.1	194	24.3	183	23.0	377	23.6
每天1包及以上	238	23.8	107	18.0	190	23.8	155	19.4	345	21.6
豆类										
每周不到1次	194	19.4	108	18.1	149	18.6	153	19.2	302	18.9
每周1~3次	561	56.0	372	62.4	461	57.6	472	59.1	933	58.4
每周4~6次	144	14.4	87	14.6	122	15.3	109	13.7	231	14.5
每天1次及以上	103	10.3	29	4.9	68	8.5	64	8.0	132	8.3

续表

食物摄入情况	小学生		初中生		男生		女生		合计	
	数量/人	占比/(%)	数量/人	占比/(%)	数量/人	占比/(%)	数量/人	占比/(%)	数量/人	占比/(%)
蔬菜										
基本不摄入	33	3.3	33	5.5	38	4.8	28	3.5	66	4.1
每天 1 种	113	11.3	123	20.6	129	16.1	107	13.4	236	14.8
每天 2 种	391	39.0	281	47.1	325	40.6	347	43.5	672	42.1
每天 3 种及以上	465	46.4	159	26.7	308	38.5	316	39.6	624	39.0
水果										
每周不到 1 次	74	7.4	85	14.3	99	12.4	60	7.5	159	9.9
每周 1~3 次	384	38.3	275	46.1	325	40.6	334	41.9	659	41.2
每周 4~6 次	314	31.3	158	26.5	219	27.4	253	31.7	472	29.5
每天 1 次及以上	230	23.0	78	13.1	157	19.6	151	18.9	308	19.3

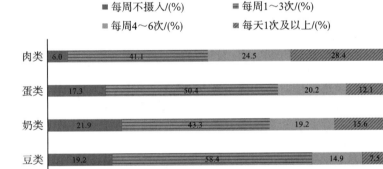

图 2-7-13 2019 年"学生营养改善计划"恩施市重点监测学生食物摄入情况分布

(2)零食及饮料:2019 年,"学生营养改善计划"重点监测学生每天摄入 2 次及以上零食的占比为 18.3%,小学生(17.3%)低于初中生(20.0%),男生(17.5%)低于女生(19.0%),恩施市(11.5%)低于罗田县(23.6%)。学生最常摄入的零食前四位依次是饼干、面包等(60.6%),纯牛奶、酸奶等(54.3%),蔬菜水果(54.1%)和膨化食品(40.7%)(表 2-7-16、图 2-7-15)。

2019 年,"学生营养改善计划"监测学生每天花 3 元及以上购买零食的占比为 38.1%,小学生(26.2%)低于初中生(58.2%),男生(38.5%)与女生(37.8%)基本相当,恩施市(44.0%)高于罗田县(33.5%)(表 2-7-17、图 2-7-16)。

2019 年,"学生营养改善计划"监测学生每天摄入 1 次及以上饮料的占比为 19.6%,

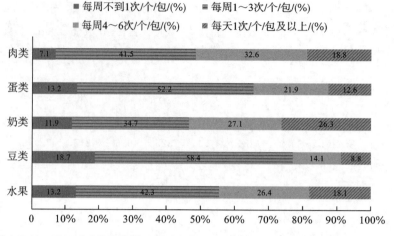

图 2-7-14 2019 年"学生营养改善计划"罗田县重点监测学生食物摄入情况分布

小学生（21.1%）高于初中生（17.3%），男生（22.5%）高于女生（16.8%），恩施市（17.6%）低于罗田县（21.2%）（图 2-7-17）。学生最常喝的饮料前四位依次是真果粒等含乳饮料（47.9%）、冰红茶等茶饮料（36.6%）、可乐等碳酸饮料（36.1%）和橙汁等果蔬饮料（34.0%）（表 2-7-18）。

表 2-7-16 2019 年"学生营养改善计划"重点监测学生零食摄入情况分布

零食摄入情况	小学生		初中生		男生		女生		合计	
	数量/人	占比/(%)	数量/人	占比/(%)	数量/人	占比/(%)	数量/人	占比/(%)	数量/人	占比/(%)
摄入零食次数										
每周不到 3 次	449	44.8	196	32.9	330	41.3	315	39.5	645	40.4
每周 4~6 次	201	20.1	203	34.1	205	25.6	199	24.9	404	25.3
每天 1 次	179	17.9	78	13.1	125	15.6	132	16.5	257	16.1
每天 2 次及以上	173	17.3	119	20.0	140	17.5	152	19.0	292	18.3
摄入零食种类										
饼干、面包等	534	53.3	434	72.8	440	55.0	528	66.2	968	60.6
纯牛奶、酸奶等	506	50.5	362	60.7	397	49.6	471	59.0	868	54.3
蔬菜、水果	573	57.2	291	48.8	382	47.8	482	60.4	864	54.1
膨化食品	344	34.3	307	51.5	340	42.5	311	39.0	651	40.7
雪糕、冰棍等冷饮	365	36.4	203	34.1	289	36.1	279	35.0	568	35.5
糖果、巧克力等	283	28.2	274	46.0	261	32.6	296	37.1	557	34.9

零食摄入情况	小学生 数量/人	小学生 占比/(%)	初中生 数量/人	初中生 占比/(%)	男生 数量/人	男生 占比/(%)	女生 数量/人	女生 占比/(%)	合计 数量/人	合计 占比/(%)
干脆面、方便面等	300	29.9	256	43.0	301	37.6	255	32.0	556	34.8
坚果	239	23.9	142	23.8	201	25.1	180	22.6	381	23.8
牛肉干、鱼片等	203	20.3	188	31.5	232	29.0	159	19.9	391	24.5
辣条等面制小食品	168	16.8	224	37.6	208	26.0	184	23.1	392	24.5
果脯、话梅等水果制品	204	20.4	184	30.9	174	21.8	214	26.8	388	24.3
豆腐干等豆制品	153	15.3	148	24.8	157	19.6	144	18.0	301	18.8

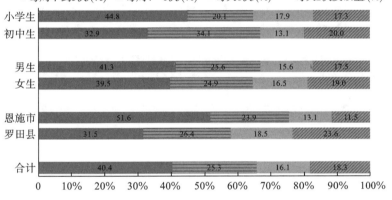

图 2-7-15　2019 年"学生营养改善计划"重点监测学生零食摄入情况分布

表 2-7-17　2019 年"学生营养改善计划"重点监测学生购买零食费用分布

购买零食费用	小学生 数量/人	小学生 占比/(%)	初中生 数量/人	初中生 占比/(%)	男生 数量/人	男生 占比/(%)	女生 数量/人	女生 占比/(%)	合计 数量/人	合计 占比/(%)
不到 0.5 元	114	11.4	24	4.0	70	8.8	68	8.5	138	8.6
0.5 元到小于 1 元	98	9.8	17	2.9	61	7.6	54	6.8	115	7.2
1 元到小于 2 元	322	32.2	55	9.2	186	23.3	191	24.0	377	23.6
2 元到小于 3 元	205	20.5	153	25.7	175	21.9	183	23.0	358	22.4
3 元及以上	262	26.2	347	58.2	308	38.5	301	37.8	609	38.1

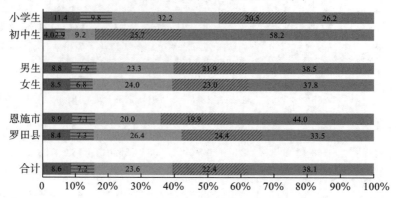

图 2-7-16　2019 年"学生营养改善计划"重点监测学生购买零食费用分布

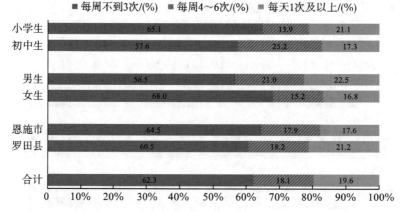

图 2-7-17　2019 年"学生营养改善计划"重点监测学生摄入饮料情况分布

表 2-7-18　2019 年"学生营养改善计划"重点监测学生摄入饮料情况分布

摄入饮料情况	小学生 数量/人	占比/(%)	初中生 数量/人	占比/(%)	男生 数量/人	占比/(%)	女生 数量/人	占比/(%)	合计 数量/人	占比/(%)
摄入饮料次数										
每周不到 3 次	652	65.1	343	57.6	452	56.5	543	68.0	995	62.3
每周 4～6 次	139	13.9	150	25.2	168	21.0	121	15.2	289	18.1
每天 1 次及以上	211	21.1	103	17.3	180	22.5	134	16.8	314	19.6
摄入饮料种类										
含乳饮料	451	45.0	314	52.7	344	43.0	421	52.8	765	47.9
茶饮料	308	30.7	277	46.5	309	38.6	276	34.6	585	36.6
碳酸饮料	297	29.6	280	47.0	357	44.6	220	27.6	577	36.1
果蔬饮料	355	35.4	188	31.5	244	30.5	299	37.5	543	34.0
固体饮料	279	27.8	222	37.2	217	27.1	284	35.6	501	31.4

摄入饮料情况	小学生		初中生		男生		女生		合计	
	数量/人	占比/(%)	数量/人	占比/(%)	数量/人	占比/(%)	数量/人	占比/(%)	数量/人	占比/(%)
植物蛋白饮料	284	28.3	131	22.0	177	22.1	238	29.8	415	26.0
特殊功能饮料	136	13.6	100	16.8	162	20.3	74	9.3	236	14.8
简装彩色果味水	104	10.4	68	11.4	90	11.3	82	10.3	172	10.8

(3)就餐情况:2019年,94.5%"学生营养改善计划"重点监测学生每天就餐次数达到3顿及以上,小学生(94.1%)和初中生(95.1%)基本一致,男生(95.2%)高于女生(93.9%),恩施市(94.2%)和罗田县(94.7%)基本一致(表2-7-19、图2-7-18)。

2019年,79.7%"学生营养改善计划"重点监测学生能做到每天吃早餐,小学生(83.9%)高于初中生(72.5%),男生(80.0%)和女生(79.3%)基本一致,恩施市(81.5%)高于罗田县(78.2%)(表2-7-20、图2-7-19)。

《中国学龄儿童膳食指南(2016)》建议学龄儿童的早餐要做到营养均衡,达到包括谷薯类、蔬菜水果类、鱼禽肉蛋类、奶豆类及坚果4种食物中的3种及以上。2019年,"学生营养改善计划"重点监测学生早餐种类达到3种及以上的占比仅为22.7%,小学生(25.8%)高于初中生(17.6%),男生(25.9%)高于女生(19.6%),恩施市(22.3%)和罗田县(23.0%)基本一致(表2-7-21、图2-7-20)。

表2-7-19　2019年"学生营养改善计划"重点监测学生每天就餐次数分布

每天就餐次数	小学生		初中生		男生		女生		合计	
	数量/人	占比/(%)	数量/人	占比/(%)	数量/人	占比/(%)	数量/人	占比/(%)	数量/人	占比/(%)
1	11	1.1	4	0.7	6	0.8	9	1.1	15	0.9
2	48	4.8	25	4.2	33	4.1	40	5.0	73	4.6
≥3	943	94.1	567	95.1	761	95.2	749	93.9	1510	94.5

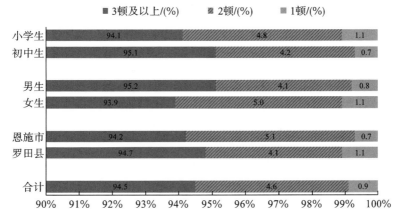

图2-7-18　2019年"学生营养改善计划"重点监测学生每天就餐次数分布

表 2-7-20　2019 年"学生营养改善计划"重点监测学生早餐就餐情况分布

早餐就餐情况	小学生		初中生		男生		女生		合计	
	数量/人	占比/(%)	数量/人	占比/(%)	数量/人	占比/(%)	数量/人	占比/(%)	数量/人	占比/(%)
基本不吃	19	1.9	5	0.8	11	1.4	13	1.6	24	1.5
每周 1~2 天	35	3.5	18	3.0	27	3.4	26	3.3	53	3.3
每周 3~4 天	47	4.7	59	9.9	43	5.4	63	7.9	106	6.6
每周 5~6 天	60	6.0	82	13.8	79	9.9	63	7.9	142	8.9
每天吃	841	83.9	432	72.5	640	80.0	633	79.3	1273	79.7

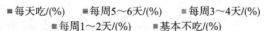

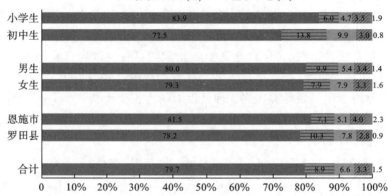

图 2-7-19　2019 年"学生营养改善计划"重点监测学生早餐就餐情况分布

表 2-7-21　2019 年"学生营养改善计划"重点监测学生早餐摄入食物种类分布

摄入食物种类/种	小学生		初中生		男生		女生		合计	
	数量/人	占比/(%)	数量/人	占比/(%)	数量/人	占比/(%)	数量/人	占比/(%)	数量/人	占比/(%)
0	4	0.4	4	0.7	4	0.5	4	0.5	8	0.5
1	500	49.9	248	41.6	368	46.0	380	47.6	748	46.8
2	240	24.0	239	40.1	221	27.6	258	32.3	479	30.0
3	154	15.4	80	13.4	137	17.1	97	12.2	234	14.6
4	104	10.4	25	4.2	70	8.8	59	7.4	129	8.1

5.体格及营养状况

(1)身高和体重:2019 年,"学生营养改善计划"监测地区 6~17 岁男生平均身高为 120.2~163.4 cm,女生平均身高为 119.2~158.8 cm;男生平均体重为 22.8~52.9 kg,女生平均体重为 22.1~51.2 kg,多数年龄段男生平均身高、体重高于同年龄段女生(表 2-7-22、表 2-7-23)。

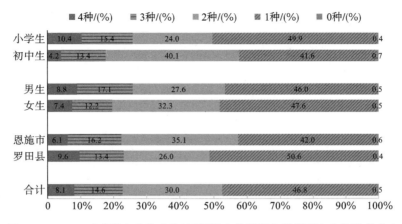

图 2-7-20　2019 年"学生营养改善计划"重点监测学生早餐摄入食物种类分布

除 6 岁学生外,"学生营养改善计划"监测地区男生各年龄段的平均身高、体重均低于 2010 年全国学生体质与健康状况调研中农村男生相应年龄段的平均水平。除 6 岁、14 岁、15 岁、16~17 岁学生外,监测地区女生各年龄段的平均身高均低于 2010 年全国学生体质与健康状况调研中农村女生相应年龄段的平均水平;除 6 岁、7 岁、8 岁、9 岁、14 岁、15 岁、16~17 岁学生外,监测地区女生各年龄段的平均体重均低于 2010 年全国学生体质与健康状况调研中农村女生相应年龄段的平均水平(图 2-7-21 至图 2-7-24)。

表 2-7-22　2019 年"学生营养改善计划"监测学生平均身高分布

年龄/岁	体检人数	男生		女生		合计	
		均值/cm	标准差	均值/cm	标准差	均值/cm	标准差
6	4333	120.2	5.9	119.2	5.9	119.7	5.9
7	10989	122.8	6.4	122.3	6.4	122.5	6.4
8	11304	128.1	7.0	127.4	6.9	127.8	7.0
9	11839	133.1	7.3	132.8	7.2	132.9	7.3
10	11749	138.2	7.6	138.5	7.9	138.3	7.8
11	10684	143.4	8.1	144.4	8.2	143.9	8.2
12	9260	148.6	8.6	149.6	7.8	149.1	8.2
13	5845	154.6	9.0	153.8	7.4	154.2	8.3
14	5583	160.3	8.5	156.7	6.6	158.6	7.9
15	3497	162.8	8.1	158.3	6.6	160.7	7.8
16~17	627	163.4	7.8	158.8	6.7	161.7	7.8

表 2-7-23　2019 年"学生营养改善计划"监测学生平均体重分布

年龄/岁	体检人数	男生		女生		合计	
		均值/kg	标准差	均值/kg	标准差	均值/kg	标准差
6	4333	22.8	3.5	22.1	3.4	22.4	3.5
7	10989	23.9	4.2	23.2	3.8	23.6	4.0
8	11304	26.7	5.0	25.8	4.4	26.2	4.7
9	11839	29.6	5.8	28.7	5.4	29.2	5.6
10	11749	32.6	6.8	32.0	6.4	32.3	6.6
11	10684	36.1	7.7	36.1	7.5	36.1	7.6
12	9260	40.0	8.5	40.4	7.8	40.2	8.2
13	5845	44.9	9.1	44.6	8.0	44.8	8.6
14	5583	49.7	8.9	48.2	7.4	49.0	8.3
15	3497	52.4	8.6	49.5	7.1	51.0	8.1
16～17	627	52.9	8.5	51.2	6.8	52.3	8.0

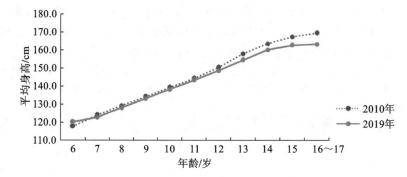

图 2-7-21　2019 年"学生营养改善计划"监测学生男生平均身高
（与 2010 年全国学生体质与健康状况调研中农村男生相应年龄段的平均身高比较）

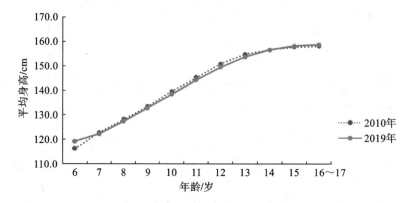

图 2-7-22　2019 年"学生营养改善计划"监测学生女生平均身高
（与 2010 年全国学生体质与健康状况调研中农村女生相应年龄段的平均身高比较）

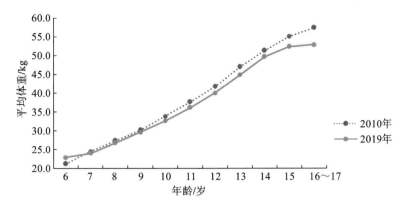

图 2-7-23　2019 年"学生营养改善计划"监测学生男生平均体重

（与 2010 年全国学生体质与健康状况调研中农村男生相应年龄段的平均体重比较）

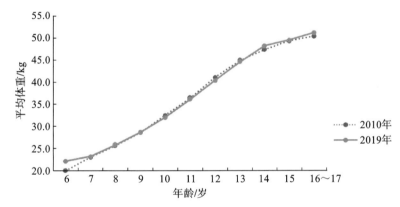

图 2-7-24　2019 年"学生营养改善计划"监测学生女生平均体重

（与 2010 年全国学生体质与健康状况调研中农村女生相应年龄段的平均体重比较）

（2）营养不良与超重/肥胖：2019 年，"学生营养改善计划"监测学生的生长迟缓率和消瘦率分别为 4.1% 和 12.3%。男生营养不良率（18.2%）高于女生（13.3%），小学生（16.9%）高于初中生（12.0%）。"学生营养改善计划"重点监测学生的营养不良率为 16.7%，其中恩施市为 19.9%，罗田县为 14.1%（表 2-7-24 至表 2-7-26、图 2-7-25、图 2-7-26）。

"学生营养改善计划"监测学生同时还存在超重/肥胖现象，其中超重率和肥胖率分别为 9.0% 和 4.4%。男生超重/肥胖率（15.4%）高于女生（11.1%），小学生（13.9%）高于初中生（11.2%）。"学生营养改善计划"重点监测学生的超重/肥胖率为 9.7%，其中恩施市为 9.5%，罗田县为 9.9%（表 2-7-25 至表 2-7-27、图 2-7-25、图 2-7-26）。

2019 年，"学生营养改善计划"监测学生的营养状况有一定差别，孝感市、黄冈市和恩施州的营养不良率均高于 15.0%，分别为 21.9%、17.4% 和 16.0%。同时，宜昌市、孝感市的超重/肥胖率分别达到 19.0%、15.7%（表 2-7-26、图 2-7-25）。

表2-7-24 2019年"学生营养改善计划"监测学生营养不良情况分布

年龄/岁	男生						女生						合计					
	生长迟缓		消瘦				生长迟缓		消瘦				生长迟缓		消瘦			
			轻度消瘦		中重度消瘦				轻度消瘦		中重度消瘦				轻度消瘦		中重度消瘦	
	例数	占比/(%)	例数	占比/(%)	例数	占比/(%)	例数	占比/(%)	例数	占比/(%)	例数	占比/(%)	例数	占比/(%)	例数	占比/(%)	例数	占比/(%)
6	53	2.4	106	4.9	165	7.6	45	2.1	58	2.7	124	5.8	98	2.3	164	3.8	289	6.7
7	225	3.9	338	5.9	546	9.5	155	3.0	255	4.9	383	7.3	380	3.5	593	5.4	929	8.5
8	282	4.8	303	5.2	520	8.9	208	3.8	270	5.0	348	6.4	490	4.3	573	5.1	868	7.7
9	364	5.9	260	4.2	507	8.2	230	4.1	333	5.9	329	5.8	594	5.0	593	5.0	836	7.1
10	370	6.1	385	6.4	521	8.6	229	4.0	320	5.6	332	5.8	599	5.1	705	6.0	853	7.3
11	242	4.4	407	7.3	429	7.7	191	3.7	247	4.8	294	5.7	433	4.1	654	6.1	723	6.8
12	184	3.8	493	10.1	298	6.1	136	3.1	196	4.5	198	4.5	320	3.5	689	7.4	496	5.4
13	78	2.6	298	9.9	123	4.1	110	3.9	108	3.8	95	3.4	188	3.2	406	6.9	218	3.7
14	71	2.4	284	9.6	104	3.5	70	2.7	93	3.5	81	3.1	141	2.5	377	6.8	185	3.3
15	169	8.9	148	7.8	81	4.3	44	2.8	58	3.6	68	4.3	213	6.1	206	5.9	149	4.3
16~17	72	18.2	40	10.1	18	4.5	9	3.9	8	3.5	8	3.5	81	12.9	48	7.7	26	4.1
合计	2110	4.7	3062	6.8	3312	7.4	1427	3.5	1946	4.8	2260	5.5	3537	4.1	5008	5.8	5572	6.5

表 2-7-25　2019 年"学生营养改善计划"监测学生营养状况分布

项目		体检人数	营养不良		正常		超重/肥胖	
			例数	占比/(%)	例数	占比/(%)	例数	占比/(%)
性别	女	40987	5461	13.3	31268	76.3	4549	11.1
	男	44781	8155	18.2	30160	67.3	6904	15.4
类型	初中	17511	2093	12.0	13527	77.2	1968	11.2
	小学	68257	11523	16.9	47901	70.2	9485	13.9
地区	宜昌市	4085	408	10.0	2908	71.2	777	19.0
	襄阳市	2806	284	10.1	2148	76.6	376	13.4
	十堰市	17311	2494	14.4	12678	73.2	2214	12.8
	恩施州	40129	6439	16.0	29004	72.3	5086	12.7
	黄冈市	15645	2721	17.4	10897	69.7	2091	13.4
	孝感市	5792	1270	21.9	3793	65.5	909	15.7
合计		85768	13616	15.9	61428	71.6	11453	13.4

表 2-7-26　2019 年"学生营养改善计划"重点监测学生营养状况分布

项目		体检人数	营养不良		正常		超重/肥胖	
			例数	占比/(%)	例数	占比/(%)	例数	占比/(%)
性别	女	1051	153	14.6	817	77.7	81	7.7
	男	1055	199	18.9	734	69.6	123	11.7
类型	初中	589	44	7.5	486	82.5	59	10.0
	小学	1517	308	20.3	1065	70.2	145	9.6
地区	罗田县	1167	165	14.1	887	76.0	115	9.9
	恩施市	939	187	19.9	664	70.7	89	9.5
合计		2106	352	16.7	1551	73.6	204	9.7

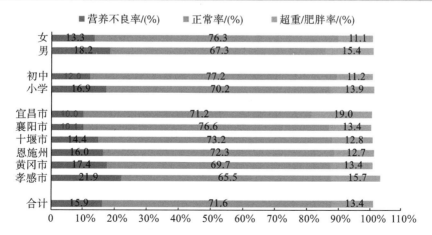

图 2-7-25　2019 年"学生营养改善计划"监测学生营养状况分布

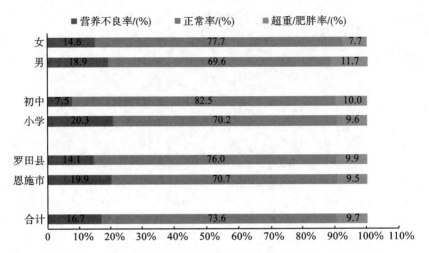

图 2-7-26　2019 年"学生营养改善计划"重点监测学生营养状况分布

表 2-7-27　2019 年"学生营养改善计划"监测学生超重/肥胖情况分布

年龄/岁	男生				女生				合计			
	超重		肥胖		超重		肥胖		超重		肥胖	
	例数	占比/(%)	例数	占比/(%)	例数	占比/(%)	例数	占比/(%)	例数	占比/(%)	例数	占比/(%)
6	321	14.7	194	8.9	235	10.9	124	5.8	556	12.8	318	7.3
7	539	9.4	458	8.0	482	9.2	355	6.8	1021	9.3	813	7.4
8	621	10.6	411	7.0	465	8.6	268	4.9	1086	9.6	679	6.0
9	641	10.4	354	5.7	425	7.5	246	4.3	1066	9.0	600	5.1
10	644	10.7	285	4.7	315	5.5	214	3.8	959	8.2	499	4.2
11	623	11.2	201	3.6	275	5.4	133	2.6	898	8.4	334	3.1
12	530	10.9	152	3.1	242	5.5	111	2.5	772	8.3	263	2.8
13	302	10.0	76	2.5	189	6.7	51	1.8	491	8.4	127	2.2
14	266	9.0	49	1.7	232	8.8	40	1.5	498	8.9	89	1.6
15	163	8.6	37	2.0	114	7.1	13	0.8	277	7.9	50	1.4
16～17	33	8.3	3	0.8	17	7.4	1	0.4	50	8.0	4	0.6
合计	4683	10.5	2220	5.0	2991	7.3	1556	3.8	7674	9.0	3776	4.4

（3）贫血：2019 年，"学生营养改善计划"重点监测学生血红蛋白平均水平为 132.1 g/L，其中男生为 134.8 g/L，女生为 129.4 g/L，小学生为 129.2 g/L，初中生为 139.7 g/L，恩施市为 132.2 g/L，罗田县为 132.1 g/L（表 2-7-28 至表 2-7-30）。

2019 年，"学生营养改善计划"重点监测学生贫血率为 13.0%，女生（15.8%）高于男生（10.1%），小学生（14.1%）高于初中生（10.0%），恩施市（15.8%）高于罗田县（10.7%）（表 2-7-31 至表 2-7-33）。

表 2-7-28 2019 年"学生营养改善计划"重点监测学生血红蛋白平均水平

类型	检测人数	男生		女生		合计	
		均值/(g/L)	标准差	均值/(g/L)	标准差	均值/(g/L)	标准差
小学生	1532	130.0	10.3	128.3	10.7	129.2	10.6
初中生	598	147.2	12.4	132.2	11.3	139.7	14.0
合计	2130	134.8	13.4	129.4	11.0	132.1	12.5

表 2-7-29 2019 年"学生营养改善计划"恩施市重点监测学生血红蛋白平均水平

类型	检测人数	男生		女生		合计	
		均值/(g/L)	标准差	均值/(g/L)	标准差	均值/(g/L)	标准差
小学生	707	130.8	10.4	127.7	10.7	129.3	10.6
初中生	238	147.2	12.5	134.5	11.1	140.8	13.4
合计	945	134.9	13.1	129.5	11.1	132.2	12.4

表 2-7-30 2019 年"学生营养改善计划"罗田县重点监测学生血红蛋白平均水平

类型	检测人数	男生		女生		合计	
		均值/(g/L)	标准差	均值/(g/L)	标准差	均值/(g/L)	标准差
小学生	825	129.4	10.3	128.7	10.8	129.1	10.5
初中生	360	147.1	12.3	130.6	11.2	138.9	14.4
合计	1185	134.8	13.6	129.3	10.9	132.1	12.7

表 2-7-31 2019 年"学生营养改善计划"重点监测学生贫血情况

类型	检测人数	男生		女生		合计	
		检出人数	检出率/(%)	检出人数	检出率/(%)	检出人数	检出率/(%)
小学生	1532	97	12.6	119	15.6	216	14.1

类型	检测人数	男生		女生		合计	
		检出人数	检出率/(%)	检出人数	检出率/(%)	检出人数	检出率/(%)
初中生	598	11	3.7	49	16.4	60	10.0
合计	2130	108	10.1	168	15.8	276	13.0

表 2-7-32　2019 年"学生营养改善计划"恩施市重点监测学生贫血情况

类型	检测人数	男生		女生		合计	
		检出人数	检出率/(%)	检出人数	检出率/(%)	检出人数	检出率/(%)
小学生	707	51	14.4	71	20.1	122	17.3
初中生	238	6	5.1	21	17.5	27	11.3
合计	945	57	12.1	92	19.5	149	15.8

表 2-7-33　2019 年"学生营养改善计划"罗田县重点监测学生贫血情况

类型	检测人数	男生		女生		合计	
		检出人数	检出率/(%)	检出人数	检出率/(%)	检出人数	检出率/(%)
小学生	825	46	11.1	48	11.7	94	11.4
初中生	360	5	2.8	28	15.6	33	9.2
合计	1185	51	8.6	76	12.9	127	10.7

　　(4)维生素 A 缺乏情况:2019 年,"学生营养改善计划"重点监测学生血清维生素 A 平均浓度为 333.6 μg/L,男生为 331.0 μg/L,女生为 336.5 μg/L,小学生为 318.6 μg/L,初中生为363.7 μg/L,恩施市为 364.3 μg/L,罗田县为 303.0 μg/L(表 2-7-34 至表 2-7-36)。

　　2019 年,"学生营养改善计划"重点监测学生维生素 A 缺乏率为 4.0%,男生(4.2%)高于女生(3.8%),小学生(5.4%)高于初中生(1.3%),罗田县(6.4%)高于恩施市(1.7%);维生素 A 亚临床缺乏率为 35.4%,男生(36.7%)高于女生(33.9%),小学生(41.7%)高于初中生(22.7%),罗田县(46.4%)高于恩施市(24.3%)(表 2-7-37 至表 2-7-42)。

表 2-7-34　2019 年"学生营养改善计划"重点监测学生血清维生素 A 平均浓度

类型	检测人数	男生		女生		合计	
		均值/(μg/L)	标准差	均值/(μg/L)	标准差	均值/(μg/L)	标准差
小学生	480	316.4	86.5	320.9	94.3	318.6	90.4
初中生	238	356.2	90.9	374.3	84.9	363.7	88.7
合计	718	331.0	90.1	336.5	94.7	333.6	92.3

表 2-7-35　2019 年"学生营养改善计划"恩施市重点监测学生血清维生素 A 平均浓度

类型	检测人数	男生		女生		合计	
		均值/(μg/L)	标准差	均值/(μg/L)	标准差	均值/(μg/L)	标准差
小学生	240	351.3	89.7	367.0	97.3	359.2	93.7
初中生	118	368.0	94.0	381.3	85.5	374.8	89.6
合计	358	356.8	91.2	371.8	93.6	364.3	92.6

表 2-7-36　2019 年"学生营养改善计划"罗田县重点监测学生血清维生素 A 平均浓度

类型	检测人数	男生		女生		合计	
		均值/(μg/L)	标准差	均值/(μg/L)	标准差	均值/(μg/L)	标准差
小学生	240	281.4	67.1	274.8	63.9	278.1	65.5
初中生	120	347.7	88.2	363.5	83.9	352.8	86.8
合计	360	308.1	82.8	296.5	79.0	303.0	81.2

表 2-7-37　2019 年"学生营养改善计划"重点监测学生维生素 A 缺乏情况

类型	检测人数	男生		女生		合计	
		检出人数	检出率/(%)	检出人数	检出率/(%)	检出人数	检出率/(%)
小学生	480	13	5.4	13	5.4	26	5.4
初中生	238	3	2.2	0	0	3	1.3
合计	718	16	4.2	13	3.8	29	4.0

表 2-7-38　2019 年"学生营养改善计划"恩施市重点监测学生维生素 A 缺乏情况

类型	检测人数	男生		女生		合计	
		检出人数	检出率/(%)	检出人数	检出率/(%)	检出人数	检出率/(%)
小学生	240	3	2.5	3	2.5	6	2.5
初中生	118	0	0	0	0	0	0
合计	358	3	1.7	3	1.7	6	1.7

表 2-7-39　2019 年"学生营养改善计划"罗田县重点监测学生维生素 A 缺乏情况

类型	检测人数	男生		女生		合计	
		检出人数	检出率/(%)	检出人数	检出率/(%)	检出人数	检出率/(%)
小学生	240	10	8.3	10	8.3	20	8.3
初中生	120	3	3.7	0	0	3	2.5
合计	360	13	6.5	10	6.3	23	6.4

表 2-7-40　2019 年"学生营养改善计划"重点监测学生维生素 A 亚临床缺乏情况

类型	检测人数	男生		女生		合计	
		检出人数	检出率/(%)	检出人数	检出率/(%)	检出人数	检出率/(%)
小学生	480	103	42.9	97	40.4	200	41.7
初中生	238	36	25.9	18	18.2	54	22.7
合计	718	139	36.7	115	33.9	254	35.4

表 2-7-41　2019 年"学生营养改善计划"恩施市重点监测学生维生素 A 亚临床缺乏情况

类型	检测人数	男生		女生		合计	
		检出人数	检出率/(%)	检出人数	检出率/(%)	检出人数	检出率/(%)
小学生	240	33	27.5	29	24.2	62	25.8
初中生	118	14	24.1	11	18.3	25	21.2
合计	358	47	26.4	40	22.2	87	24.3

表 2-7-42　2019 年"学生营养改善计划"罗田县重点监测学生维生素 A 亚临床缺乏情况

类型	检测人数	男生		女生		合计	
		检出人数	检出率/(%)	检出人数	检出率/(%)	检出人数	检出率/(%)
小学生	240	70	58.3	68	56.7	138	57.5
初中生	120	22	27.2	7	17.9	29	24.2
合计	360	92	45.8	75	47.2	167	46.4

（5）维生素 D 缺乏情况：2019 年，"学生营养改善计划"重点监测学生血清 25-OH-D_3 平均浓度为 21.1 ng/mL，男生为 21.7 ng/mL，女生为 20.5 ng/mL，小学生为 22.2 ng/mL，初中生为 18.9 ng/mL，恩施市为 22.0 ng/mL，罗田县为 20.2 ng/mL（表 2-7-43 至表 2-7-45）。

2019 年，"学生营养改善计划"重点监测学生维生素 D 缺乏率为 2.2%，男生（2.6%）高于女生（1.8%），初中生（3.8%）高于小学生（1.5%），罗田县（3.3%）高于恩施市（1.1%）；维生素 D 亚临床缺乏率为 44.3%，女生（48.7%）高于男生（40.4%），初中生（58.4%）高于小学生（37.3%），罗田县（49.7%）高于恩施市（38.8%）（表 2-7-46 至表 2-7-51）。

表 2-7-43　2019 年"学生营养改善计划"重点监测学生血清 25-OH-D_3 平均浓度

类型	检测人数	男生		女生		合计	
		均值/(ng/mL)	标准差	均值/(ng/mL)	标准差	均值/(ng/mL)	标准差
小学生	480	23.1	6.4	21.3	6.6	22.2	6.6
初中生	238	19.1	6.4	18.5	4.7	18.9	5.7
合计	718	21.7	6.7	20.5	6.2	21.1	6.5

表 2-7-44　2019 年"学生营养改善计划"恩施市重点监测学生血清 25-OH-D$_3$ 平均浓度

类型	检测人数	男生		女生		合计	
		均值/(ng/mL)	标准差	均值/(ng/mL)	标准差	均值/(ng/mL)	标准差
小学生	240	24.2	6.0	20.5	6.8	22.3	6.6
初中生	118	22.5	5.9	20.2	4.3	21.3	5.3
合计	358	23.6	6.0	20.4	6.1	22.0	6.2

表 2-7-45　2019 年"学生营养改善计划"罗田县重点监测学生血清 25-OH-D$_3$ 平均浓度

类型	检测人数	男生		女生		合计	
		均值/(ng/mL)	标准差	均值/(ng/mL)	标准差	均值/(ng/mL)	标准差
小学生	240	22.1	6.7	22.1	6.4	22.1	6.5
初中生	120	16.7	5.6	16.0	4.1	16.5	5.1
合计	360	19.9	6.8	20.6	6.4	20.2	6.6

表 2-7-46　2019 年"学生营养改善计划"重点监测学生维生素 D 缺乏情况

类型	检测人数	男生		女生		合计	
		检出人数	检出率/(%)	检出人数	检出率/(%)	检出人数	检出率/(%)
小学生	480	2	0.8	5	2.1	7	1.5
初中生	238	8	5.8	1	1.0	9	3.8
合计	718	10	2.6	6	1.8	16	2.2

表 2-7-47　2019 年"学生营养改善计划"恩施市重点监测学生维生素 D 缺乏情况

类型	检测人数	男生		女生		合计	
		检出人数	检出率/(%)	检出人数	检出率/(%)	检出人数	检出率/(%)
小学生	240	0	0	3	2.5		1.3
初中生	118	1	1.7	0	0	1	0.8
合计	358	1	0.5	3	1.7	4	1.1

表 2-7-48　2019 年"学生营养改善计划"罗田县重点监测学生维生素 D 缺乏情况

类型	检测人数	男生		女生		合计	
		检出人数	检出率/(%)	检出人数	检出率/(%)	检出人数	检出率/(%)
小学生	240	2	1.7	2	1.7	4	1.7
初中生	120	7	8.6	1	2.6	8	6.7
合计	360	9	4.5	3	1.9	12	3.3

表 2-7-49　2019 年"学生营养改善计划"重点监测学生维生素 D 亚临床缺乏情况

类型	检测人数	男生		女生		合计	
		检出人数	检出率/(%)	检出人数	检出率/(%)	检出人数	检出率/(%)
小学生	480	76	31.7	103	42.9	179	37.3
初中生	238	77	55.4	62	62.6	139	58.4
合计	718	153	40.4	165	48.7	318	44.3

表 2-7-50　2019 年"学生营养改善计划"恩施市重点监测学生维生素 D 亚临床缺乏情况

类型	检测人数	男生		女生		合计	
		检出人数	检出率/(%)	检出人数	检出率/(%)	检出人数	检出率/(%)
小学生	240	30	2.5	60	50.0	90	37.5
初中生	118	20	34.5	29	48.3	49	41.5
合计	358	50	28.1	89	49.4	139	38.8

表 2-7-51　2019 年"学生营养改善计划"罗田县重点监测学生维生素 D 亚临床缺乏情况

类型	检测人数	男生		女生		合计	
		检出人数	检出率/(%)	检出人数	检出率/(%)	检出人数	检出率/(%)
小学生	240	46	38.3	43	35.8	89	37.1
初中生	120	57	70.4	33	84.6	90	75.0
合计	360	103	51.2	76	47.8	179	49.7

6.学生缺勤情况

2019 年,"学生营养改善计划"监测学校的学生总缺勤率为 46.4 人日/万人日,其中事假缺勤率和病假缺勤率分别为 20.7 人日/万人日、25.7 人日/万人日。"学生营养改善计划"监测市(州)中,恩施州监测学生的缺勤率(93.5 人日/万人日)和病假缺勤率(57.7 人日/万人日)均远高于其他地区。

初中生缺勤率(65.7 人日/万人日)高于小学生(41.8 人日/万人日)和九年一贯制学生(37.7 人日/万人日),其中小学生病假缺勤率(28.5 人日/万人日)最高;村庄学校学生缺勤率(55.4 人日/万人日)高于乡镇学校学生(46.6 人日/万人日)和县城学校学生(19.5 人日/万人日),其中乡镇学校学生病假缺勤率(26.9 人日/万人日)最高;不同供餐模式学校中,食堂供餐学校学生缺勤率(62.0 人日/万人日)和病假缺勤率(35.5 人日/万人日)均最高(表 2-7-52)。不同月份中,6 月学生的缺勤率(59.6 人日/万人日)最高,3 月学生的病假缺勤率(32.8 人日/万人日)最高(表 2-7-53)。

表 2-7-52 2019 年"学生营养改善计划"监测不同学校学生的缺勤率比较

组别		学校数 /所	事假缺勤率 /(人日/万人日)	病假缺勤率/(人日/万人日)				合计(人日 /万人日)
				消化系统疾病	呼吸系统疾病	其他疾病	小计	
类型	小学	229	13.3	3.6	10.1	14.8	28.5	41.8
	初中	62	44.5	1.9	8.2	11.1	21.2	65.7
	九年一贯制	26	24.9	1.8	2.5	8.5	12.8	37.7
所在地	村庄	98	30.8	1.9	8.9	13.8	24.6	55.4
	乡镇	214	19.7	3.4	9.5	14.0	26.9	46.6
	县城	5	15.8	0.1	0.3	3.3	3.7	19.5
供餐模式	食堂供餐	171	26.5	4.1	12.4	19.0	35.5	62.0
	企业供餐	64	2.4	1.3	2.5	2.1	5.9	8.3
	混合供餐	82	22.2	2.3	6.6	9.8	18.7	40.9
地区	十堰市	67	12.9	0.3	2.4	2.5	5.2	18.1
	宜昌市	24	14.0	0.5	0.6	3.9	5.0	19.0
	襄阳市	10	2.1	1.1	11.7	2.2	15.0	17.1
	孝感市	30	1.9	1.2	1.1	0.8	3.1	5.0
	黄冈市	74	13.6	0.8	2.4	0.9	4.1	17.7
	恩施州	112	35.8	6.7	19.4	31.6	57.7	93.5
合计		317	20.7	3.1	9.1	13.5	25.7	46.4

表 2-7-53 2019 年"学生营养改善计划"监测不同月份学生的缺勤率比较

组别		学校数 /所	事假缺勤率 /(人日/万人日)	病假缺勤率/(人日/万人日)				合计(人日 /万人日)
				消化系统疾病	呼吸系统疾病	其他疾病	小计	
月份	3 月	312	21.1	4.2	13.9	14.7	32.8	53.9
	4 月	315	16.3	2.4	7.8	9.4	19.6	35.9
	5 月	313	16.4	2.8	7.5	11.4	21.7	38.1
	6 月	305	30.5	2.9	6.8	19.4	29.1	59.6

第三章　计划实施效果监测评估

第一节　2012—2019 年监测基本情况

1. 监测范围

2012—2019 年,监测范围覆盖湖北省 26 个地区(其中重点监测覆盖 2 个地区,分别为 2012 年、2013 年恩施市、英山县;2014—2017 年恩施市、长阳土家族自治县;2019 年恩施市、罗田县)。各轮监测学校数分别为 739 所、695 所、695 所、675 所、413 所、413 所、337 所;其中重点监测学校数分别为 11 所、12 所、9 所、11 所、11 所、11 所、12 所(表 3-1-1)。

表 3-1-1　2012—2019 年"学生营养改善计划"监测范围与样本特征

监测范围	2012 年	2013 年	2014 年	2015 年	2016 年	2017 年	2019 年
监测地区数/个	26	26	26	26	26	26	26
重点监测地区数/个	2	2	2	2	2	2	2
监测学校数/所	739	695	695	675	413	413	337
重点监测学校/所	11	12	9	11	11	11	12
监测人数/人	105852	75961	48440	90140	65070	67334	85710
重点监测人数/人	1606	1960	1009	2240	2188	2148	2106

2. 营养改善计划覆盖面

2012—2019 年,"学生营养改善计划"惠及监测地区约九成的中小学校,学校主要通过免费提供一顿正餐、课间餐等形式实施该计划。8 年间,享受"学生营养改善计划"的学生人数由 2012 年的 482130 人增加至 2019 年的 785157 人,增幅达 63%;享受"家庭经济困难寄宿生补助生活费"(简称"一补")的学生人数由 2012 年的 218769 人增加至 2019 年的 502018 人,增幅达 129%。

3. 营养改善经费投入

为提高农村贫困地区学生营养健康水平,2011 年 11 月,国务院颁布了《国务院办公厅关于实施农村义务教育学生营养改善计划的意见》(国办发〔2011〕54 号)(下文简称"学生营养改善计划"),为集中连片特殊困难地区的 22 个省 699 个县(市)农村义务教育学生提供每个学习日 3 元/人的营养膳食补助。2014 年 11 月底,补助提高到每天 4 元/人。到 2021 年秋季,补助提高到每天 5 元/人。

除了国家财政投入之外,部分地区还通过地方财政配套、社会组织或企业资助等形式,予以营养改善经费补助。有"学生营养改善计划"地方配套工作经费的监测地区数量,由 2012 年的 1 个增加至 2019 年的 15 个,配套经费主要用于食堂工作人员工资、食堂建设、营养及食品安全宣传教育等。自 2015 年起,每年有 1~3 个监测地区提供用于"学生营养改善计划"的地方性膳食营养补助;每年有 2~9 个监测地区接收到社会组织或企业资助,通过开展营养知识宣传教育,改善学校食堂设施,为学生提供食物及助学金、生活补助及资助学校种植蔬菜水果或饲养牲畜等多种形式的学生营养改善工作。

第二节　2012—2019 年监测结果变化趋势

(一)学校供餐情况

1. 学校供餐模式

2012—2019 年,上报供餐模式的监测学校数分别为 690 所、297 所、525 所、353 所、317 所、337 所(由于 2013 年未进行该项调查,故相关数据缺失)。随着时间推移,监测学校的食堂供餐模式占比总体呈下降趋势,混合供餐模式占比总体呈上升趋势(图 3-2-1)。

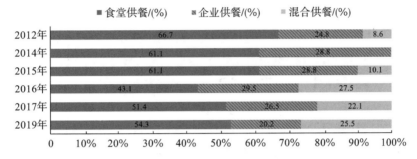

图 3-2-1　2012—2019 年"学生营养改善计划"监测学校供餐模式分布情况

(1)不同地区供餐模式:2012—2019 年间各地区监测学校供餐模式变化存在显著差异。孝感市监测学校以企业供餐模式为主,占比从 2014 年的 52.8% 提高到 2019 年的 80.6%(图 3-2-2)。十堰市监测学校在 2015 年以前以食堂供餐模式为主,占 70% 左右,从 2016 年开始,企业供餐和混合供餐模式同步发展,2019 年时 3 种供餐模式各约占 1/3(图 3-2-3)。黄冈市、恩施州接近或超过一半的监测学校为食堂供餐模式,其中黄冈市还有 16.6%～43.1% 的学校选择企业供餐模式;恩施州监测学校企业供餐模式的占比一般为 20% 左右,但 2019 年混合供餐模式的占比增加至 35.1%,成为食堂供餐模式之外的主要供餐模式(图 3-2-4、图 3-2-5)。襄阳市监测学校食堂供餐模式的占比持续维持在 77.8%～100%(图 3-2-6)。宜昌市监测学校较少采用企业供餐模式,2012—2014 年食堂供餐模式占比超过 80%,2015—2017 年混合供餐模式占比超过 50%,2019 年食堂供餐、混合供餐模式各占比约 60% 和 30%(图 3-2-7)。

(2)不同类型学校供餐模式:2012—2019 年,湖北省实施"学生营养改善计划"的小学以食堂供餐模式为主,接近或超过 50%;企业供餐模式占比约 30%;随时间推移,混合供餐模式占比波动增加,由 2012 年的 8.7% 增长至 2019 年的 24.2%(图 3-2-8)。湖北省实施"学生营养改善计划"的初中以食堂供餐模式为主,随时间推移,混合供餐模式占比波动增加,由 2012 年的 7.3% 增长至 2019 年的 30.8%(图 3-2-9)。九年一贯制学校大部分年份以食堂供餐模式为主(50.0%～82.4%),仅 2014 年以企业供餐模式为主(86.2%),混合供餐模式占比从 2012 年的 11.8% 增长至 2019 年的 24.6%(图 3-2-10)。

2. 学校食堂供应餐次

(1)不同类型学校食堂供应餐次情况:2012—2019 年,各类型学校食堂均以每天供应三

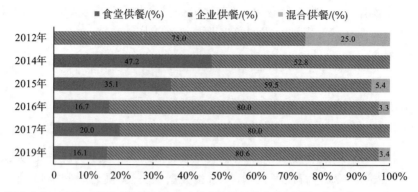

图 3-2-2　2012—2019 年"学生营养改善计划"孝感市监测学校供餐模式分布情况

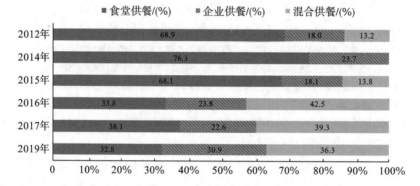

图 3-2-3　2012—2019 年"学生营养改善计划"十堰市监测学校供餐模式分布情况

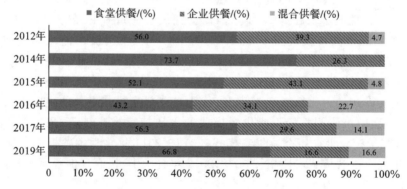

图 3-2-4　2012—2019 年"学生营养改善计划"黄冈市监测学校供餐模式分布情况

餐为多。其中,小学食堂供应三餐的占比有所下降,由 2012 年的 75.5％下降至 2019 年的 55.6％(图 3-2-11),而初中和九年一贯制学校食堂每天供应三餐的占比一直保持在 90％及以上(除了 2014 年初中食堂供应三餐的占比为 70.4％,2012 年九年一贯制学校食堂供应三餐的占比为 87.5％)(图 3-2-12、图 3-2-13)。

　　(2)学校食堂早、中、晚三餐供应比率:2012—2019 年,小学食堂中超过 80％提供中餐, 63.3％~85.3％提供早餐,50.7％~76.0％提供晚餐(图 3-2-14);初中食堂中供应早、中、晚餐的比率均超过了 80％(除了 2014 年供应晚餐的占比为 70％左右)(图 3-2-15);九年一贯制学校食堂供应早、中、晚餐的比率在不同年度呈现一定的波动,特别是晚餐的供应占比随年

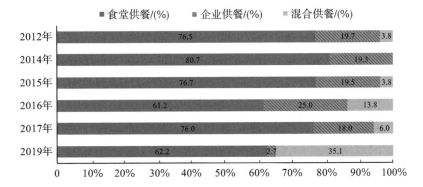

图 3-2-5　2012—2019 年"学生营养改善计划"恩施州监测学校供餐模式分布情况

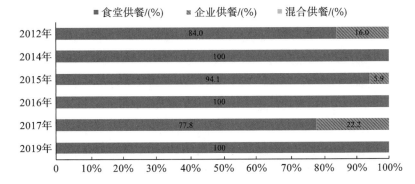

图 3-2-6　2012—2019 年"学生营养改善计划"襄阳市监测学校供餐模式分布情况

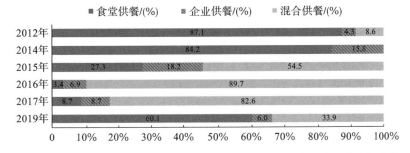

图 3-2-7　2012—2019 年"学生营养改善计划"宜昌市监测学校供餐模式分布情况

度不同,呈现先上升、后波动下降的趋势(图 3-2-16)。

3.学校食堂建设

2012—2019 年,学校食堂建设不断完善,学校配备食堂且在使用的占比由 2015 年的 87.5%增加至 2019 年的 88.1%,配备食堂且有餐厅的学校比率从 2012 年的 79.4%增加至 2019 年的 95.3%,学校有食堂和餐厅且餐厅配备桌椅的比率也由 2012 年的 79.8%增加至 2019 年的 98.6%(表 3-2-1)。

不同类型学校监测学校配备食堂且在使用的占比依次增加,各年度均呈现小学<初中< 九年一贯制学校的特点(图 3-2-17)。不同市(州)监测学校各年度配备食堂且在使用的占比基本维持在 80%~100%,仅孝感市由 2012 年的 81.8%下降至 2019 年的 43.3%(图 3-2-18)。

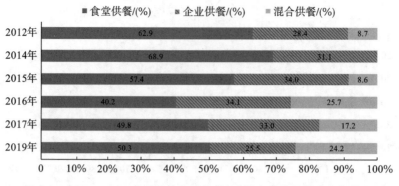

图 3-2-8　2012—2019 年"学生营养改善计划"小学供餐模式分布情况

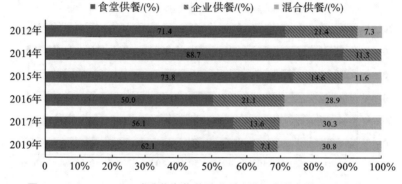

图 3-2-9　2012—2019 年"学生营养改善计划"初中供餐模式分布情况

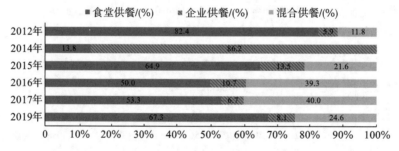

图 3-2-10　2012—2019 年"学生营养改善计划"九年一贯制学校供餐模式分布情况

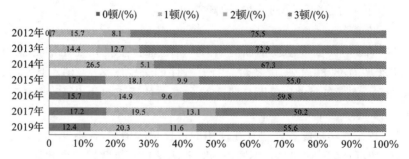

图 3-2-11　2012—2019 年"学生营养改善计划"小学食堂供应餐次情况

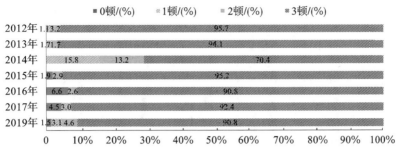

图 3-2-12　2012—2019 年"学生营养改善计划"初中食堂供应餐次情况

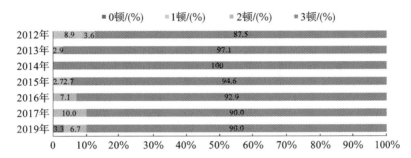

图 3-2-13　2012—2019 年"学生营养改善计划"九年一贯制学校食堂供应餐次情况

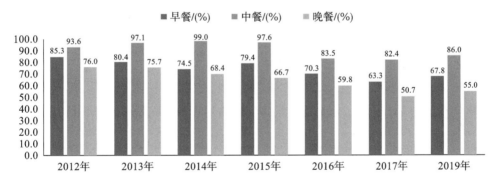

图 3-2-14　2012—2019 年"学生营养改善计划"小学食堂每天供应早、中、晚三餐情况分布

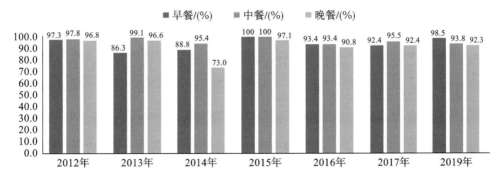

图 3-2-15　2012—2019 年"学生营养改善计划"初中食堂每天供应早、中、晚三餐情况分布

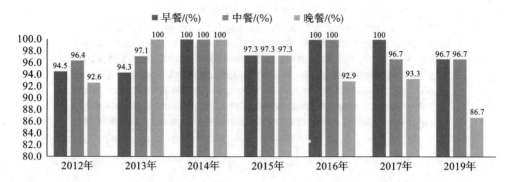

图 3-2-16 2012—2019 年"学生营养改善计划"九年一贯制学校食堂每天供应早、中、晚三餐情况分布

表 3-2-1 2012—2019 年"学生营养改善计划"监测学校食堂使用及餐厅设施配套情况 单位：%

组别	2012 年	2013 年	2014 年	2015 年	2016 年	2017 年	2019 年
食堂使用情况							
配备食堂,且在使用	—	—	—	87.5	86.7	87.1	88.1
配备食堂,尚未投入使用	—	—	—	—	0.8	0	0.9
不配备食堂	12.4	10.9	9.1	12.5	12.5	12.9	11.0
食堂有餐厅	79.4	84.1	90.2	95.5	95.1	97.8	95.3
餐厅是否有桌椅							
没有桌椅	20.2	18.4	15.2	7.1	1.7	2.6	1.4
只有桌子	—	1.9	1.7	0.2	0	0	0
只有椅子	—	0	0	0.4	0	0.4	0
有桌椅	79.8	79.1	83.1	94.6	98.3	97.0	98.6
餐厅是否能容纳全部学生就餐							
能	65.6	82.2	21.3	59.1	—	46.7	42.3
不能	34.4	17.8	78.7	40.9	—	53.3	57.7
食堂工作人员							
≤5 人	58.6	58.2	56.7	56.0	—	49.3	50.5
6～10 人	29.2	29.5	32	32.1	—	39.1	33.7
≥11 人	12.2	12.3	11.3	11.9	—	11.6	15.8

4.学校食堂食谱制订情况

(1)食堂食谱制订来源:2014—2019 年,监测学校食堂食谱主要为学校食堂工作人员自定,且占比逐年提高(71.2%～90.0%)(图 3-2-19)。不同市(州)监测学校食堂食谱均主要为学校食堂工作人员自定。其中 2014 年 48.6%的孝感市监测学校食堂食谱为学校食堂工作人员自定,到 2017 年,该占比已达 100%(图 3-2-20)。襄阳市、宜昌市监测学校食堂工作人员自定食谱的占比一直大于 93.0%,2016—2019 年该占比更是接近 100%(图 3-2-21、

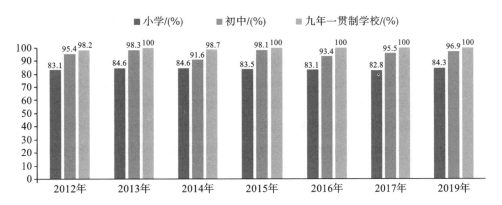

图 3-2-17 2012—2019 年"学生营养改善计划"不同类型监测学校配备食堂且在使用的占比情况

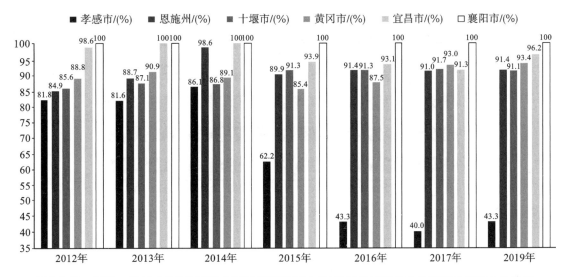

图 3-2-18 2012—2019 年"学生营养改善计划"不同市(州)监测学校配备食堂且在使用的占比情况

图 3-2-22)。黄冈市、恩施州监测学校食堂食谱同样主要为学校食堂工作人员自定(占比分别为 73.6%~92.4%、86.8%~92.9%)(图 3-2-23、图 3-2-24)。十堰市监测学校食堂食谱同样主要为学校食堂工作人员自定,占比由 2014 年的 65.6% 提升至 2019 年的 80.9%(图 3-2-25)。随着学校食堂工作人员自定食谱的占比逐步提高,其他来源制订的食谱占比降低(图 3-2-19)。

(2)不同类型食堂食谱制订来源:2014—2019 年,小学、初中及九年一贯制学校食堂食谱主要为学校食堂工作人员自定,且占比总体呈上升趋势(小学 68.8%~88.6%、初中 67.5%~91.7%、九年一贯制学校 81.0%~96.4%)(图 3-2-26 至图 3-2-28)。

(3)配餐软件使用情况:2016—2019 年,监测学校中使用配餐软件者占比降低,且不同类型均存在该情况,小学食堂大约每月使用 1 次配餐软件的占比较大(46.7%~52.4%),2016—2019 年,仅 1~3 所学校基本每天使用配餐软件(表 3-2-2)。

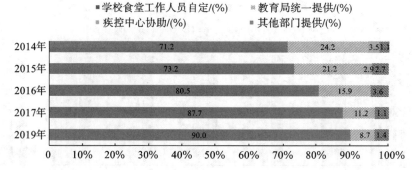

图 3-2-19　2014—2019 年"学生营养改善计划"监测学校食堂食谱制订来源分布

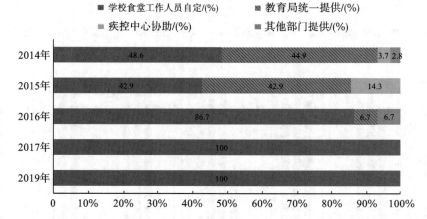

图 3-2-20　2014—2019 年"学生营养改善计划"孝感市监测学校食堂食谱制订来源分布

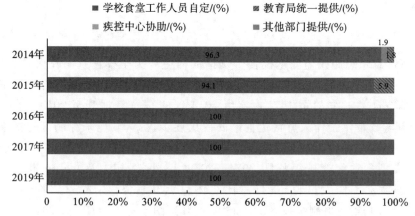

图 3-2-21　2014—2019 年"学生营养改善计划"襄阳市监测学校食堂食谱制订来源分布

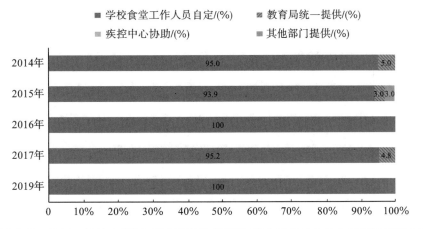

图 3-2-22 2014—2019 年"学生营养改善计划"宜昌市监测学校食堂食谱制订来源分布

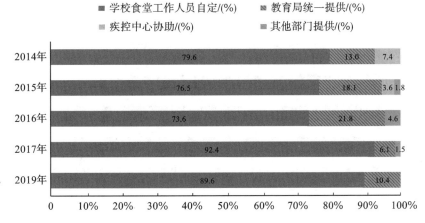

图 3-2-23 2014—2019 年"学生营养改善计划"黄冈市监测学校食堂食谱制订来源分布

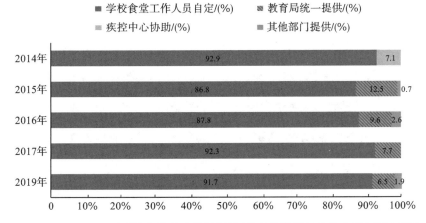

图 3-2-24 2014—2019 年"学生营养改善计划"恩施州监测学校食堂食谱制订来源分布

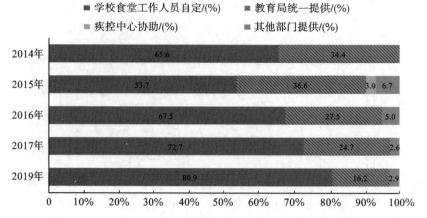

图 3-2-25　2014—2019 年"学生营养改善计划"十堰市监测学校食堂食谱制订来源分布

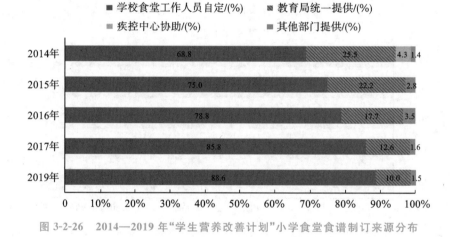

图 3-2-26　2014—2019 年"学生营养改善计划"小学食堂食谱制订来源分布

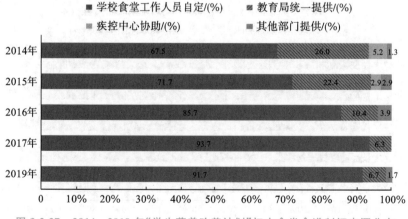

图 3-2-27　2014—2019 年"学生营养改善计划"初中食堂食谱制订来源分布

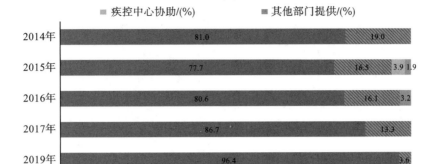

图 3-2-28 2014—2019 年"学生营养改善计划"九年一贯制学校食堂食谱制订来源分布

表 3-2-2 2016—2019 年"学生营养改善计划"监测学校配餐软件使用情况分布 单位：%

组别	2016 年			2017 年			2019 年		
	小学	初中	九年一贯制学校	小学	初中	九年一贯制学校	小学	初中	九年一贯制学校
使用配餐软件	14.3	14.1	10.7	14.2	9.5	13.3	8.7	10.8	6.7
使用频率									
仅用过 2～3 次	33.3	20.0	33.3	23.1	33.3	50.0	19.0	0	50.0
约每月使用 1 次	46.7	30.0	66.7	50.0	0	50.0	52.4	57.1	50.0
约每周使用 1 次	20.0	40.0	0	19.2	50.0	0	23.8	42.9	0
基本每天都使用	0	10.0	0	7.7	16.7	0	4.8	0	0

5.学校供奶情况

不同市(州)监测学校供奶占比不同。2016—2019 年,恩施州监测学校供奶占比只有34.0%～44.0%,宜昌市、十堰市监测学校供奶占比增高,到 2019 年分别达到 100%、82.3%,襄阳市和黄冈市监测学校供奶占比呈现下降趋势(表 3-2-3)。

小学、初中、九年一贯制学校的供奶占比为 50.0%～63.9%,学校供奶的类型均以带标志的学生奶为主(95.4%～100%)(表 3-2-4)。

表 3-2-3 2016—2019 年"学生营养改善计划"不同市(州)监测学校供奶占比分布 单位：%

年份	黄冈市	十堰市	宜昌市	襄阳市	孝感市	恩施州	合计
2016 年	58.0	66.3	96.6	100	100	41.4	60.9
2017 年	53.5	69.0	95.7	55.6	80.0	34.0	57.1
2019 年	51.3	82.3	100	0	73.3	44.0	60.4

表 3-2-4　2016—2019 年"学生营养改善计划"不同类型监测学校供奶情况　　　　单位:%

供奶情况	2016 年			2017 年			2019 年		
	小学	初中	九年一贯制学校	小学	初中	九年一贯制学校	小学	初中	九年一贯制学校
提供牛奶的学校占比	63.9	55.3	50.0	59.3	53.0	50.0	63.5	52.3	53.3
提供牛奶的类型分布									
市场销售的鲜奶	4.4	2.4	0	3.1	2.9	0	2.6	2.9	0
带标志的学生奶	95.6	97.6	100	96.9	97.1	100	95.4	97.1	100

注:"提供牛奶的类型分布"项中统计数据存在缺失。

(二)健康教育情况

1.学校健康教育课开设情况

2012—2019 年,"学生营养改善计划"监测学校开设健康教育课并定期上课的占比总体呈上升趋势,由 2012 年的 69.1% 增至 2019 年的 89.6%,上课频率达到教育部规定的每两周 1 次及以上的占比也由 2012 年的 74.2% 上升至 2019 年的 84.7%。但健康教育课由专职健康教育老师授课的占比较低,由 2012 年的 15.8% 降至 2019 年的 9.3%(表 3-2-5)。

表 3-2-5　2012—2019 年"学生营养改善计划"监测学校健康教育课开设情况　　　　单位:%

健康教育课	2012 年	2013 年	2014 年	2015 年	2017 年	2019 年
健康教育课开设情况						
没开设	6.4	5.7	3.3	4.3	1.9	0.6
开设,但没上课	2.8	4.3	4.2	1.5	0.6	0.3
开设,但没定期上课	21.7	10.7	8.9	7.1	6.3	9.5
开设,并定期上课	69.1	79.4	83.7	87.1	91.2	89.6
健康教育课上课频率						
每月不到 1 次(基本不上)	6.0	3.3	3.9	3.6	2.9	0.9
每月 1 次	19.9	26.1	12.0	14.1	16.8	14.4
每两周 1 次	15.5	16.0	20.4	22.2	26.2	23.4
每周 1 次	58.7	54.6	63.8	60.1	54.0	61.3
健康教育课授课老师来源						
专职健康教育老师	15.8	—	—	5.4	7.8	9.3
体育老师	21.5	—	—	11.2	7.4	7.2
其他老师	62.7	—	—	83.4	84.8	83.5

(1)不同类型的学校开设健康教育课情况:2012—2019 年,初中(72.1%～92.3%)及九年一贯制学校(73.7%～97.1%)开设健康教育课并定期上课的占比高于小学(67.4%～

91.4%),但健康教育课上课频率达每两周 1 次及以上的学校占比情况是初中(63.4%～85.8%)略低于小学(71.9%～86.9%)。2012—2019 年,健康教育课由专职健康教育老师授课的占比降幅在九年一贯制学校中最大(下降 18.8%),小学其次(下降 6.2%),初中相对稳定(下降 0.4%)(表 3-2-6)。

表 3-2-6 2012—2019 年"学生营养改善计划"监测学校不同类型健康教育课开设情况的比较

单位:%

健康教育课	2012 年	2013 年	2014 年	2015 年	2017 年	2019 年
开设健康教育课并定期上课						
小学	67.4	76.0	82.1	85.5	91.4	88.8
初中	72.1	83.5	83.2	91.4	87.9	92.3
九年一贯制学校	73.7	97.1	87.0	91.9	96.7	90.0
合计	69.1	79.4	83.7	87.1	91.2	89.6
健康教育课上课频率达每两周 1 次及以上						
小学	74.9	71.9	83.0	83.7	83.8	86.9
初中	72.5	63.4	85.8	75.5	68.2	80.0
九年一贯制学校	73.2	82.4	82.2	88.5	80.0	76.7
合计	74.2	70.6	84.2	82.3	80.2	84.7
健康教育课由专职健康教育老师授课						
小学	13.3	—	—	3.4	6.0	7.1
初中	18.9	—	—	9.4	17.5	18.5
九年一贯制学校	25.5	—	—	16.7	0	6.7
合计	15.8	—	—	5.4	7.8	9.3

(2)六个市(州)监测学校开设健康教育课情况:2012—2019 年襄阳市、宜昌市均有 80% 以上的监测学校开设健康教育课并定期上课;十堰市监测学校健康教育课上课频率达每两周 1 次及以上的学校占比为 71.8%～94.4%;黄冈市监测学校在健康教育课开设、上课频率及是否由专职健康教育老师授课方面情况均相对较差(表 3-2-7)。

表 3-2-7 2012—2019 年"学生营养改善计划"六个市(州)监测学校健康教育课开设情况的比较

单位:%

健康教育课	2012 年	2013 年	2014 年	2015 年	2017 年	2019 年
开设健康教育课并定期上课						
宜昌市	88.9	81.0	81.0	100	91.3	100
襄阳市	88.0	94.1	100	100	100	90.0
十堰市	66.8	87.1	94.8	92.8	94.0	92.4
恩施州	76.8	80.4	81.2	92.1	94.0	94.8

健康教育课	2012 年	2013 年	2014 年	2015 年	2017 年	2019 年
黄冈市	58.6	71.3	65.6	74.3	87.3	80.3
孝感市	27.3	63.2	67.6	89.2	80.0	75.9
合计	69.1	79.4	83.7	87.1	90.3	89.6
健康教育课上课频率达每两周 1 次及以上						
宜昌市	64.8	57.9	47.3	69.7	95.3	61.5
襄阳市	80.0	100	100	100	100	40.0
十堰市	94.4	85.1	92.5	89.5	93.9	71.8
恩施州	76.8	80.0	89.8	83.1	81.8	56.9
黄冈市	51.4	48.8	71.4	84.1	72.4	65.3
孝感市	59.4	56.2	71.4	89.2	58.6	46.4
合计	74.2	70.6	84.2	82.3	80.2	84.7
健康教育课由专职健康教育老师授课						
宜昌市	19.7	—	—	3.6	4.8	15.4
襄阳市	12.0	—	—	13.3	0	10.0
十堰市	17.8	—	—	5.7	12.2	14.1
恩施州	15.1	—	—	4.0	7.1	6.0
黄冈市	12.9	—	—	5.1	5.8	5.3
孝感市	15.8	—	—	8.8	6.9	14.3
合计	15.8	—	—	5.4	7.8	9.3

2. 学生营养知识水平

2012 年—2019 年,"学生营养改善计划"重点监测学生的营养知识得分在 2.2~4.1 分范围内波动(满分 7 分),营养知识水平总体较低且有下降的趋势,男女生之间无明显差异。2012—2014 年初中生和小学生的营养知识得分相近,2015 年后初中生营养知识得分(3.2~3.6 分)略高于小学生(2.2~2.8 分)(图 3-2-29)。

分析"学生营养改善计划"监测学生对不同营养知识的知晓率发现,"经常吃过咸食物的害处""多吃胡萝卜对眼睛好""蛋白质的食物来源""适当晒太阳促进长高""钙的食物来源"等知识的平均知晓率低于 50%,2012—2019 年间的平均知晓率分别为 37.2%、41.2%、43.0%、43.1%、46.0%。相比较而言,监测学生对"多运动促进长高""对健康的理解""可预防缺铁性贫血的食物"等知识的知晓率较高,2012—2019 年间的平均知晓率分别为 72.4%、64.0%、60.4%(表 3-2-8)。

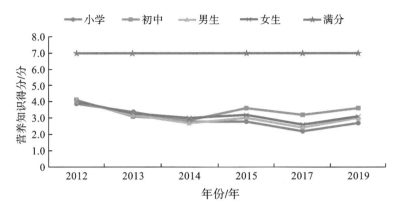

图 3-2-29　2012—2019 年"学生营养改善计划"重点监测学生营养知识得分情况

表 3-2-8　2012—2019 年"学生营养改善计划"监测学生的营养知识知晓率情况　　　　单位:%

营养健康知识	2012 年	2013 年	2014 年	2015 年	2017 年	2019 年	平均值
对健康的理解	71.1	49.8	58.1	70.9	62.9	71.0	64.0
维生素和矿物质的食物来源	61.6	30.5	62.4	64.7	59.3	63.5	57.0
蛋白质的食物来源	45.2	38.5	39.5	42.8	44.8	47.1	43.0
钙的食物来源	62.6	44.3	38.0	36.8	41.7	52.4	46.0
多喝奶促进长高	69.4	65.8	35.0	44.4	50.6	66.5	55.3
多运动促进长高	81.8	74.3	54.1	72.4	74.4	77.3	72.4
适当晒太阳促进长高	56.3	70.6	23.2	29.5	28.7	50.1	43.1
多吃胡萝卜对眼睛好	55.2	69.8	23.6	34.6	27.2	36.6	41.2
可预防缺铁性贫血的食物	63.8	64.1	56.1	58.0	57.1	63.1	60.4
经常吃过咸食物的害处	57.6	69.8	22.1	20.1	17.3	36.4	37.2

(三)学生膳食行为

1.各类食物摄入情况

合理膳食是维持儿童、青少年生长发育,保障身体健康的物质基础。儿童、青少年正处于长身体的关键时期,应做到食物多样化、合理搭配、补充充足的能量及营养素,以满足其生长发育的需要。

2015—2019 年,湖北省重点监测学生摄入肉类(包括猪肉、牛肉、羊肉、鸡肉、鱼、虾等)的频率,以每周 1~3 次占比最大,为 41.4%~55.1%;其次为每周 4~6 次,占比为20.5%~29.0%。每周摄入肉类 4 次及以上的初中生占比(43.3%~59.8%)高于小学生(33.2%~49.6%),男生占比(38.1%~56.8%)高于女生(34.4%~47.4%)。2019 年与 2015 年相比,学生摄入肉类每周 4~6 次、每天 1 次及以上的人数占比分别上升 3.2%、1.2%。

蛋类营养成分齐全,营养价值高。2015—2019 年监测结果显示,摄入蛋类频率占比最大的是每周 1~3 个,为 51.4%~56.9%。仅 21.0%~33.6%的学生摄入蛋类达到每周 4个及以上,其中男生占比(23.3%~34.5%)高于女生(18.6%~32.6%)。2015—2019 年,蛋类摄入每周 4～6 个、每天 1 个及以上的占比分别上升 6.7%、3.0%。

奶类能提供充足的钙及优质蛋白,《中国居民膳食指南(2022)》关于奶及奶制品的推荐摄入量为每人每天 300～500 g。监测发现,湖北省重点监测学生奶类摄入频次总体较低,每天摄入 1 包及以上奶类的学生占比仅为 7.2%～21.6%;每周摄入 1～3 包奶类的学生占比较多,为 38.5%～47.0%;其次为基本不摄入奶类的学生,占比为 16.3%～34.0%。奶类摄入状况不容乐观,但 2015—2019 年奶类摄入频率大幅上升。与 2015 年相比,2019 年奶类摄入每周 4～6 包、每天 1 包及以上的学生占比分别增加 11.3%、14.4%。其中,小学生摄入奶类达每周 4 包及以上的学生占比由 2015 年的 20.8% 上升至 2019 年的 42.4%,初中生摄入奶类达每周 4 包及以上的学生占比由 2015 年的 16.9% 上升至 2019 年的 50.1%;男生、女生每周摄入 4 包及以上奶类占比分别从 2015 年的 19.7%、19.4%,上升至 2019 年的 48.1%、42.4%。

豆类食物是植物性优质蛋白的良好来源。监测期间,湖北省重点监测学生豆类每周摄入 1～3 次的占比最大,在 60% 左右。豆类摄入频率在 2015—2019 年略微上升,豆类每周摄入 4～6 次、每天 1 次及以上占比分别上升 2.6%、1.8%。

新鲜蔬菜、水果富含维生素、矿物质及膳食纤维,且种类丰富,是儿童、青少年必不可少的营养佳品。监测发现,湖北省重点监测学生每天摄入新鲜蔬菜的占比均超过 90%,而每周摄入水果 1～3 次的学生占比最大,为 40.4%～48.9%,每天 1 次及以上的学生占比仅为 15.8%～26.3%。其中,摄入水果每周 4 次及以上的占比,小学生(46.4%～55.0%)高于初中生(34.6%～39.6%),女生(47.4%～50.6%)高于男生(39.0%～47.7%)(表 3-2-9、表 3-2-10)。

表 3-2-9　2015—2019 年"学生营养改善计划"重点监测学生各类食物摄入频率　　单位:%

食物摄入频率	2015 年	2016 年	2017 年	2019 年	2015 年与 2019 年相比的变化率
肉类					
基本不摄入	8.5	8.6	11.0	6.6	−1.9
每周 1～3 次	43.8	55.1	45.0	41.4	−2.4
每周 4～6 次	25.8	20.5	22.2	29.0	3.2
每天 1 次及以上	21.9	15.7	21.8	23.1	1.2
蛋类					
基本不摄入	19.2	22.3	18.5	15.0	−4.2
每周 1～3 个	56.9	56.7	55.6	51.4	−5.5
每周 4～6 个	14.5	11.9	16.3	21.2	6.7
每天 1 个及以上	9.4	9.1	9.6	12.4	3.0
奶类					
基本不摄入	34.0	21.2	25.0	16.3	−17.7
每周 1～3 包	46.5	41.0	47.0	38.5	−8.0
每周 4～6 包	12.3	22.6	16.0	23.6	11.3
每天 1 包及以上	7.2	15.3	12.0	21.6	14.4

续表

食物摄入频率	2015 年	2016 年	2017 年	2019 年	2015 年与 2019 年相比的变化率
豆类					
基本不摄入	20.7	—	19.4	18.9	−1.8
每周 1~3 次	60.9	—	60.7	58.4	−2.5
每周 4~6 次	11.9	—	14.1	14.5	2.6
每天 1 次及以上	6.5	—	5.8	8.3	1.8
新鲜蔬菜					
基本不摄入	2.9	—	3.8	4.1	1.2
每天 1 种	14.6	—	16.0	14.8	0.2
每天 2 种	45.4	—	36.8	42.1	−3.3
每天 3 种及以上	37.0	—	43.4	39.0	2.0
水果					
基本不摄入	8.2	10.9	8.6	9.9	1.7
每周 1~3 次	48.9	40.4	46.7	41.2	−7.7
每周 4~6 次	21.7	22.4	28.9	29.5	7.8
每天 1 次及以上	21.1	26.3	15.8	19.3	−1.8

注：2016 年未列出的数据与其他年份出入过大，不计入讨论。

表 3-2-10　2015—2019 年"学生营养改善计划"重点监测学生来自不同类型学校、不同性别之间各类食物摄入频率比较

食物摄入频率	2015 年	2016 年	2017 年	2019 年
肉类摄入每周 4 次及以上/（%）				
小学生	47.9	33.2	35.9	49.6
初中生	47.0	43.3	59.8	56.2
男生	48.1	38.1	49.3	56.8
女生	47.0	34.4	38.6	47.4
合计	47.7	36.2	44.0	52.1
蛋类摄入每周 4 个及以上/（%）				
小学生	21.3	21.8	25.3	33.5
初中生	28.8	19.4	27.2	33.7
男生	27.6	23.3	31.1	34.5
女生	19.4	18.6	21.6	32.6
合计	23.9	21.0	25.9	33.6
奶类摄入每周 4 包及以上/（%）				
小学生	20.8	34.9	27.6	42.4
初中生	16.9	44.6	28.9	50.1

食物摄入频率	2015 年	2016 年	2017 年	2019 年
男生	19.7	37.8	28.8	48.1
女生	19.4	37.8	27.3	42.4
合计	19.5	37.9	28.0	45.2
水果摄入每周 4 次及以上/（%）				
小学生	46.4	55.0	49.0	54.3
初中生	36.0	34.6	36.4	39.6
男生	39.0	47.7	41.4	47.0
女生	47.4	49.8	48.0	50.6
合计	42.8	48.7	44.7	48.8

2. 正餐行为

一日三餐是规律进餐的标志，是保证儿童、青少年生长发育的基础。监测显示，2012—2019 年湖北省"学生营养改善计划"重点监测学生每天就餐次数达到 3 顿及以上的占比达 95% 左右，2.5%～5.0% 的学生每天吃 2 顿（表 3-2-11）。

表 3-2-11 2012—2019 年"学生营养改善计划"重点监测学生每天就餐次数情况　　单位：%

每天就餐次数	2012 年	2013 年	2014 年	2015 年	2016 年	2017 年	2019 年
1	0.5	0.1	0.1	1.3	0.3	0	0.9
2	5.0	2.5	3.9	4.5	3.9	4.1	4.6
≥3	94.5	97.4	96.0	94.2	95.8	95.9	94.5

每天吃好早餐，有利于控制儿童、青少年的体重，提高学习效率。2012—2019 年，湖北省"学生营养改善计划"重点监测学生每天都吃早餐的占比为 35.5%～82.7%，但有 1.4%～2.0% 的重点监测学生基本不吃早餐，有 2.0%～7.1% 的学生每周有 1～2 天吃早餐（表 3-2-12）。

表 3-2-12 2012—2019 年"学生营养改善计划"重点监测学生吃早餐情况　　单位：%

早餐摄入频率	2012 年	2013 年	2014 年	2015 年	2016 年	2017 年	2019 年
基本不吃	2.0	1.1	1.9	1.4	1.6	1.7	1.5
每周 1～2 天	5.5	2.0	7.1	4.2	5.6	3.7	3.3
每周 3～4 天	10.7	6.3	9.8	4.9	5.6	5.4	6.6
每周 5～6 天	13.6	55.2	17.9	7.5	6.9	6.5	8.9
每天	68.1	35.5	63.2	81.9	80.2	82.7	79.7

早餐应种类多样、合理搭配。高质量早餐要求包括谷薯类、蔬菜水果、动物性食物、奶豆坚果等 4 种食物中的 3 种及以上。2015—2019 年，有 38.4%～46.8% 的重点监测学生早餐仅摄入 1 种食物，26.3%～45.4% 的重点监测学生早餐摄入 2 种食物，只有 13.4%～32.7% 的重点监测学生早餐摄入食物种类达到 3 种及以上，且该占比呈下降趋势，由 2015 年的 26.6% 下降至 2019 年 22.7%（图 3-2-30）。

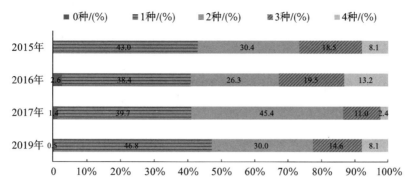

图 3-2-30 2015—2019 年"学生营养改善计划"重点监测学生早餐摄入食物种类分布

儿童、青少年剩饭情况不仅能反映该群体自身存在的不良饮食习惯,也能据此了解学校及家庭供餐的改进方向,以提高儿童、青少年的营养水平。2016—2019 年"学生营养改善计划"重点监测学生总体剩饭情况逐年严峻,剩饭人数占比由 60.4% 上升至 71.0%。从学段来看,小学生剩饭人数占比由 2016 年的 53.0% 上升至 2019 年的 72.6%,但初中生剩饭人数占比由 2016 年的 77.3% 下降至 2019 年的 68.2%;从性别上来看,女生剩饭人数占比(60.9%~74.7%)上升幅度略高于男生(59.9%~67.4%)(表 3-2-13)。

有 4.9%~7.6% 的学生剩饭量近一半。学生出现剩饭现象的原因主要有不喜欢吃这种食物(39.9%~46.4%)、量太大吃不了(23.8%~32.4%)、做得不好吃(13.7%~27.4%)等(图 3-2-31、表 3-2-14)。

表 3-2-13 2016—2019 年"学生营养改善计划"重点监测学生不同学段、性别之间剩饭情况比较

单位:%

分组	2016 年	2017 年	2019 年
小学生	53.0	70.0	72.6
初中生	77.3	75.7	68.2
男生	59.9	61.4	67.4
女生	60.9	71.9	74.7
合计	60.4	66.6	71.0

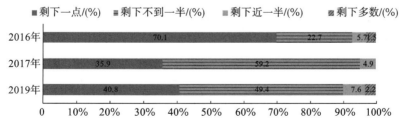

图 3-2-31 2016—2019 年"学生营养改善计划"重点监测学生剩饭量情况

表 3-2-14　2016—2019 年"学生营养改善计划"重点监测学生剩饭原因　　　　单位:%

剩饭原因	2016 年	2017 年	2019 年
不喜欢吃这种食物	46.4	41.0	39.9
做得不好吃	23.4	27.4	13.7
量太大吃不了	32.4	23.8	32.2
不觉得饿	18.3	7.4	5.8
其他	—	0.4	8.4

3.零食及饮料摄入情况

(1)科学选择、合理消费零食可弥补正餐中摄入不足的营养素,反之则增加儿童、青少年肥胖、营养不良、挑食的风险。2015—2019 年,有 65.7%～75.1% 的"学生营养改善计划"重点监测学生零食摄入每天不到 1 次,14.5%～20.5% 的重点监测学生零食摄入每天 1 次,10.4%～18.3% 的重点监测学生零食摄入每天 2 次及以上,且该占比呈上升趋势。其中,女生零食摄入每天 2 次及以上的频率占比(11.0%～19.0%)略高于男生(9.9%～17.5%)。在零食种类的选择上,2016—2019 年湖北省"学生营养改善计划"重点监测学生通常以饼干、面包等,蔬菜水果,纯牛奶、酸奶等为主(图 3-2-32、图 3-2-33、表 3-2-15)。

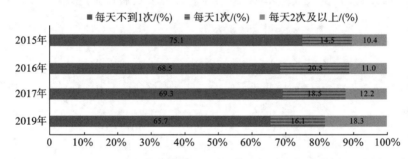

图 3-2-32　2015—2019 年"学生营养改善计划"重点监测学生零食摄入频率分布

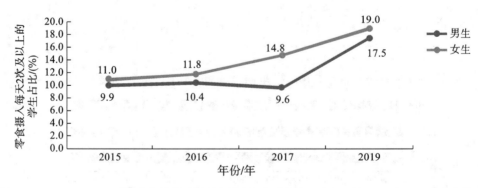

图 3-2-33　2015—2019 年"学生营养改善计划"重点监测学生零食摄入每天 2 次及以上变化情况

表 3-2-15   2016—2019 年"学生营养改善计划"重点监测学生零食选择情况

选择零食种类顺序	2016 年	2017 年	2019 年
1	饼干、面包等	蔬菜水果	饼干、面包等
2	蔬菜水果	饼干、面包等	纯牛奶、酸奶等
3	纯牛奶、酸奶等	纯牛奶、酸奶等	蔬菜水果
4	干脆面、方便面等	膨化食品	膨化食品

(2)饮料摄入过多不仅会使儿童、青少年摄入白开水及奶类食物的量减少,还易增加肥胖、龋齿等疾病的发生风险。2015—2019 年,62.3%～69.0%的"学生营养改善计划"重点监测学生摄入饮料每周不到 3 次,10.9%～18.1%的"学生营养改善计划"重点监测学生摄入饮料每周 4～6 次,19.5%～20.1%的"学生营养改善计划"重点监测学生摄入饮料每天 1 次及以上。其中小学生摄入饮料每天 1 次及以上的占比(21.1%～23.8%)高于初中生(11.5%～17.3%)(图 3-2-34、表 3-2-16)。

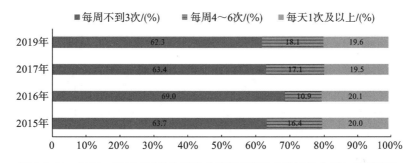

图 3-2-34   2015—2019 年"学生营养改善计划"重点监测学生摄入饮料情况

表 3-2-16   2015—2019 年"学生营养改善计划"不同学段、性别的重点监测学生
摄入饮料每天 1 次及以上情况比较   单位:%

摄入饮料每天 1 次及以上	2015 年	2016 年	2017 年	2019 年
小学生	22.6	23.8	23.5	21.1
初中生	14.8	11.5	11.7	17.3
男生	20.4	18.9	19.7	22.5
女生	19.4	21.3	19.3	16.8
合计	20.0	20.1	19.5	19.6

(四)体格及营养状况

1. 身高和体重

身高和体重是反映儿童、青少年营养状况的基本指标。2013—2019 年,湖北省 6～15 岁学生多数年龄段身高和体重的平均水平均逐年升高;各年龄段学生平均身高和体重累计增

量有所不同,其中13～15岁年龄段学生身高和体重的增幅较大(表3-2-17至表3-2-20、图3-2-35、图3-2-36)。

与2014年全国学生体质与健康调研相比,2019年"学生营养改善计划"监测地区男生各年龄段的平均身高和体重均低于2014年全国学生体质与健康调研农村同年龄段、同性别学生的平均水平,其中11～15岁高年龄段监测地区男生随年龄增大,差距呈现加大趋势;与2014年全国学生体质与健康调研相比,2019年"学生营养改善计划"监测地区女生各年龄段的平均身高和体重均低于2014年全国学生体质与健康调研农村同年龄段、同性别学生的平均水平,其中11～15岁高年龄段监测地区女生随年龄增大,差距呈现减小趋势。总体来看,2019年"学生营养改善计划"监测地区男生各年龄段的平均身高和体重与2014年全国学生体质与健康调研农村同年龄段、同性别学生的平均水平的占比均低于女生(2014年全国学生体质与健康调研数据为100%)(图3-2-36至图3-2-40)。

表 3-2-17　2013—2019 年"学生营养改善计划"监测学生中男生不同年龄组身高均值　单位:cm

年龄/岁	2013 年	2014 年	2015 年	2016 年	2017 年	2019 年
6	118.4	118.6	119.3	120.3	119.7	120.2
7	123.0	123.5	123.8	124.5	124.2	122.8
8	128.3	128.5	129.3	129.5	129.0	128.1
9	132.7	133.1	134.0	134.2	133.9	133.1
10	137.6	138.3	139.0	139.0	138.8	138.2
11	142.7	144.0	143.5	144.0	144.0	143.4
12	148.3	148.8	149.8	149.7	149.6	148.6
13	154.5	154.5	156.6	157.3	156.2	154.6
14	159.1	158.7	161.4	161.9	162.4	160.3
15	161.8	160.8	162.9	163.9	163.9	162.8

表 3-2-18　2013—2019 年"学生营养改善计划"监测学生中女生不同年龄组身高均值　单位:cm

年龄/岁	2013 年	2014 年	2015 年	2016 年	2017 年	2019 年
6	117.8	118.1	118.3	119.3	118.7	119.2
7	122.6	122.7	122.9	123.8	123.1	122.3
8	127.6	128.2	128.7	129.0	128.5	127.4
9	132.6	132.8	134.0	133.9	133.8	132.8
10	138.2	138.4	139.5	139.5	139.2	138.5
11	143.7	144.7	144.9	145.1	145.2	144.4
12	149.0	149.4	150.1	150.6	150.5	149.6
13	153.3	153.5	154.7	155.0	154.4	153.8
14	156.0	155.7	156.9	157.4	157.0	156.7
15	156.8	156.9	157.7	157.6	157.8	158.3

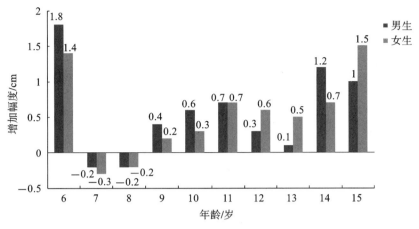

图 3-2-35　2013—2019 年"学生营养改善计划"监测学生平均身高的累计变化量

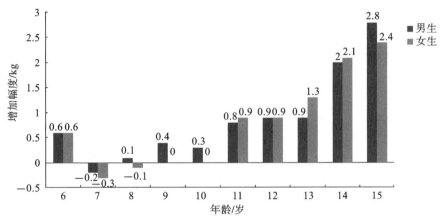

图 3-2-36　2013—2019 年"学生营养改善计划"监测学生平均体重的累计变化量

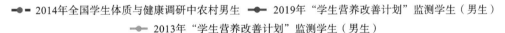

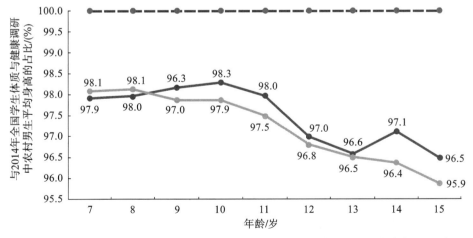

图 3-2-37　2013 年、2019 年"学生营养改善计划"监测学生(男生)身高与 2014 年全国学生体质与健康调研中农村男生平均身高的占比

表 3-2-19　2013—2019 年"学生营养改善计划"监测学生中男生不同年龄组体重均值　单位:kg

年龄/岁	2013 年	2014 年	2015 年	2016 年	2017 年	2019 年
6	22.2	22.5	22.6	22.9	22.8	22.8
7	24.1	24.7	24.5	24.9	25.0	23.9
8	26.6	27.1	27.3	27.5	27.5	26.7
9	29.2	30.0	29.9	30.5	30.4	29.6
10	32.3	33.0	33.3	33.5	33.8	32.6
11	35.3	36.6	36.5	36.9	37.1	36.1
12	39.1	40.1	40.8	40.6	41.1	40.0
13	44.0	44.4	45.6	46.7	46.1	44.9
14	47.7	48.0	49.4	49.9	51.1	49.7
15	49.6	50.3	50.7	51.9	52.2	52.4

表 3-2-20　2013—2019 年"学生营养改善计划"监测学生中女生不同年龄组体重均值　单位:kg

年龄/岁	2013 年	2014 年	2015 年	2016 年	2017 年	2019 年
6	21.5	21.9	21.8	21.9	21.9	22.1
7	23.5	23.8	23.7	24.2	24.0	23.2
8	25.9	26.4	26.3	26.7	26.6	25.8
9	28.7	29.1	29.2	29.6	29.7	28.7
10	32.0	32.6	32.8	33.0	33.0	32.0
11	35.2	36.7	36.5	36.9	36.8	36.1
12	39.5	40.0	40.6	40.9	41.6	40.4
13	43.3	44.0	45.1	45.2	45.6	44.6
14	46.1	46.8	47.4	48.1	48.5	48.2
15	47.1	47.7	48.6	48.9	49.5	49.5

2. 营养不良

2013—2019 年,"学生营养改善计划"监测学生的营养不良率分别为 17.5%、15.1%、13.3%、14.3%、13.9% 和 16.5%。学生营养不良率总体呈现先下降后上升的趋势,其中 2013—2015 年下降了 4.2%,2015—2019 年则上升了 3.2%。2015—2019 年,10 岁年龄段营养不良率上升幅度最大,达到 6.2%(表 3-2-21、图 3-2-41)。

2013—2019 年,男生营养不良率高于女生,小学生高于初中生(2014 年除外);孝感市学生营养不良率呈明显上升趋势(图 3-2-42 至图 3-2-44)。

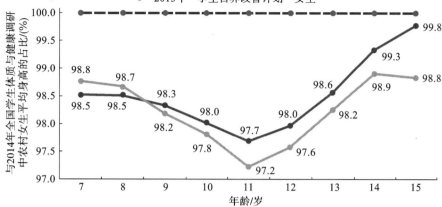

图 3-2-38　2013 年、2019 年"学生营养改善计划"监测学生（女生）身高与 2014 年全国学生体质与健康调研中农村女生平均身高的占比

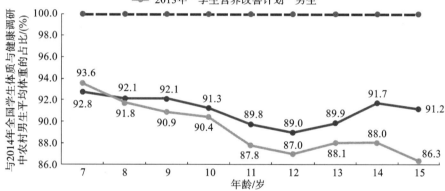

图 3-2-39　2013 年、2019 年"学生营养改善计划"监测学生（男生）体重与 2014 年全国学生体质与健康调研中农村男生平均体重的占比

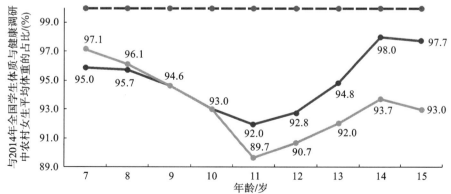

图 3-2-40　2013 年、2019 年"学生营养改善计划"监测学生（女生）体重与 2014 年全国学生体质与健康调研中农村女生平均体重的占比

表 3-2-21　　2013—2019 年"学生营养改善计划"监测学生营养不良率　　　　单位：%

年龄/岁	2013 年	2014 年	2015 年	2016 年	2017 年	2019 年
6	16.5	13.7	10.6	12.4	13.2	12.7
7	17.9	16.2	14.7	15.5	13.6	17.3
8	16.1	13.7	13.6	14.5	15.1	17.1
9	16.5	15.6	12.7	14.2	15.9	17.1
10	17.3	15.1	12.2	13.5	14.1	18.4
11	18.3	13.4	13.0	15.2	14.4	16.9
12	17.0	15.8	14.2	15.0	12.7	16.3
13	17.3	15.5	13.7	12.2	11.6	13.9
14	18.1	14.9	13.9	13.6	11.6	12.6
15	22.5	21.4	18.4	16.7	14.6	16.2
合计	17.5	15.1	13.3	14.3	13.9	16.5

注：此表中营养不良率的计数考虑了双重营养不良（生长迟缓与消瘦或生长迟缓与超重/肥胖同时出现）因素，因此与前表数据不尽相同，后文同。

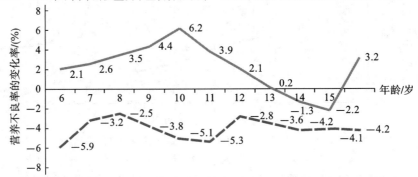

图 3-2-41　2013—2019 年"学生营养改善计划"监测学生营养不良率的变化率

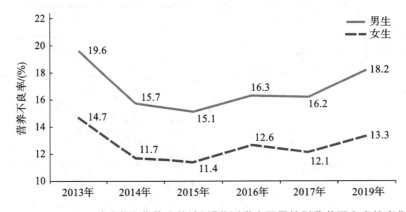

图 3-2-42　2013—2019 年"学生营养改善计划"监测学生不同性别营养不良率的变化趋势

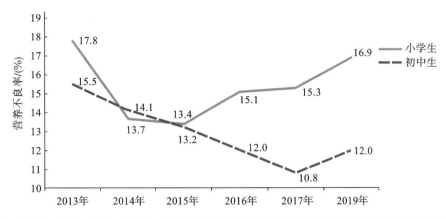

图 3-2-43 2013—2019 年"学生营养改善计划"监测学生不同学段营养不良率的变化趋势

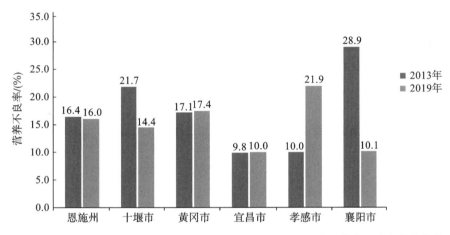

图 3-2-44 2013 年、2019 年"学生营养改善计划"监测学生不同地区营养不良率的变化情况

2013—2019 年,"学生营养改善计划"重点监测学生营养不良率分别为 14.5%、13.9%、9.7%、7.7%、7.5% 和 16.7%,整体呈现先下降后上升趋势,重点监测学生中男生营养不良率始终高于女生;2013 年、2014 年、2016 年,初中生营养不良率高于小学生;2015—2019 年,小学生营养不良率高于初中生(2016 年除外)。相比于 2013 年,2019 年小学生营养不良率上升了 7.4%,初中生则下降了 9.3%(表 3-2-22、图 3-2-45、图 3-2-46)。

表 3-2-22 2013—2019 年"学生营养改善计划"重点监测学生营养不良率　　　　　　单位:%

年份	男生	女生	小学生	初中生	合计
2013 年	16.5	12.3	12.9	16.8	14.5
2014 年	14.5	13.3	12.6	16.8	13.9
2015 年	11.3	7.8	10.3	8.1	9.7
2016 年	9.0	6.4	7.6	8.0	7.7
2017 年	9.3	5.8	7.9	6.2	7.5
2019 年	18.9	14.6	20.3	7.5	16.7

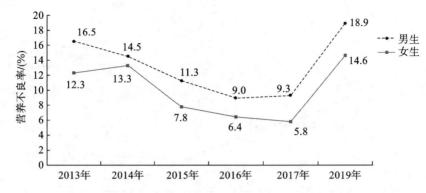

图 3-2-45　2013—2019 年"学生营养改善计划"重点监测学生不同性别营养不良率的变化趋势

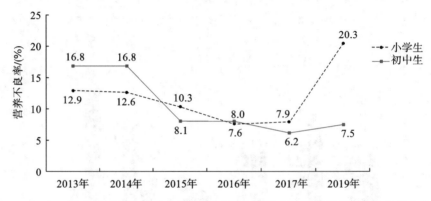

图 3-2-46　2013—2019 年"学生营养改善计划"重点监测学生不同学段营养不良率的变化趋势

3. 超重/肥胖

2013—2019 年,"学生营养改善计划"监测学生的超重/肥胖率分别为 5.2％、14.0％、13.9％、13.6％、14.5％和 13.4％,7 年间共上升了 8.2％,其中 8～12 岁学生超重/肥胖率上升幅度高于总体水平(表 3-2-23、图 3-2-47)。

表 3-2-23　2013—2019 年"学生营养改善计划"监测学生不同年龄段的超重/肥胖率　单位:％

年龄/岁	2013 年	2014 年	2015 年	2016 年	2017 年	2019 年
6	18.0	20.4	20.8	19.1	20.3	20.2
7	8.0	18.9	18.2	17.3	18.5	16.7
8	4.7	15.8	14.7	14.4	15.7	15.6
9	2.7	14.5	12.7	14.1	15.2	14.1
10	2.1	12.6	12.7	12.5	13.8	12.4
11	1.3	10.9	11.5	11.9	11.6	11.5
12	2.0	9.9	10.9	10.5	11.8	11.2
13	2.6	8.4	9.0	9.7	12.5	10.6
14	3.4	7.7	7.9	7.5	10.3	10.5
15	3.1	8.1	5.5	6.1	8.2	9.4
合计	5.2	14.0	13.9	13.6	14.5	13.4

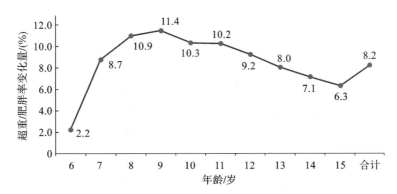

图 3-2-47　2013—2019 年"学生营养改善计划"监测学生超重/肥胖率变化量

（2019 年不同年龄段监测学生超重/肥胖率减去 2013 年对应年龄段监测学生超重/肥胖率）

2013—2019 年，"学生营养改善计划"监测学生中男生超重/肥胖率高于女生，小学生高于初中生；相比于 2013 年，2019 年宜昌市、襄阳市监测学生超重/肥胖率呈明显上升趋势（图3-2-48 至图 3-2-50）。

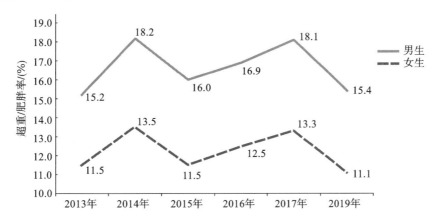

图 3-2-48　2013—2019 年"学生营养改善计划"监测学生不同性别超重/肥胖率的变化趋势

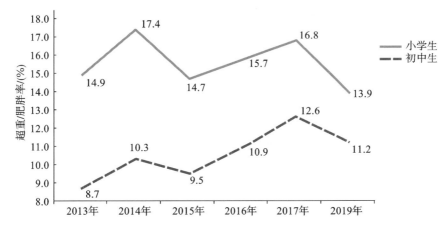

图 3-2-49　2013—2019 年"学生营养改善计划"监测学生不同学段超重/肥胖率的变化趋势

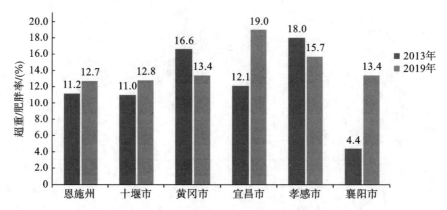

图 3-2-50　2013 年、2019 年"学生营养改善计划"监测学生不同地区超重/肥胖率的变化情况

2013—2019 年，"学生营养改善计划"重点监测学生超重/肥胖率分别为 9.1％、11.2％、9.8％、17.3％、15.2％和 9.7％，其中男生的超重/肥胖率高于女生；除 2015 年、2019 年外，重点监测学生中小学生超重/肥胖率高于初中生。相比于 2013 年，2019 年小学生超重/肥胖率下降了 3.4％（表 3-2-24、图 3-2-51、图 3-2-52）。

表 3-2-24　2013—2019 年"学生营养改善计划"重点监测学生超重/肥胖率　　　　单位：％

年份	男生	女生	小学生	初中生	合计
2013 年	10.3	7.9	13.0	3.7	9.1
2014 年	11.9	10.3	13.0	7.1	11.2
2015 年	9.9	9.7	9.5	10.6	9.8
2016 年	19.4	14.9	18.6	12.4	17.3
2017 年	18.5	11.8	16.3	11.4	15.2
2019 年	11.7	7.7	9.6	10.0	9.7

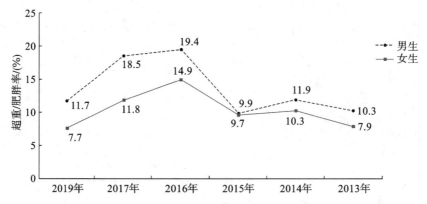

图 3-2-51　2013—2019 年"学生营养改善计划"重点监测学生不同性别超重/肥胖率的变化趋势

2013—2019 年，"学生营养改善计划"监测学生的营养正常率分别为 77.3％、70.9％、72.9％、72.1％、71.5％和 70.2％，7 年间共下降了 7.1％。除了 6 岁和 15 岁，其他年龄段监测学生营养正常率均呈下降趋势；7～12 岁监测学生营养正常率下降幅度高于总体水平（表 3-2-25、图 3-2-53）。

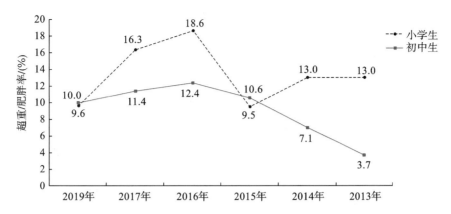

图 3-2-52　2013—2019 年"学生营养改善计划"重点监测学生不同学段超重/肥胖率的变化趋势

表 3-2-25　2013—2019 年"学生营养改善计划"监测学生营养正常率　　　　　　单位:%

年龄/岁	2013 年	2014 年	2015 年	2016 年	2017 年	2019 年
6	65.4	65.8	68.6	68.5	66.5	67.1
7	74.0	64.9	67.1	67.1	67.9	66.0
8	79.3	70.4	71.7	71.1	69.2	67.3
9	80.9	69.9	74.6	71.7	68.9	68.8
10	80.6	72.3	75.2	74.0	72.1	69.2
11	80.4	75.7	75.5	72.8	74.0	71.5
12	81.0	74.3	75.0	74.5	75.5	72.6
13	80.1	76.1	77.3	78.1	75.9	75.5
14	78.5	77.3	78.2	78.9	78.0	76.9
15	74.3	70.6	76.0	77.2	77.2	74.4
合计	77.3	70.9	72.9	72.1	71.5	70.2

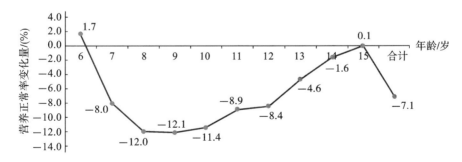

图 3-2-53　2013—2019 年"学生营养改善计划"监测学生营养正常率的累计变化量

4. 学生营养状况分布

2013—2019 年,监测学生存在的主要营养问题依然是营养不良,2019 年为 16.5%;同时也有一定占比的学生存在超重/肥胖,2019 年为 13.4%。值得注意的是,营养正常的学生占比从 2013 年的 77.3% 下降至 2019 年的 70.2%(图 3-2-54)。

2013—2019 年,"学生营养改善计划"监测学生中男生营养不良率和超重/肥胖率均持续高于女生,小学生营养不良率和超重/肥胖率均持续高于初中生(2014 年除外);不同地区中,孝感市营养不良率有明显上升趋势,宜昌市超重/肥胖率则是居高不下(图 3-2-55 至图 3-2-64)。

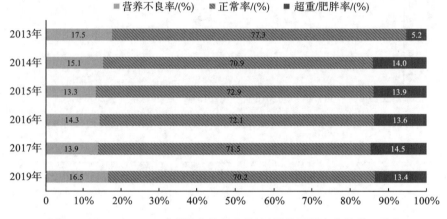

图 3-2-54　2013—2019 年"学生营养改善计划"监测学生营养状况分布

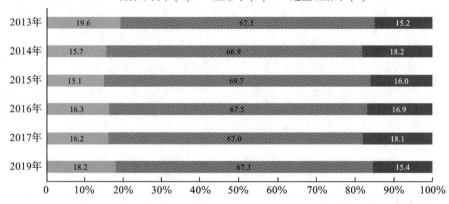

图 3-2-55　2013—2019 年"学生营养改善计划"监测学生中男生营养状况分布

2013—2019 年,"学生营养改善计划"重点监测学生存在的主要营养问题已从营养不良逐渐转向超重/肥胖,营养正常的占比呈下降趋势。2013—2019 年,"学生营养改善计划"重点监测学生中仅初中生营养正常占比总体呈上升趋势,相比 2013 年,2019 年上升了 2.9%(图 3-2-65 至图 3-2-69)。

5.贫血

2012—2019 年,"学生营养改善计划"重点监测学生血红蛋白水平分别为 137.2 g/L、136.0 g/L、141.2 g/L、136.4 g/L、135.1 g/L 和 132.1 g/L。总体表现形式上,2012—2015年波动上升,2015—2019 年持续下降。除 2014 年外,"学生营养改善计划"重点监测学生各年度男生血红蛋白平均水平均高于女生,历年初中生血红蛋白平均水平均明显高于小学生(表 3-2-26、图 3-2-70、图 3-2-71)。

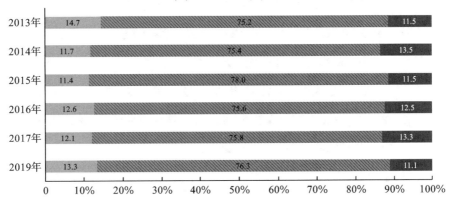

图 3-2-56　2013—2019 年"学生营养改善计划"监测学生中女生营养状况分布

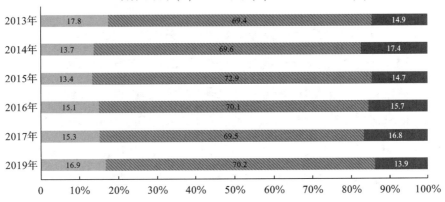

图 3-2-57　2013—2019 年"学生营养改善计划"监测学生中小学生营养状况分布

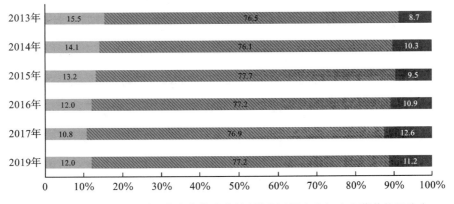

图 3-2-58　2013—2019 年"学生营养改善计划"监测学生中初中生营养状况分布

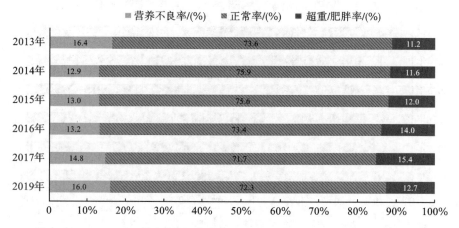

图 3-2-59　2013—2019 年"学生营养改善计划"恩施州监测学生营养状况分布

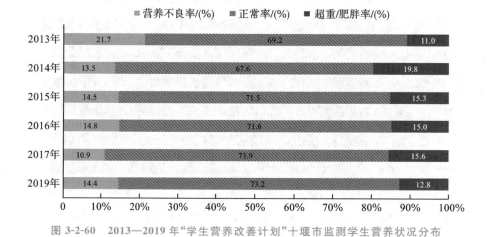

图 3-2-60　2013—2019 年"学生营养改善计划"十堰市监测学生营养状况分布

营养不良率/(%)　　正常率/(%)　　超重/肥胖率/(%)

2013年　17.1　68.8　16.6
2014年　18.4　69.6　13.1
2015年　13.2　74.2　13.2
2016年　15.8　69.3　15.5
2017年　16.6　68.3　15.8
2019年　17.4　69.7　13.4

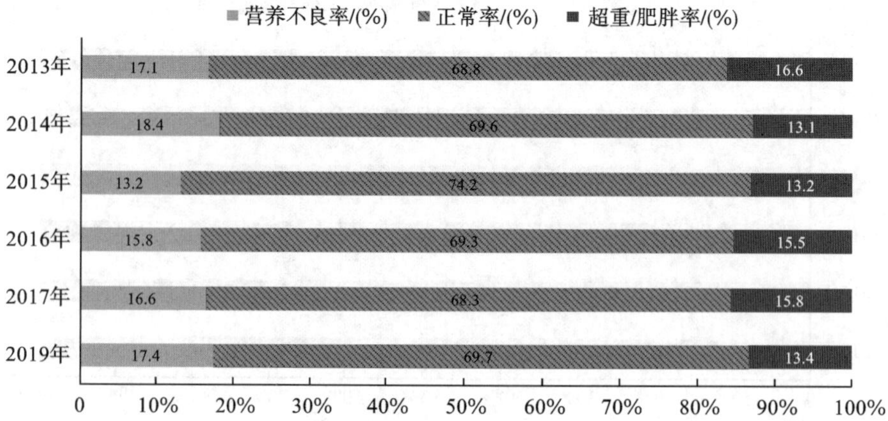

图 3-2-61　2013—2019 年"学生营养改善计划"黄冈市监测学生营养状况分布

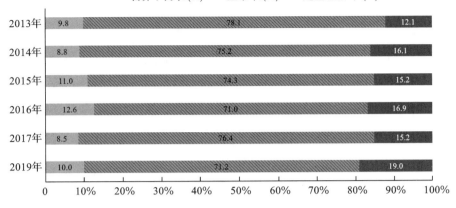

图 3-2-62　2013—2019 年"学生营养改善计划"宜昌市监测学生营养状况分布

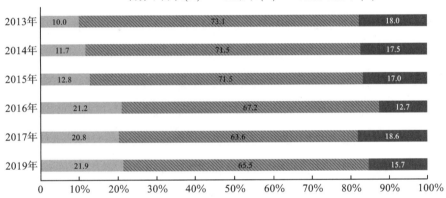

图 3-2-63　2013—2019 年"学生营养改善计划"孝感市监测学生营养状况分布

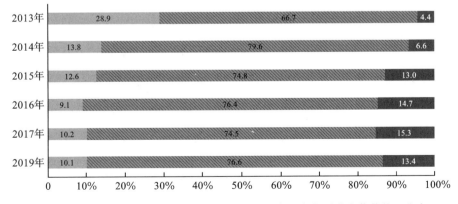

图 3-2-64　2013—2019 年"学生营养改善计划"襄阳市监测学生营养状况分布

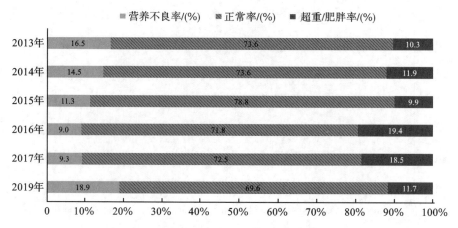

图 3-2-65　2013—2019 年"学生营养改善计划"重点监测学生中男生营养状况分布

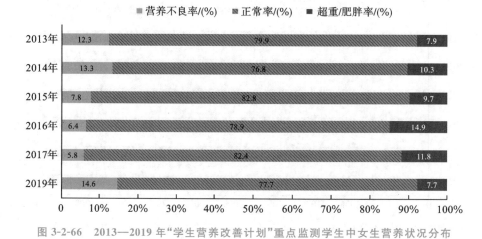

图 3-2-66　2013—2019 年"学生营养改善计划"重点监测学生中女生营养状况分布

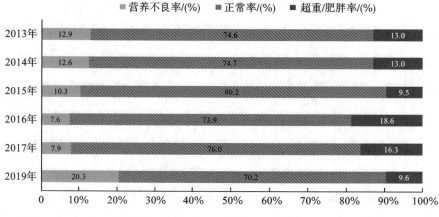

图 3-2-67　2013—2019 年"学生营养改善计划"重点监测学生中小学生营养状况分布

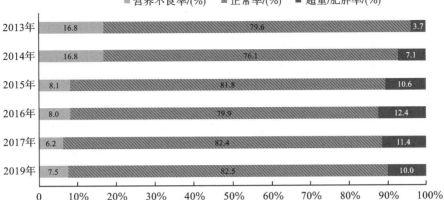

图 3-2-68 2013—2019 年"学生营养改善计划"重点监测学生中初中生营养状况分布

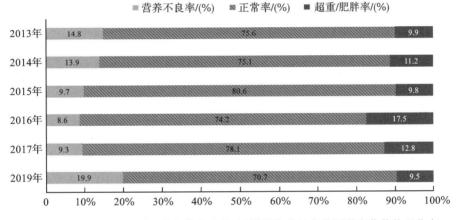

图 3-2-69 2013—2019 年"学生营养改善计划"恩施市重点监测学生营养状况分布

表 3-2-26 2012—2019 年"学生营养改善计划"重点监测学生血红蛋白平均水平 单位:g/L

分组		2012 年	2014 年	2015 年	2016 年	2017 年	2019 年
性别	男	138.0	135.9	142.0	136.7	136.4	134.8
	女	136.5	136.2	140.2	136.0	133.9	129.4
类型	小学	135.4	135.2	139.6	134.8	133.4	129.2
	初中	139.4	138.3	146.7	141.7	141.2	139.7
合计		137.2	136.0	141.2	136.4	135.1	132.1

2012—2019 年,"学生营养改善计划"重点监测学生贫血率分别为 7.0%、7.6%、4.5%、7.6%、11.2% 和 13.0%。相较于 2012 年,2019 年"学生营养改善计划"重点监测学生贫血率上升幅度为 6.0%,其中小学生上升幅度(9.0%)大于初中生(0.8%),女生上升幅度(9.1%)大于男生(2.9%)(表 3-2-27、图 3-2-72、图 3-2-73)。

值得注意的是,2012—2015 年,"学生营养改善计划"重点监测学生贫血率下降了 2.5%;但 2015—2019 年,"学生营养改善计划"重点监测学生贫血率呈持续上升趋势,上升

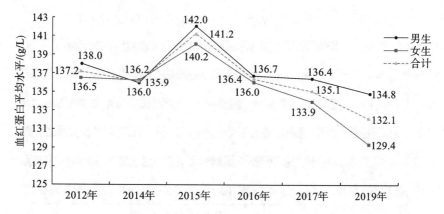

图 3-2-70　2012—2019 年"学生营养改善计划"不同性别重点监测学生血红蛋白平均水平

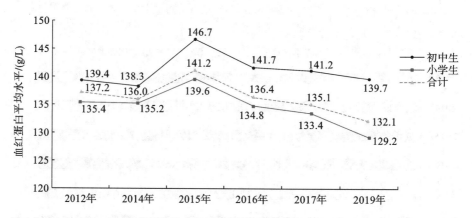

图 3-2-71　2012—2019 年"学生营养改善计划"不同类型重点监测学生血红蛋白平均水平

了 8.5%。2016—2019 年,女生贫血率高于男生;2017 年和 2019 年,小学生贫血率高于初中生(表 3-2-27、图 3-2-72、图 3-2-73)。

表 3-2-27　2012—2019 年"学生营养改善计划"重点监测学生贫血情况　　　单位:%

年份	男生	女生	小学生	初中生	合计
2012 年	7.2	6.7	5.1	9.2	7.0
2014 年	7.4	7.9	7.2	9.1	7.6
2015 年	4.7	4.4	4.4	4.8	4.5
2016 年	7.3	7.8	6.1	12.6	7.6
2017 年	9.1	13.2	12.5	6.5	11.2
2019 年	10.1	15.8	14.1	10.0	13.0

6. 维生素 A 缺乏情况

2012—2019 年,"学生营养改善计划"重点监测学生血清维生素 A 平均浓度分别为 295.6 μg/L、313.6 μg/L、329.5 μg/L、311.8 μg/L、337.3 μg/L、311.3 μg/L 和 333.6 μg/L,总体呈现波动上升趋势。各年度女生血清维生素 A 平均浓度均高于男生,初中生均明显高于小学生(表 3-2-28、图 3-2-74、图 3-2-75)。

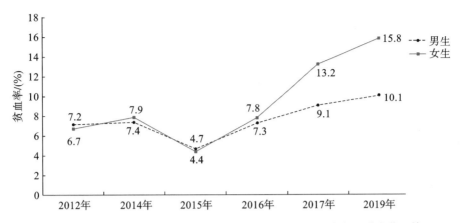

图 3-2-72　2012—2019 年"学生营养改善计划"不同性别重点监测学生贫血情况

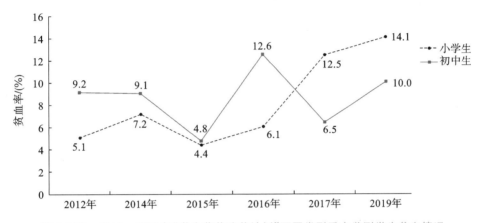

图 3-2-73　2012—2019 年"学生营养改善计划"不同类型重点监测学生贫血情况

表 3-2-28　2012—2019 年"学生营养改善计划"重点监测学生血清维生素 A 平均浓度

单位：μg/L

分组		2012 年	2013 年	2014 年	2015 年	2016 年	2017 年	2019 年
性别	男	284.7	311.4	324.2	307.0	329.9	306.4	331.0
	女	306.0	315.8	334.9	318.0	345.3	316.3	336.5
类型	小学	270.3	298.3	314.4	293.0	320.0	305.7	318.6
	初中	325.4	333.3	356.5	348.7	367.4	322.6	363.7
合计		295.6	313.6	329.5	311.8	337.3	311.3	333.6

　　2012—2019 年，"学生营养改善计划"重点监测学生维生素 A 缺乏率分别为 7.0%、4.5%、1.9%、3.8%、2.2%、3.0% 和 4.0%，维生素 A 亚临床缺乏率分别为 49.7%、40.7%、34.6%、37.3%、27.7%、42.0% 和 35.4%。相较于 2012 年，2019 年维生素 A 缺乏率下降幅度为 3.0%，其中小学生下降幅度（5.7%）大于初中生（0.8%），男生下降幅度（4.9%）大于女生（1.1%）；维生素 A 亚临床缺乏率下降幅度为 14.3%，其中小学生下降幅度（18.7%）大于初中生（14.4%），男生下降幅度（19.8%）大于女生（9.3%）（表 3-2-29、图 3-2-76）。

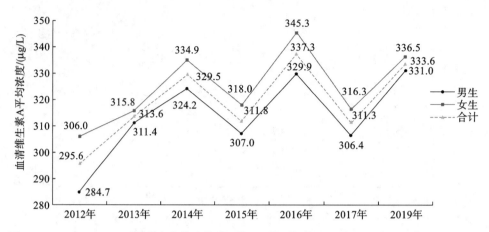

图 3-2-74 2012—2019 年"学生营养改善计划"不同性别重点监测学生血清维生素 A 平均浓度

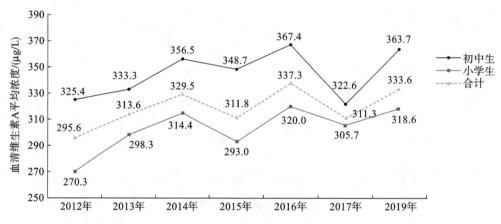

图 3-2-75 2012—2019 年"学生营养改善计划"不同类型重点监测学生血清维生素 A 平均浓度

表 3-2-29 2012—2019 年"学生营养改善计划"重点监测学生维生素 A 缺乏情况

年份	维生素 A 亚临床缺乏率/(%)					维生素 A 缺乏率/(%)				
	男生	女生	小学生	初中生	合计	男生	女生	小学生	初中生	合计
2012 年	56.5	43.2	60.4	37.1	49.7	9.1	4.9	11.1	2.1	7.0
2013 年	44.4	37.0	49.8	28.9	40.7	4.5	4.4	5.0	3.8	4.5
2014 年	35.9	33.2	41.6	22.1	34.6	2.2	1.7	2.2	1.6	1.9
2015 年	37.1	37.5	45.4	21.4	37.3	4.6	2.6	4.8	1.7	3.8
2016 年	33.3	21.6	33.9	16.9	27.7	3.8	0.6	3.5	0	2.2
2017 年	44.2	39.8	44.8	36.4	42.0	2.7	3.4	4.1	0.8	3.0
2019 年	36.7	33.9	41.7	22.7	35.4	4.2	3.8	5.4	1.3	4.0

7. 维生素 D 缺乏情况

2012—2019 年,"学生营养改善计划"重点监测学生血清 25-OH-D$_3$ 平均浓度分别为

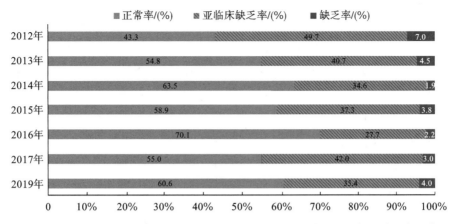

图 3-2-76　2012—2019 年"学生营养改善计划"重点监测学生维生素 A 缺乏率分布

15.6 ng/mL、17.2 ng/mL、20.3 ng/mL、16.3 ng/mL、18.3 ng/mL、18.4 ng/mL 和21.1 ng/mL，总体呈波动上升的趋势。"学生营养改善计划"重点监测学生各年度男生的血清 25-OH-D$_3$ 平均浓度均高于女生；除 2014 年外，各年度小学生血清 25-OH-D$_3$ 平均浓度均高于初中生（表 3-2-30、图 3-2-77、图 3-2-78）。

表 3-2-30　2012—2019 年"学生营养改善计划"重点监测学生血清 25-OH-D$_3$ 平均浓度

单位：ng/mL

分组		2012 年	2013 年	2014 年	2015 年	2016 年	2017 年	2019 年
性别	男	16.5	18.0	21.4	17.2	19.6	20.1	21.7
	女	14.7	16.3	19.3	15.1	17.0	16.7	20.5
类型	小学	15.7	17.8	20.3	16.6	19.3	19.7	22.2
	初中	15.4	16.4	20.4	15.6	16.6	15.9	18.9
合计		15.6	17.2	20.3	16.3	18.3	18.4	21.1

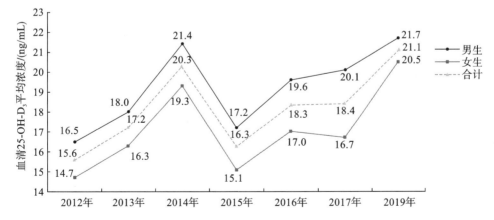

图 3-2-77　2012—2019 年"学生营养改善计划"不同性别重点监测学生血清 25-OH-D$_3$ 平均浓度

2012—2019 年，"学生营养改善计划"重点监测学生维生素 D 缺乏率分别为 9.1%、4.3%、1.5%、9.8%、2.8%、5.0% 和 2.2%，维生素 D 亚临床缺乏率分别为 74.9%、71.4%、

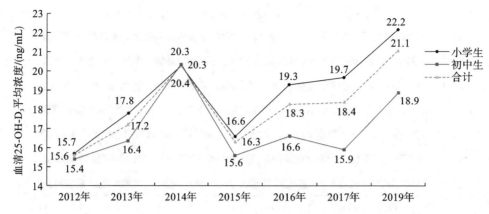

图 3-2-78 2012—2019 年"学生营养改善计划"不同类型重点监测学生血清 25-OH-D₃ 平均浓度

49.6％、67.9％、61.6％、57.9％和 44.3％。相较于 2012 年,2019 年维生素 D 缺乏率下降幅度为 6.9％,其中小学生下降幅度(7.8％)大于初中生(5.1％),男生下降幅度(3.7％)小于女生(9.9％);维生素 D 亚临床缺乏率下降幅度为 30.6％,其中小学生下降幅度(35.6％)大于初中生(18.8％),男生下降幅度(33.5％)大于女生(27.1％)(表 3-2-31、图 3-2-79)。

表 3-2-31 2012—2019 年"学生营养改善计划"重点监测学生维生素 D 缺乏情况

年份	维生素 D 亚临床缺乏率/(％)					维生素 D 缺乏率/(％)				
	男生	女生	小学生	初中生	合计	男生	女生	小学生	初中生	合计
2012 年	73.9	75.8	72.9	77.2	74.9	6.3	11.7	9.3	8.9	9.1
2013 年	65.7	77.0	66.3	77.9	71.4	2.6	5.9	4.0	4.7	4.3
2014 年	41.9	57.5	50.4	48.1	49.6	0.5	2.5	1.1	2.3	1.5
2015 年	64.9	71.7	66.4	70.9	67.9	7.2	13.2	9.6	10.3	9.8
2016 年	52.2	71.9	55.9	71.5	61.6	1.1	4.7	1.3	5.4	2.8
2017 年	48.2	67.8	51.3	71.1	57.9	1.9	8.1	2.7	9.6	5.0
2019 年	40.4	48.7	37.3	58.4	44.3	2.6	1.8	1.5	3.8	2.2

(五)学生缺勤

1.学生总体缺勤率比较

学生总体出勤率可以反映学生的在校学习时间,而病假缺勤率又可间接反映学生的身体健康状况。学生病假缺勤率可以为"学生营养改善计划"的实施和效果评价提供相应的基础数据。2012 年、2013 年和 2014 年的监测学生事假缺勤率高于病假缺勤率,而 2015—2019 年的监测学生病假缺勤率高于事假缺勤率。2013 年"学生营养改善计划"监测学生病假缺勤率最低(9.1 人日/万人日),从 2015 年开始,监测学生病假缺勤率呈现上升趋势,到 2019 年为最高的 25.7 人日/万人日。病假缺勤率与事假缺勤率的历年变化与总体缺勤率变化一致(表 3-2-32、图 3-2-80)。

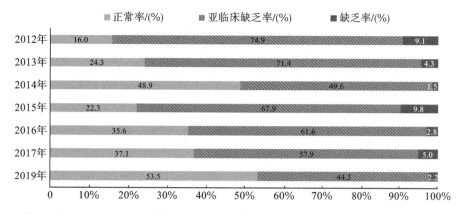

图 3-2-79 2012—2019 年"学生营养改善计划"重点监测学生维生素 D 缺乏率分布

表 3-2-32 2012—2019 年"学生营养改善计划"监测学生缺勤率

年度	学校数/所	事假缺勤率/(人日/万人日)	病假缺勤率/(人日/万人日)				合计(人日/万人日)
			消化系统疾病	呼吸系统疾病	其他疾病	小计	
2012	658	19.2	1.3	4.4	4.4	10.1	29.3
2013	458	13.2	1.4	3.6	4.1	9.1	22.3
2014	343	15.2	1.3	5.4	4.4	11.1	26.3
2015	360	5.9	1.0	3.7	5.2	9.9	15.8
2016	335	11.8	2.1	5.1	5.7	12.9	24.7
2017	289	12.1	2.4	9.7	9.6	21.7	33.8
2019	317	20.7	3.1	9.1	13.5	25.7	46.4

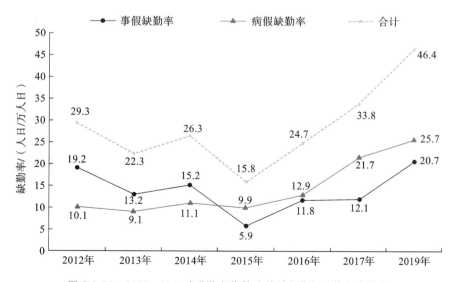

图 3-2-80 2012—2019 年"学生营养改善计划"监测学生缺勤率

2.不同地区学生缺勤率比较

2012—2019 年中,襄阳市"学生营养改善计划"监测学生在 2012 年缺勤率最高,恩施州在 2019 年最高,病假缺勤率中,因其他疾病导致的缺勤率最高为 31.6 人日/万人日(表 3-2-33 至表 3-2-38)。在比较各地区 2012—2019 年的病假缺勤率中,除 2015 年的襄阳市学生病假缺勤率最高外,总体上恩施州的学生病假缺勤率高于其他监测地区(图 3-2-81)。

表 3-2-33 2012—2019 年"学生营养改善计划"十堰市监测学生缺勤率

年度	学校数/所	事假缺勤率/(人日/万人日)	病假缺勤率/(人日/万人日)				合计(人日/万人日)
			消化系统疾病	呼吸系统疾病	其他疾病	小计	
2012	164	5.4	1.4	2.5	1.4	5.3	10.7
2013	158	5.8	1.7	4.1	3.0	8.8	14.6
2014	149	12.6	0.8	2.0	3.4	6.2	18.8
2015	110	2.8	0.6	1.1	4.8	6.5	9.3
2016	76	6.4	1.1	1.6	2.4	5.1	11.5
2017	77	7.1	0.6	2.1	4.3	7.0	14.1
2019	67	12.9	0.3	2.4	2.5	5.2	18.1

表 3-2-34 2012—2019 年"学生营养改善计划"宜昌市监测学生缺勤率

年度	学校数/所	事假缺勤率/(人日/万人日)	病假缺勤率/(人日/万人日)				合计(人日/万人日)
			消化系统疾病	呼吸系统疾病	其他疾病	小计	
2012	67	12.6	0.4	4.7	5.3	10.4	23.0
2013	20	24.7	1.1	6.5	8.0	15.6	40.3
2014	21	33.4	0.7	3.0	14.3	18.0	51.4
2015	32	5.4	0.8	2.0	6.7	9.5	14.9
2016	27	3.0	0.8	2.7	6.0	9.5	12.5
2017	13	3.9	2.0	2.8	29.4	34.2	38.1
2019	24	14.0	0.5	0.6	3.9	5.0	19.0

表 3-2-35 2012—2019 年"学生营养改善计划"襄阳市监测学生缺勤率

年度	学校数/所	事假缺勤率/(人日/万人日)	病假缺勤率/(人日/万人日)				合计(人日/万人日)
			消化系统疾病	呼吸系统疾病	其他疾病	小计	
2012	25	24.1	0.7	1.3	5.3	7.3	31.4
2013	16	25.0	0.6	0.9	3.3	4.8	29.8
2014	17	5.2	0.7	0.6	3.5	4.8	10.0
2015	15	5.4	0.8	0.6	22.5	23.9	29.3
2016	10	3.3	0.8	0.7	2.5	4.0	7.3

年度	学校数/所	事假缺勤率/(人日/万人日)	病假缺勤率/(人日/万人日)				合计(人日/万人日)
			消化系统疾病	呼吸系统疾病	其他疾病	小计	
2017	9	11.0	0.9	1.2	1.2	3.3	14.3
2019	10	2.1	1.1	11.7	2.2	15.0	17.1

表 3-2-36 2012—2019 年"学生营养改善计划"孝感市监测学生缺勤率

年度	学校数/所	事假缺勤率/(人日/万人日)	病假缺勤率/(人日/万人日)				合计(人日/万人日)
			消化系统疾病	呼吸系统疾病	其他疾病	小计	
2012	33	4.5	0.7	3.5	1.0	5.2	9.7
2013	36	4.2	1.7	2.4	1.3	5.4	9.6
2014	33	2.8	0.7	1.4	0.8	2.9	5.7
2015	26	2.4	1.0	1.4	1.3	3.7	6.1
2016	30	1.5	0.4	1.2	0.6	2.2	3.7
2017	30	2.2	1.0	3.2	1.4	5.6	7.8
2019	30	1.9	1.2	1.1	0.8	3.1	5.0

表 3-2-37 2012—2019 年"学生营养改善计划"黄冈市监测学生缺勤率

年度	学校数/所	事假缺勤率/(人日/万人日)	病假缺勤率/(人日/万人日)				合计(人日/万人日)
			消化系统疾病	呼吸系统疾病	其他疾病	小计	
2012	147	25.1	0.8	1.6	0.8	3.2	28.3
2013	137	2.3	0.8	1.4	1.0	3.2	5.5
2014	57	3.7	0.8	1.8	1.5	4.1	7.8
2015	98	4.1	0.6	1.3	1.6	3.5	7.6
2016	84	5.0	1.2	2.3	1.0	4.5	9.5
2017	63	4.7	0.9	4.2	1.8	6.9	11.6
2019	74	13.6	0.8	2.4	0.9	4.1	17.7

表 3-2-38 2012—2017 年"学生营养改善计划"恩施州监测学生缺勤率

年度	学校数/所	事假缺勤率/(人日/万人日)	病假缺勤率/(人日/万人日)				合计(人日/万人日)
			消化系统疾病	呼吸系统疾病	其他疾病	小计	
2012	222	25.0	2.3	8.5	10.0	20.8	45.8
2013	91	42.4	2.3	6.9	11.7	20.9	63.3
2014	66	25.3	2.7	14.2	5.9	22.8	48.1
2015	79	10.9	1.8	9.3	7.9	19.0	29.9

续表

年度	学校数/所	事假缺勤率/(人日/万人日)	病假缺勤率/(人日/万人日)				合计(人日/万人日)
			消化系统疾病	呼吸系统疾病	其他疾病	小计	
2016	84	26.7	4.3	11.6	12.3	28.2	54.9
2017	97	21.2	4.4	18.7	16.3	39.4	60.6
2019	112	35.8	6.7	19.4	31.6	57.7	93.5

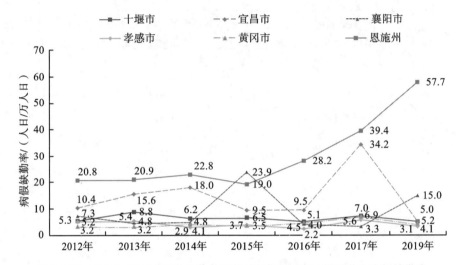

图 3-2-81　2012—2019 年"学生营养改善计划"不同地区监测学生病假缺勤率

3.不同类型学生缺勤率比较

2012—2019 年,小学生病假缺勤率从 2013 年起呈逐年上升趋势;初中生病假缺勤率在 2014 年呈现一个峰值,然后下降,从 2016 年起又逐渐上升,波动较大;九年一贯制学校学生病假缺勤率在 2014 年最低,到 2017 年达到峰值 24.7 人日/万人日(表 3-2-39 至表 3-2-41、图 3-2-82)。

表 3-2-39　2012—2019 年"学生营养改善计划"监测小学生缺勤率

年度	学校数/所	事假缺勤率/(人日/万人日)	病假缺勤率/(人日/万人日)				合计(人日/万人日)
			消化系统疾病	呼吸系统疾病	其他疾病	小计	
2012	426	18.2	1.2	4.3	3.7	9.2	27.4
2013	311	3.7	1.5	3.8	3.5	8.8	12.5
2014	240	4.0	1.3	4.0	3.8	9.1	13.1
2015	253	4.3	1.3	4.1	3.7	9.1	13.4
2016	213	8.1	2.5	6.0	4.8	13.3	21.4
2017	201	8.3	2.9	10.1	9.0	22.0	30.3
2019	229	13.3	3.6	10.1	14.8	28.5	41.8

表 3-2-40　2012—2019 年"学生营养改善计划"监测初中生缺勤率

年度	学校数/所	事假缺勤率/（人日/万人日）	病假缺勤率/（人日/万人日）				合计（人日/万人日）
			消化系统疾病	呼吸系统疾病	其他疾病	小计	
2012	181	24.5	1.7	5.0	5.5	12.2	36.7
2013	115	31.9	1.3	3.3	5.5	10.1	42.0
2014	71	45.1	1.6	9.8	6.5	17.9	63.0
2015	76	10.9	0.6	3.3	9.7	13.6	24.5
2016	62	31.5	1.1	2.3	8.5	11.9	43.4
2017	60	24.6	1.0	6.9	11.3	19.2	43.8
2019	62	44.5	1.9	8.2	11.1	21.2	65.7

表 3-2-41　2012—2019 年"学生营养改善计划"监测九年一贯制学校学生缺勤率

年度	学校数/所	事假缺勤率/（人日/万人日）	病假缺勤率/（人日/万人日）				合计（人日/万人日）
			消化系统疾病	呼吸系统疾病	其他疾病	小计	
2012	51	3.8	0.5	2.1	4.1	6.7	10.5
2013	32	5.3	1.0	2.5	2.9	6.4	11.7
2014	32	5.1	0.8	2.0	2.6	5.4	10.5
2015	31	3.6	0.3	2.4	3.4	6.1	9.7
2016	36	5.8	1.2	5.2	3.4	9.8	15.6
2017	28	9.7	1.7	13.1	9.9	24.7	34.5
2019	26	24.9	1.8	2.5	8.5	12.8	37.7

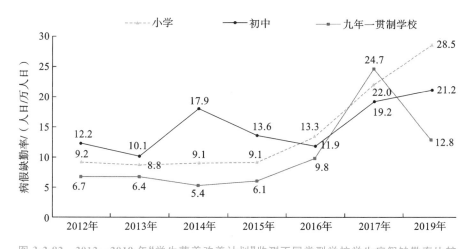

图 3-2-82　2012—2019 年"学生营养改善计划"监测不同类型学校学生病假缺勤率比较

4.学校不同所在地学生缺勤率比较

2012—2019 年,学校所在地为村庄的"学生营养改善计划"监测学生病假缺勤率大体上呈现上升趋势,从 2012 年的 10.6 人日/万人日增至 2019 年的 24.6 人日/万人日;学校所在地为乡镇的"学生营养改善计划"监测学生病假缺勤率总体也呈现上升趋势;学校所在地为县城的"学生营养改善计划"监测学生病假缺勤率波动较大,分别在 2015 年和 2017 年出现峰值(表 3-2-42 至表 3-2-44、图 3-2-83)。

表 3-2-42　2012—2019 年"学生营养改善计划"监测村庄学生缺勤率

年度	学校数/所	事假缺勤率/(人日/万人日)	病假缺勤率/(人日/万人日)				合计(人日/万人日)
			消化系统疾病	呼吸系统疾病	其他疾病	小计	
2012	262	46.6	1.7	4.9	4.0	10.6	57.2
2013	168	4.2	1.3	4.0	2.1	7.4	11.6
2014	131	4.7	1.3	3.4	4.5	9.2	13.9
2015	131	7.7	0.9	3.9	6.9	11.7	19.4
2016	88	11.4	1.3	5.7	6.3	13.3	24.7
2017	92	15.9	1.5	10.3	12.5	24.3	40.2
2019	98	30.8	1.9	8.9	13.8	24.6	55.4

表 3-2-43　2012—2019 年"学生营养改善计划"监测乡镇学生缺勤率比较

年度	学校数/所	事假缺勤率/(人日/万人日)	病假缺勤率/(人日/万人日)				合计(人日/万人日)
			消化系统疾病	呼吸系统疾病	其他疾病	小计	
2012	363	13.5	1.3	4.3	4.7	10.3	23.8
2013	282	15.3	1.5	3.5	4.4	9.4	24.7
2014	208	17.5	1.3	5.6	4.5	11.4	28.9
2015	224	5.6	1.1	3.7	4.7	9.5	15.1
2016	215	13.2	2.3	5.3	5.9	13.5	26.7
2017	189	12.2	2.6	9.5	9.5	21.3	33.5
2019	214	19.7	3.4	9.5	14.0	26.9	46.6

表 3-2-44　2012—2019 年"学生营养改善计划"监测县城学生缺勤率

年度	学校数/所	事假缺勤率/(人日/万人日)	病假缺勤率/(人日/万人日)				合计(人日/万人日)
			消化系统疾病	呼吸系统疾病	其他疾病	小计	
2012	33	4.4	0.4	2.6	0.4	3.4	7.8
2013	8	4.9	0.4	3.1	8.3	11.8	16.7
2014	4	0.4	0.2	11.2	0.4	11.8	12.2
2015	5	5.9	0	5.5	13.2	18.7	24.6
2016	8	2.0	1.8	3.4	1.0	6.2	8.2
2017	8	2.4	1.9	15.3	4.8	22.0	24.4
2019	5	15.8	0.1	0.3	3.3	3.7	19.5

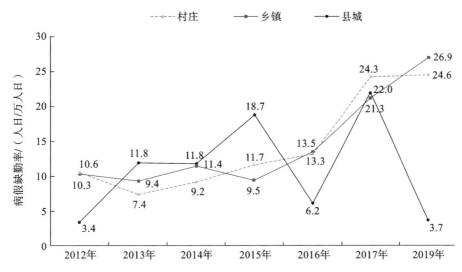

图 3-2-83 2012—2019 年"学生营养改善计划"监测不同所在地学生病假缺勤率比较

5.不同供餐模式学校学生缺勤率比较(2014年供餐模式的数据缺失较多,有305所学校未提供供餐模式信息)

分析不同供餐模式可发现,历年"学生营养改善计划"监测学校中食堂供餐学校的学生病假缺勤率大体上要高于企业供餐和混合供餐学校的学生病假缺勤率。2014年混合供餐学校的学生病假缺勤率最低(0.6人日/万人日),而食堂供餐和企业供餐学校学生的病假缺勤率呈现出一个峰值。从2015年开始,"学生营养改善计划"监测学校中食堂供餐学校和混合供餐学校的学生病假缺勤率呈现上升的趋势,到2019年分别为最高的35.5人日/万人日和18.7人日/万人日。2012—2019年,"学生营养改善计划"监测学校中企业供餐学校的学生病假缺勤率无明显规律(表3-2-45至表3-2-47、图3-2-84)。

表 3-2-45 2012—2019 年"学生营养改善计划"监测学校食堂供餐学生缺勤率

年度	学校数/所	事假缺勤率 /(人日/万人日)	病假缺勤率/(人日/万人日)				合计(人日 /万人日)
			消化系统疾病	呼吸系统疾病	其他疾病	小计	
2012	436	28.0	1.5	4.9	5.3	11.7	39.7
2013	283	17.0	1.3	3.5	5.1	9.9	26.9
2014	40	35.9	4.5	12.1	7.2	23.8	59.7
2015	224	7.9	1.2	5.0	5.6	11.8	19.7
2016	142	19.8	2.9	7.7	8.7	19.3	39.1
2017	156	16.8	2.7	13.0	13.3	29.0	45.8
2019	171	26.5	4.1	12.4	19.0	35.5	62.0

表 3-2-46　2012—2019 年"学生营养改善计划"监测学校企业供餐学生缺勤率

年度	学校数/所	事假缺勤率/（人日/万人日）	病假缺勤率/（人日/万人日）				合计（人日/万人日）
			消化系统疾病	呼吸系统疾病	其他疾病	小计	
2012	160	3.0	1.2	3.8	2.8	7.8	10.8
2013	140	6.5	1.4	3.7	2.0	7.1	13.6
2014	7	4.3	3.0	10.8	8.5	22.3	26.6
2015	88	1.9	0.8	0.9	3.0	4.7	6.6
2016	85	4.9	1.9	3.4	1.7	7.0	11.9
2017	78	6.2	2.3	5.3	4.2	11.8	18.0
2019	64	2.4	1.3	2.5	2.1	5.9	8.3

表 3-2-47　2012—2019 年"学生营养改善计划"监测学校混合供餐学生缺勤率

年度	学校数/所	事假缺勤率/（人日/万人日）	病假缺勤率/（人日/万人日）				合计（人日/万人日）
			消化系统疾病	呼吸系统疾病	其他疾病	小计	
2012	58	3.9	0.8	1.8	2.7	5.3	9.2
2013	35	5.0	1.9	3.2	3.6	8.7	13.7
2014	7	1.7	0.3	0.2	0.1	0.6	2.3
2015	48	3.5	0.7	2.9	6.7	10.3	13.8
2016	84	5.3	0.9	2.4	3.5	6.8	12.1
2017	55	6.5	1.5	6.0	6.5	14.0	20.5
2019	82	22.2	2.3	6.6	9.8	18.7	40.9

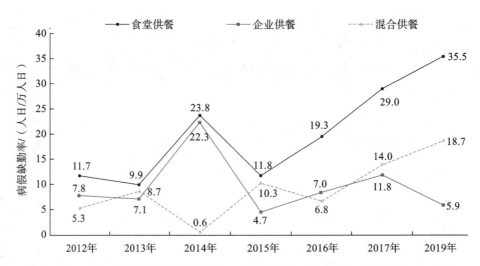

图 3-2-84　2012—2019 年"学生营养改善计划"监测不同供餐模式学生病假缺勤率比较

第三节 实施成效

1.学校供餐更加规范

(1)"学生营养改善计划"监测学校食堂就餐环境有所改善。良好的就餐环境有助于学生健康成长。2012—2019年,"学生营养改善计划"监测学校配备食堂的占比、食堂有餐厅的占比、餐厅有桌椅的占比分别由2012年的87.6%、79.4%、79.8%增至2019年的89.0%、95.3%、98.6%。

(2)"学生营养改善计划"监测学校供餐更注重食物多样性。学校供餐的食物多样性正不断加强,学生奶类摄入频率显著提升。与2015年相比,2019年"学生营养改善计划"重点监测学生各类食物摄入频率均存在上升趋势,尤其是奶类。摄入奶类每周4包及以上由19.5%上升至45.2%。在供奶学校中,提供学生奶的占比缓慢上升。

2.健康教育更加普及

学校健康教育课程更加普及,健康教育课开设情况及上课频率逐年提升。2012—2019年,六个市(州)监测学校开设健康教育课且上课频率达到每两周1次及以上的占比呈上升趋势,分别由2012年的69.1%、74.2%增至2019年的89.6%、84.7%。

3.学生饮食行为更加科学

尤其是学生早餐更受重视。规律吃早餐可改善学生学习成绩及出勤率,学生吃早餐频率不断提高。2012—2019年,湖北省重点监测学生每天吃早餐的占比由2012年的68.1%上升至2019年的79.7%。

4.学生体格及营养状况不断改善

(1)学生体格发育有所改善。与2013年基线相比,2019年"学生营养改善计划"试点地区各年龄段学生的身高和体重平均水平均呈明显上升趋势,男生增幅大于女生。与其他年龄段相比,9岁、14岁、15岁的身高和13岁、14岁、15岁的体重增幅均较大。

(2)学生营养不良情况有所好转。2019年,"学生营养改善计划"试点地区学生的营养不良率为16.5%,其中生长迟缓率和消瘦率分别为4.1%和12.3%。男生营养不良率(18.2%)高于女生(13.3%),小学生(16.9%)高于初中生(12.0%)。

与2013年基线相比,"学生营养改善计划"试点地区6～15岁学生营养不良率有一定程度降低,其中男生和女生均下降了1.4%,小学生下降了0.9%,初中生下降了3.5%。较为明显的是,襄阳市学生的营养不良率从2013年的28.9%下降至2019年的10.1%,下降幅度达18.8%。

(3)学生微量营养素缺乏情况明显缓解。2019年,重点监测学生维生素A缺乏率和亚临床缺乏率分别为4.0%和35.4%。相较于2012年,2019年维生素A缺乏率、亚临床缺乏率下降幅度分别为3.0%、14.3%,其中下降幅度较大的为小学生(5.7%、18.7%)和男生(4.9%、19.8%)。

2019年,"学生营养改善计划"重点监测学生维生素D缺乏率和亚临床缺乏率分别为2.2%和44.3%。相较于2012年,2019年维生素D缺乏率、亚临床缺乏率下降幅度分别为6.9%、30.6%,其中维生素D缺乏率下降幅度较大的为小学生(7.8%)和女生(9.9%),维生素D亚临床缺乏率下降幅度较大的为小学生(35.6%)和男生(33.5%)。

第四节　问题与建议

(一)存在问题

1.学校供餐方面

(1)"学生营养改善计划"监测学校食堂供餐占比逐年下降,学校食堂供餐能力有待提高。2012—2019年,采用食堂供餐的监测学校占比由2012年的66.7%降至2019年的54.3%;采用食堂供餐的监测学校中,学校食堂提供早、中、晚餐的占比分别由2012年的89.6%、95.0%和83.4%降至2019年的76.3%、88.4%和65.0%。

(2)监测学校食堂餐厅就餐面积、餐桌椅设施设备仍不能满足学生需求,食堂就餐环境需进一步改善。2012—2019年,监测学校食堂餐厅能同时容纳全部学生就餐的占比一直不足70%,小学和九年一贯制学校仍然存在学生在教室、宿舍和操场就餐的情况。

(3)监测学校食堂供餐食谱质量亟须提高。2019年,90.0%的监测学校供餐食谱由学校食堂工作人员自定,仅8.9%的学校使用配餐软件设计食谱。中小学生处于生长发育的关键时期,根据中小学生健康成长的需要,充分合理地进行营养配餐,能有效改善中小学生的营养状况,预防营养不良。但大部分学校食堂工作人员缺乏科学合理的营养知识,难以科学搭配设计食谱。

(4)监测学校奶类供应仍然不足。《中国居民膳食指南(2022)》提出,为满足骨骼生长的需要,学龄儿童每天要保证摄入奶及奶制品300 mL或相当量的奶制品。2019年,26个监测地区中,参加"学生营养改善计划"的学校全部供奶、约75%的学校提供、约50%的学校提供、约25%的学校提供及均不供奶的占比分别为23.1%、23.1%、3.8%、26.9%和23.1%。与2016年相比,供奶情况变化不大。

2.健康教育与饮食行为方面

(1)缺乏专职健康营养老师,学生营养知识水平仍偏低。2012—2019年,健康教育课授课老师85%以上为班主任或体育老师,由专职健康教育老师授课的占比较低,由2012年的15.8%下降至2019年的9.3%。2012—2019年学生营养知识评分仅2.2~4.1分,营养知识水平没有同步提高,反而下降。

(2)学生偏食、剩饭等不合理的饮食行为需加以纠正。肉类、蛋类、奶类、豆类及水果摄入频率依然偏低。2015—2019年,仅50%左右的学生每周摄入肉类、奶类及水果4次及以上;仅20%左右的学生每周摄入豆类4次及以上;仅10%左右的学生每天摄入蛋类。

①早餐质量差。2015—2019年,仅13.4%~32.7%的学生早餐食物种类达到3种及以上,且监测期间该占比呈下降趋势。

②剩饭情况日趋严重。不同类型、不同性别学生均存在较严重的剩饭情况,剩饭的学生占比由2016年的60.4%上升至2019年的71.0%,且部分学生剩饭量超过一半。

③不健康零食及含糖饮料摄入现象较普遍。监测显示,35%左右的学生每周摄入饮料4天及以上,小学生每天摄入饮料的占比高于初中生。正餐之外,学生选择饼干、面包等高热量的零食较多。

3.体格及营养状况方面

(1)学生生长发育状况仍相对滞后。与2014年全国学生体质与健康调研相比,2019年

"学生营养改善计划"监测地区男生和女生各年龄段的平均身高和体重均低于全国农村同年龄段、同性别学生的平均水平,且男生各年龄段的平均身高和体重与全国农村同年龄段、同性别学生的平均水平占比均低于女生。

(2)学生营养不良率和贫血率有先下降后上升的趋势。2013—2019 年,"学生营养改善计划"监测地区学生营养不良率总体呈先下降后上升的趋势,其中 2013—2015 年下降了4.2%,2015—2019 年则上升了 3.2%,其中 10 岁年龄段营养不良率上升幅度最大,达6.2%。

2019 年,"学生营养改善计划"重点监测学生贫血率为 13.0%,女生贫血率(15.8%)高于男生(10.1%),小学生(14.1%)高于初中生(10.0%)。相比于 2012 年,2019 年重点监测学生贫血率上升了 6.0%,其中 2012—2015 年下降了 2.5%,2015—2019 年则上升了8.5%;贫血率上升幅度较大的是小学生(9.0%)和女生(9.1%)。

(3)学生存在双重营养不良,营养正常的学生占比下降。2019 年,"学生营养改善计划"试点地区 6~17 岁学生存在的主要营养问题依然是营养不良,营养不良率为 16.5%;同时也有一定占比的学生存在超重/肥胖问题,超重/肥胖率为 13.4%。值得注意的是,营养正常的学生从 2013 年的 77.3%下降至 2019 年的 70.2%,下降了 7.1%。

2019 年,6 个"学生营养改善计划"监测市(州)的学生营养状况存在地区差异,其中孝感市、黄冈市和恩施州的营养不良率均高于 15.0%,分别为 21.9%、17.4%和 16.0%。同时,宜昌市、孝感市超重/肥胖率分别达到 19.0%、15.7%。相比于 2013 年,恩施州、黄冈市、宜昌市"学生营养改善计划"监测学生营养不良率未明显下降,但孝感市的上升了 11.9%。

(4)特定人群维生素 A/D 亚临床缺乏仍存在较高占比。2019 年,"学生营养改善计划"重点监测学生维生素 A 和维生素 D 亚临床缺乏率分别为 35.4%和 44.3%,其中维生素 A亚临床缺乏率较高的为男生(36.7%)、小学生(41.7%),维生素 D 亚临床缺乏率较高的为女生(48.7%)、初中生(58.4%)。

(二)相关建议

1.加大食堂建设投入,提升食堂供餐能力

监测学校需加大食堂建设投入,做到学校配备食堂、食堂有餐厅、餐厅有桌椅,提升食堂供餐能力,让学生均能在食堂餐厅就餐。同时,学校食堂应配备营养师/营养指导员,有效指导学校食堂工作人员合理设计食谱;加强对食堂工作人员营养健康知识及相关技能培训,提高配餐软件使用率。另外,学校还要增加奶类供应,可在早餐或课间为学生提供学生奶。

2.加强营养健康教育,提高营养健康素养

中小学生正处于生长发育的关键时期。学校、家庭和社会应共同努力,加强健康教育,关注其饮食行为,引导其养成健康的饮食习惯。教育部门及卫生部门应制作健康营养学习材料,将营养知识纳入中小学健康教育课程内容中;学校应通过招收专业技能人才或组织培训等方式加强教师健康专业知识水平,组织学生开展各类营养知识活动;家长应通过新媒体、查阅资料等方式主动获取营养知识,并将其运用到日常生活配餐中,引导中小学生加入家庭菜品选购及烹饪等活动中,帮助其养成健康的饮食习惯,促进其自身健康。

3.指导学校科学供餐,引导学生科学用餐

针对湖北省重点监测学生存在的饮食不均衡、早餐质量差等营养问题,除了对学生进行

营养健康教育外,各地政府及社会组织可给予一定的学生营养补助,帮助改善当地中小学生膳食条件;学校可配备专职营养工作者指导学校食堂供餐,加强学校供餐人员合理配餐技能。针对学生剩饭问题,应向学生灌输节约粮食、适量取餐的理念,学校可结合不同类型、性别学生饮食特点分别配餐,提供小份菜及套餐;针对零食选择、摄入饮料等问题,要求校内及周边应避免贩卖不健康的食品及饮料;家长应关注孩子正餐营养及餐饱情况,鼓励孩子合理选择零食、多喝白开水及奶制品,减少孩子的零食花费。

4. 坚持实施"学生营养改善计划",持续开展试点学生营养改善

截至 2019 年,我省"学生营养改善计划"试点学生体格水平、营养状况均得到显著改善。然而,试点学生体格状况仍未达到 2014 年全国学生体质与健康的平均水平,其中男生和小学生的营养不良率仍较高。值得注意的是:①自 2015 年以来,试点学生营养不良和贫血率有反弹趋势,其中原因值得深入研究。②试点地区学生存在双重营养不良,超重/肥胖问题逐渐突出。③试点地区学生营养状况存在明显的地区差异,微量元素亚临床缺乏的占比较高。建议进一步加大"学生营养改善计划"投入力度,同时从横向和纵向方面综合评估湖北省"学生营养改善计划"实施成效,发现"学生营养改善计划"存在的关键问题并分析原因,明确重点地区和重点人群,以期调整优化我省"学生营养改善计划"试点工作。

附录 2012—2019年参加调查工作人员名单

湖北省疾病预防控制中心

刘爽　彭飞　程茅伟　龚晨睿　戴诗玙　周学文

十堰市疾病预防控制中心

易卫兵　辜伟伟　赵国兵　李倩　肖玉婷

郧阳区疾病预防控制中心

樊吉平　郭奎云　黄仁义　张孝佩　赵长华　张欣　张波　林旭升　黄子菁

郧西县疾病预防控制中心

黄河庆　程财维　李俊　胡晓燕　卜怡　邓华果　陈志林　赵倩　吴浠

丹江口市疾病预防控制中心

刘俊　曾玉梅　饶玲　王佳琪　王照均　刘伶俐　段昌喜

房县疾病预防控制中心

徐成银　柯昌泽　何瑞　邓发基　付杰　赵大义　胡勇伟　胡青宇　张勇　张彬

竹山县疾病预防控制中心

沈开忠　董承鹏　董雷　陈军　范本君　朱丽芳　罗并　张志　肖鹏　陈龙

竹溪县疾病预防控制中心

陶忠奎　任益春　龚正银　周玉秀　方辉　王珂　闵彩霞

宜昌市疾病预防控制中心

杨忠诚　杨勇　明小燕　肖曼　梁艺

长阳土家族自治县疾病预防控制中心

朱德洪　熊伟　韩永苍　陈龙　田纯学　汪涛　彭慧修　赖红艳　罗艳　李钰琼

秭归县疾病预防控制中心

杜雄　武瑛　屈春燕　向前进

五峰土家族自治县疾病预防控制中心

杨红艳　陈义峰　吕长青

襄阳市疾病预防控制中心

龚文胜　邓万霞　汪雪洋

保康县疾病预防控制中心

冯长举　辛福俊　朱安纪　蔡鹏　杨瑞田　宦丽

孝感市疾病预防控制中心

李启泉　韩毅　戴维　喻聪

大悟县疾病预防控制中心

张江燕　李芳　李玉华　吴霞　胡彩霞

孝昌县疾病预防控制中心

周强林　黄俊平　周建忠　黄涛　张毅

黄冈市疾病预防控制中心

王芬　韩凤情　曾尚　方利强　赵煜

罗田县疾病预防控制中心

余卫琼　叶红梅　许振　汪小刚　吕拥国　汪洋　郭芳菲　刘浩　方琼　闫兵
叶志刚　张春华　周兴　项力军

英山县疾病预防控制中心

万军　余林生　龙善煜　李亚　胡瑰　陈睿　伍洲　段春辉　肖莉　沈亚峰　田彪
郑迎　张奥丽　吴红　肖平

蕲春县疾病预防控制中心

高昂　王坤　张新星　何帆　张鄂　梅朝宇

红安县疾病预防控制中心

陈四清　李凤霞　吴兵　古海雷

麻城市疾病预防控制中心

梁智辉　阎向东　娄长宇　梅济芬　郑煌　程忍　鲍莹莹　朱红霞　张书森　熊文涛

团风县疾病预防控制中心

钟俊　张琼　熊建中　张红　陈琪　秦翠　张媛　万慧　李刚　张润

恩施州疾病预防控制中心

彭再生　蒋庆　俞兵　朱云峰　夏琛

恩施市疾病预防控制中心

张杰　唐振辉　黄思痛　蔡俊杰　骆聪　税清华　代蓝　邬翔　谭清凤
肖烜　熊文　陈超　潘孝梅　黄自力　张春碧

宣恩县疾病预防控制中心

文建华　王毅　张雷

咸丰县疾病预防控制中心

颜芳　杨红星　谢艳琼　汪新　高腾　黄成安　李本亚　廖国伍　胡晓琴

建始县疾病预防控制中心

朱俊清　卢齐峰　陈燕　李克芹　向华

利川市疾病预防控制中心

周冰　吴光海　谭勇　张万军

巴东县疾病预防控制中心

张世斌　谭余波　向滚　马大友

鹤峰县疾病预防控制中心

范自军　辛霞　黎军　余远臣　李宏玉　康素芳　王瑜　覃遵红　陈晓菲　田静

来凤县疾病预防控制中心

张明高　唐红华　田亮　张雄志　冯艳　谭淙仁

彩 图

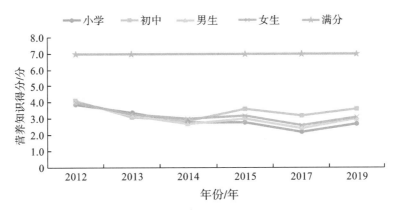

图 3-2-29　2012—2019 年"学生营养改善计划"重点监测学生营养知识得分情况

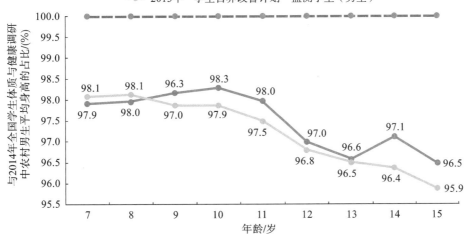

图 3-2-37　2013 年、2019 年"学生营养改善计划"监测学生（男生）平均身高与
2014 年全国学生体质与健康调研中农村男生平均身高的占比

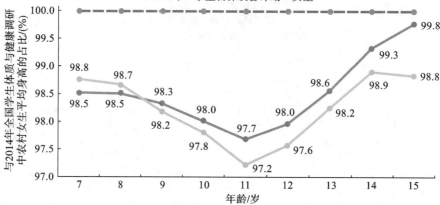

图 3-2-38　2013 年、2019 年"学生营养改善计划"监测学生（女生）平均身高与 2014 年全国学生体质与健康调研中农村女生平均身高的占比

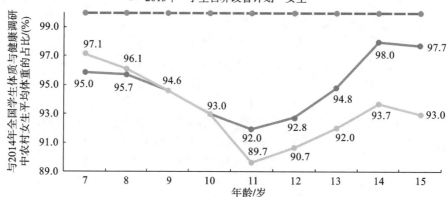

图 3-2-40　2013 年、2019 年"学生营养改善计划"监测学生（女生）平均体重与 2014 年全国学生体质与健康调研中农村女生平均体重的占比

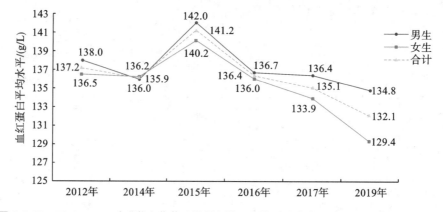

图 3-2-70　2012—2019 年"学生营养改善计划"不同性别重点监测学生血红蛋白平均水平

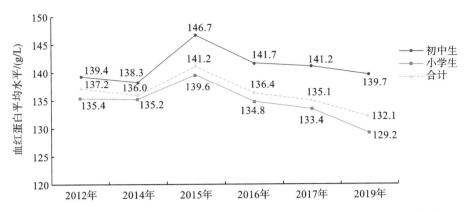

图 3-2-71 2012—2019 年"学生营养改善计划"不同学段重点监测学生血红蛋白平均水平

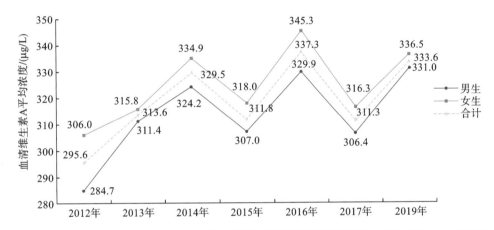

图 3-2-74 2012—2019 年"学生营养改善计划"不同性别重点监测学生血清维生素 A 平均浓度

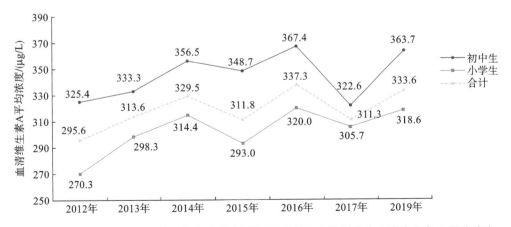

图 3-2-75 2012—2019 年"学生营养改善计划"不同学段重点监测学生血清维生素 A 平均浓度

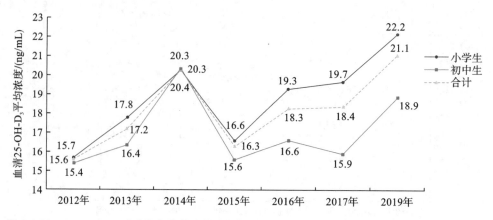

图 3-2-78　2012—2019 年"学生营养改善计划"不同类型重点监测学生血清 25-OH-D₃ 平均浓度

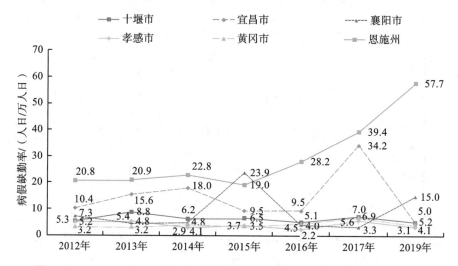

图 3-2-81　2012—2019 年"学生营养改善计划"监测不同地区学生病假缺勤率

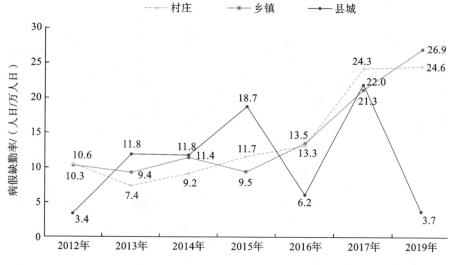

图 3-2-83　2012—2019 年"学生营养改善计划"监测不同所在地学生病假缺勤率比较